Carl-Heinz Wirsing von König
Ursula von König

Serologie und Immunologie für MTA

40 Abbildungen, 56 Tabellen

W0065136

1988
Georg Thieme Verlag Stuttgart · New York

Dr. *Carl-Heinz Wirsing von König*
Institut für Hygiene und
Laboratoriumsmedizin der
Städtischen Krankenanstalten
Lutherplatz 40
47805 Krefeld

Ursula von König
Institut für Hygiene und
Laboratoriumsmedizin der
Städtischen Krankenanstalten
Lutherplatz 40
47805 Krefeld

CIP-Titelaufnahme der Deutschen Bibliothek

Wirsing von König, Carl-Heinz:
Serologie und Immunologie
für MTA / Carl-Heinz Wirsing
von König ; Ursula von
König. – Stuttgart ; New
York : Thieme, 1988
NE: König, Ursula von:

Wichtiger Hinweis: Medizin als Wissenschaft ist ständig im Fluß. Forschung und klinische Erfahrung erweitern unsere Kenntnisse, insbesondere was Behandlung und medikamentöse Therapie anbelangt. Soweit in diesem Werk eine Dosierung oder eine Applikation erwähnt wird, darf der Leser zwar darauf vertrauen, daß Autoren, Herausgeber und Verlag größte Mühe darauf verwandt haben, daß diese Angabe genau dem **Wissensstand bei Fertigstellung des Werkes** entspricht. Dennoch ist jeder Benutzer aufgefordert, die Beipackzettel der verwendeten Präparate zu prüfen, um in eigener Verantwortung festzustellen, ob die dort gegebene Empfehlung für Dosierungen oder die Beachtung von Kontraindikationen gegenüber der Angabe in diesem Buch abweicht. Das gilt besonders bei selten verwendeten oder neu auf den Markt gebrachten Präparaten und bei denjenigen, die vom Bundesgesundheitsamt (BGA) in ihrer Anwendbarkeit eingeschränkt worden sind. Benutzer außerhalb der Bundesrepublik Deutschland müssen sich nach den Vorschriften der für sie zuständigen Behörde richten.

© 1988 Georg Thieme Verlag,
Rüdigerstraße 14,
70469 Stuttgart
Printed in Germany

Satz: Robert Hurler GmbH,
73274 Notzingen, gesetzt auf
Linotron 202
Druck:
Druckhaus Götz GmbH,
71636 Ludwigsburg

ISBN 3-13-712501-4

3 4 5 6

Vorwort

Beim Schreiben dieser Einführung in die Serologie und Immunologie für medizinisch-technische Assistenten (MTLA) sind wir von vielen Seiten unterstützt worden. Den Kolleginnen und Kollegen im Institut danken wir, daß sie unsere zeitweiligen Launen ertrugen. Heiner Geißler gilt unser herzlicher Dank für die Zeichnungen des Buches. Dr. Ulrich Bohne, Prof. Dr. Jochen Hagedorn, Prof. Dr. Stefan Kaufmann und viele andere haben uns durch wertvolle Anregungen, durch Diskussionen und durch das Redigieren der Manuskripte sehr geholfen. Die Mannschaft des Thieme-Verlages, insbesondere Frau Dr. Gertrud Volkert, gab uns in einer seltenen Mischung von herzlicher Wärme und Professionalität jederzeit willkommene Hilfestellung.

Schließlich möchten wir uns bei Prof. Horst Finger bedanken, der uns Serologie und Immunologie lehrte und dem wir dieses Buch widmen möchten.

Krefeld, September 1988

Inhaltsverzeichnis

1. Einführung

Das Abwehrsystem des menschlichen Körpers hat die Aufgabe, größere Moleküle, die in den Körper eingedrungen sind, als nicht körpereigen zu erkennen, unschädlich zu machen und auszuscheiden. Darüber hinaus hat das Immunsystem (lat.: in munus = im Amt bleiben) des Körpers die Möglichkeit, sich jahrelang bis lebenslang an diesen Kontakt zu erinnern und somit eine tragfähige Immunität (Unantastbarkeit) aufzubauen.

Körperfremde Stoffe müssen, damit sie als fremd erkannt werden können, eine bestimmte Größe haben, deren Untergrenze bei einigen tausend Dalton liegt (Dalton = Einheit des Molekulargewichts).

Kleinere Moleküle, wie beispielsweise Zucker (Molekulargewicht 180 Dalton), Aminosäuren, Fette und Vitamine dürfen nicht als fremd erkannt werden, da der Organismus sie für seinen Stoffwechsel benötigt.

Die als körperfremd erkannten Stoffe können entweder im Plasma gelöst sein oder sich auf der Membran von Mikroorganismen, wie Bakterien, Viren, Parasiten und Pilzen befinden. Diese körperfremden Stoffe, die man als *Antigene* (Abkürzung für Anti-Somato-Gen, griech.: gegen den Körper erzeugen) oder Immunogene bezeichnet, sind meistens Proteine (Eiweiße) oder Polysaccharide. Um diese Antigene zu erkennen, sie unschädlich zu machen und auszuscheiden, stehen dem Organismus eine Vielzahl von Zellsystemen und nichtzellulären Hilfssystemen zur Verfügung.

Alle *weißen Blutkörperchen* (*Leukozyten*, griech.: weiße Zellen), alle *Antikörper = Immunglobuline* (Globuline von lat.: globulus = Kügelchen) und das *Komplementsystem* (lat.: complere = ergänzen, weil es die Wirkung der Antikörper „ergänzt") gehören zum Abwehrsystem (Abb. **1**).

Zur Steuerung des Funktionszustandes und der Konzentration der einzelnen Komponenten des Abwehrsystems gibt es eine Vielzahl von regelnden Molekülen, die bisher nur zum Teil erforscht sind. Die zwischen den Leukozyten regelnden Moleküle nennt man Interleukine.

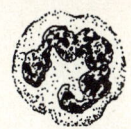 neutrophile Granulozyten
(Phagozytose)

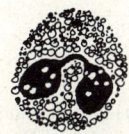 eosinophile Granulozyten
(Parasitenerkrankungen, Allergie)

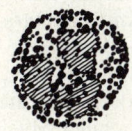 basophile Granulozyten
(Allergie)

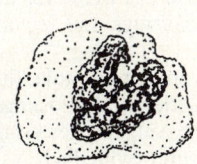 Monozyten
(Phagozytose, Antigenverarbeitung)

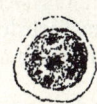 B-Lymphozyten
(Antikörperbildung)

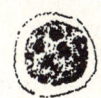 T-Lymphozyten
(Regelung der Immunantwort,
zellgebundene Immunität)

Abb. **1** Im peripheren Blut vorkommende Zellen des Abwehrsystems.

Zellen des Abwehrsystems

Granulozyten

Die Granulozyten (lat.: granulum = Körnchen) gehen von der *hämato-poetischen Stammzelle* aus (Hämatopoese, griech.: Blutbereitung), von der auch Erythrozyten (griech.: rote Zellen), *Monozyten, Lymphozyten* (lat.: lympha = Wasser) und Megakaryozyten (griech.: viel Fleisch) abstammen. Sie entwickeln sich im Knochenmark in der sog. myeloischen (Myelon = griech.: Mark) Entwicklungsreihe.

Aus der Stammzelle entstehen zunächst *Myeloblasten*, dann *Promyelozyten*, die sich anschließend, je nach dem Enzymbesatz ihrer Granula, zu neutrophilen *Myelozyten*, eosinophilen Myelozyten und basophilen Myelozyten differenzieren. Die weiteren Stufen der Ausreifung dieser Zellen werden nach der Form des Zellkerns unterschieden. Es finden sich sog. *jugendliche, stabkernige* und *segmentkernige Granulozyten* (Abb. **2**).

Die Zellen selbst haben ihren Namen von den Granula, die im Zellplasma eingelagert sind und Lysosomen (griech.: Auflösungsteilchen) entsprechen. Wegen der unterschiedlichen Aufgabe der Granulozyten ist die Enzymausstattung der Lysosomen unterschiedlich, woraus sich eine verschiedene Anfärbbarkeit der Granula ergibt. Man unterscheidet daher neutrophile Granulozyten, die den größten Teil (etwa 90%) ausmachen, eosinophile Granulozyten, deren Granula sich bei der üblicherweise verwendeten Färbemethode mit dem Farbstoff Eosin rot färben, und basophile Granulozyten, deren Granula sich mit basischen Farbstoffen schwarzblau anfärben.

Die neutrophilen Granulozyten des Blutes machen pro µl Blut etwa 2 000−5 000 Zellen aus. Die Halbwertszeit dieser Zellen ist mit 10−12 Stunden relativ kurz. Die Ausschüttungsrate der Granulozyten aus dem Knochenmark beträgt beim Gesunden etwa 80 Millionen Zellen/min, kann aber bei Bedarf noch gesteigert werden.

Neutrophile Granulozyten sind in der Lage, die Kapillaren der Blutbahn zu verlassen. Man nennt diesen Vorgang *Diapedese* (griech.: hindurchdringen). Granulozyten sind auch amöboid (griech.: wechselnde [Gestalt]) bewegliche Zellen, d. h., sie können sich durch Verformung des Zellplasmas bewegen. Die Bewegung der Granulozyten ist normalerweise gering und ungerichtet. Durch bestimmte Faktoren kann diese

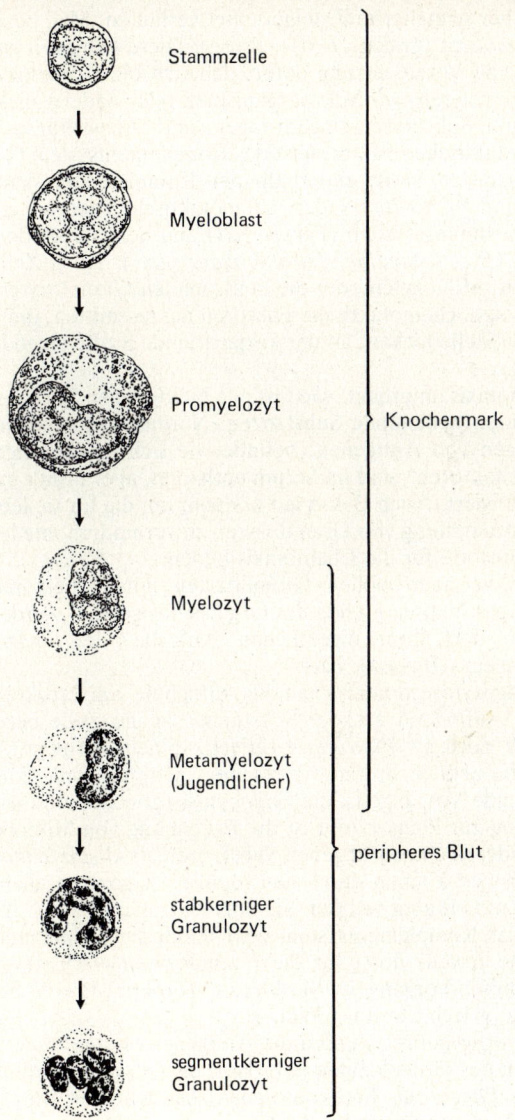

Abb. **2** Schematische Entwicklung der Granulozyten.

Bewegung aber schneller und zielgerichtet verlaufen. Man bezeichnet dies als *Chemotaxis* (griech.: taxis = Reise). Diese Fähigkeit zur Chemotaxis ist eine Voraussetzung dafür, daß sich die Granulozyten an Stellen konzentrieren, wo Mikroorganismen oder andere als körperfremd erkannte Substanzen eingedrungen sind. Die wichtigste Quelle dieser chemotaktischen Faktoren ist das Komplementsystem (s. dort).

Die wirksamsten Stoffe innerhalb der Komplementkaskade sind *Faktor C5a* und *Faktor Ba*. Andere chemotaktische Faktoren entstammen dem Gerinnungssystem (Faktor XII) und dem Arachidonsäurestoffwechsel (*Prostaglandine, Thromboxane* usw.). Auch Zellen wie Lymphozyten, Monozyten oder die neutrophilen Granulozyten selbst sind in der Lage, chemotaktische Faktoren auszuschütten, die andere Zellen an die Stelle locken, an der körperfremde Stoffe eingedrungen sind.

Die Chemotaxis unterliegt, wie fast alle biologischen Systeme, einer Regelung durch hemmende Substanzen. Normalerweise, d. h. ohne das Eindringen von Antigenen, befindet sie sich im Gleichgewicht. Diese „Regelfaktoren" sind im Serum enthalten, aber bisher nicht genau charakterisiert. Auch Bakterien können, um die für sie lebensbedrohliche Ansammlung von Granulozyten zu verhindern, niedermolekulare Hemmstoffe für die Chemotaxis bilden.

Nachdem die neutrophilen Granulozyten durch chemotaktische Faktoren zu bestimmten Stellen des Organismus gelenkt worden sind, kommen sie dort ihrer eigentlichen Aufgabe, der *Phagozytose* (griech.: phagein = fressen), nach.

Unter Phagozytose versteht man die Aufnahme von Partikeln in die Zellen. Die Aufnahme gelöster Substanzen in die Zelle bezeichnet man vielfach noch als *Pinozytose* (griech.: pinein = trinken), wobei beide Begriffe aber nicht klar voneinander getrennt sind. Ein Oberbegriff für beide Vorgänge ist die *Endozytose* (griech.: endo = innen). Voraussetzung zur Phagozytose ist die Erkennung von Mikroorganismen oder anderen eingedrungenen Substanzen als *körperfremd*. Viele Mikroorganismen können durch neutrophile Phagozyten allein nicht als körperfremd erkannt werden. Sie müssen zunächst durch Antikörper, durch das Komplementsystem oder durch die Kombination von beiden (siehe jeweils dort) für die Granulozyten markiert werden. Man nennt diesen Vorgang der Markierung körperfremder Substanzen *Opsonierung* (griech.: opson = Würze).

Nach der Opsonierung werden die Antigene von der ausgestülpten Zellmembran des Granulozyten umgeben, bis sie sich schließlich ganz in einem als *Phagosom* (Freßkörperchen) bezeichneten Bläschen im Zellplasma des Granulozyten befinden. Dieses Phagosom verschmilzt anschließend mit einem oder mehreren *Lysosomen* (= Granula). Dieser Vorgang heißt *Phagosom-Lysosom-Fusion* (lat.: Verschmelzung). Durch diese Fusion verschwinden gleichzeitig die Granula. Daher heißt der Vorgang auch *Degranulation* (Tab. 1).

Tabelle **1** Funktionsschema der neutrophilen Granulozyten

Granulozyten im peripheren Blut

←——————— Chemotaktische Faktoren

Granulozytensammlung am Infektionsherd

←——————— Opsonine

Aufnahme der Antigene im Phagosom

Phagosom − Lysosom − Fusion

Zerstörung der phagozytierten Organismen

Durch die freigesetzten Enzyme und die gleichzeitige Bildung gifti-ger Sauerstoffprodukte (sog. *Sauerstoffradikale*) können die phagozy-tierten Antigene und Mikroorganismen im Granulozyt abgetötet und weitgehend abgebaut werden. Die während dieses Vorgangs beobach-tete Zunahme der Stoffwechselaktivität der Granulozyten heißt *„meta-bolic burst"* (engl.: Stoffwechselausbruch). Vielfach gehen hierbei die Granulozyten selbst zugrunde. Sie werden mit den Resten der Anti-gene von anderen phagozytierenden Zellen, wie beispielsweise den Monozyten, aufgenommen und abgebaut.

Bei vielen bakteriellen Infektionen bildet sich ein Entzündungsse-kret, das aus neutrophilen Granulozyten, Granulozytenresten und Bakterien besteht. Dieses Sekret nennt man *Eiter*.

Der normale Abbau überalterter Granulozyten findet auf dem glei-chen Wege statt.

Eosinophile Granulozyten

Die eosinophilen Granulozyten des Blutes machen etwa 2−5% der Gesamtleukozytenzahl aus. Eosinophile Granulozyten scheinen genau wie neutrophile Granulozyten zur Phagozytose fähig zu sein, jedoch ist dies nicht ihre Hauptaufgabe.

Bei Stimulation sind die eosinophilen Granulozyten in der Lage, den Inhalt ihrer Granula nach außen abzugeben. Man nimmt an, daß diese Degranulation eine Abwehrmöglichkeit gegen große Fremdkör-per darstellt, die normalerweise nicht phagozytiert werden können. Die eosinophilen Granulozyten spielen demnach eine besondere Rolle in der Abwehr von Parasiten und Würmern. Eosinophile Granula enthalten ein für diese Parasiten toxisches Eiweiß (major basic protein). In den Granula sind auch *Histaminase* und *Arylsulphatase* enthalten, zwei Enzyme, die die Produkte der basophilen Granulozyten und Mastzellen inaktivieren (s. dort). Aufgabe der eosinophilen Granulozyten bei Allergien scheint daher vor allem eine Neutralisierung der von Mastzellen und basophilen Granulozyten ausgeschütteten Stoffe (Histamin und andere) zu sein.

Basophile Granulozyten

Die basophilen Granulozyten werden im peripheren Blut nur vereinzelt gefunden (etwa 0,2% der Gesamtleukozyten). Basophile Granulozyten sind in ihrer Form und Funktion von sog. Mastzellen, die auf Schleimhäuten vorkommen, nicht zu unterscheiden.

Mastzellen und basophile Granulozyten besitzen Rezeptoren für Immunglobulin E. Nach der Bindung von Komplexen aus IgE und Antigen an die Zellmembran entleeren die Zellen ihre Granula. Diese Granula enthalten *Heparin*, einen Stoff, der das Gerinnungssystem hemmt, *Histamin*, das zu Krämpfen der glatten Muskulatur führt, und andere Mediatoren wie *SRS-A* (engl.: slow reacting substance of anaphylaxis = langsam reagierender Überempfindlichkeitsstoff) und *ECF-A* (engl.: eosinophil chemotactic factor of anaphylaxis = eosinophil chemotaktischer Überempfindlichkeitsfaktor). Durch die Wechselwirkung zwischen eosinophilen und basophilen Granulozyten kommt es zur Freisetzung vieler verschiedener Produkte, die zusammen für das klinische Bild einer Allergie (Überempfindlichkeit) verantwortlich sind.

Monozyten des Blutes und andere Makrophagen

Die Monozyten des Blutes gehören zum *mononukleär-phagozytären System*, das mitunter auch als *retikulohistiozytäres System* (Reticulum = lat.: Netzwerk) oder als *retikuloendotheliales System* = RES bezeichnet wird (endo = innen; thilein = griech.: blühen, wachsen).

Neben den Monozyten des Blutes, die wie die Granulozyten die Blutbahn verlassen können, gehören zum RES fest im Gewebe integrierte Zellen, die man wegen ihrer Funktion als *Makrophagen* (griech.: Großfresser) bezeichnet.

In Geweben sind Makrophagen immer dann in großer Zahl enthalten, wenn das entsprechende Organ einen intensiven Kontakt zur Außenwelt besitzt. So finden sich also reichlich Makrophagen in der Lunge, die die mit der Atemluft aufgenommenen Fremdkörper phagozytieren müssen. Diese Zellen heißen nach ihrer anatomischen Lage *Alveolarmakrophagen*. Viele Makrophagen sind auch in der Leber stationiert, in der die gesamten vom Magen-Darm-Trakt aufgenommenen

Fremdstoffe über den Pfortaderkreislauf konzentriert werden. Die in der Leber befindlichen Makrophagen bezeichnet man als *Kupffersche Sternzellen.*

Alle Zellen des Monozyten-Makrophagen-Systems stammen von der hämatopoetischen Stammzelle ab. Die Zellen reifen über nicht genau bekannte Zwischenstufen, die Monoblast und Promonozyt genannt werden, zu Monozyten heran. Die Zahl der Blutmonozyten beträgt beim Gesunden etwa 500−1000 Zellen pro µl Blut. Die Halbwertszeit der Monozyten kann nicht exakt ermittelt werden, da sie ihre eigentliche Aufgabe erst nach dem Verlassen der Blutbahn beginnen.

Genau wie die Granulozyten bewegen sich die Makrophagen durch chemotaktische Faktoren zu solchen Stellen des Organismus, wo Mikroorganismen oder andere Fremdstoffe eingedrungen sind. Die Zellen können wie die Granulozyten phagozytieren. Gleichzeitig schütten die Zellen des Monozyten-Makrophagen-Systems aber verschiedene Substanzen aus, die ihrerseits auf Lymphozyten wirken. Die Gesamtheit aller Stoffe, die zur Regelung der Aktivität verschiedener Leukozytenarten dienen, bezeichnet man als *Interleukine.*

Speziell von den Monozyten wird das *Interleukin 1* (IL 1) gebildet, das zur Aktivierung von T-Lymphozyten (s. dort) dient. Die Phagozytoseaktivität und die Geschwindigkeit der Bewegung der Makrophagen ihrerseits wird durch andere Interleukine geregelt, die von T-Lymphozyten produziert werden.

Die Makrophagen können sich auch an Oberflächen befestigen, was als *Adhärenz* bezeichnet wird. Diese besondere Fähigkeit der Makrophagen hat dazu geführt, daß die Monozyten des Blutes und andere Makrophagen eine gut untersuchte Zellart sind, weil sie leicht an Kunststoff- und Glasoberflächen haften. Die Monozyten verändern nach der Adhärenz an Oberflächen ihre Form, indem sie Ausläufer bilden. Weiter steigern sie ihre Stoffwechselaktivität, so daß sie nach einiger Zeit zu funktionell aktiven Makrophagen geworden sind. Dieser Vorgang spielt sich wahrscheinlich im lebenden Organismus ganz ähnlich ab.

Die Makrophagen bauen die aufgenommenen Antigene nicht nur ab, sondern sie sind auch in der Lage, Fremdstoffe den T-Lymphozyten so zu präsentieren, daß diese Zellen zu einer *Immunantwort* veranlaßt werden. Die Antigene werden hierbei zusammen mit körpereigenen Molekülen des *MHC-Komplexes* (engl.: major histocompatibility complex = Gewebsverträglichkeitskomplex) den Lymphozyten präsentiert. Auf diese Weise können die Lymphozyten besser zwischen körpereigenen und körperfremden Stoffen unterscheiden. Gleichzeitig können verschiedene Gruppen von T-Lymphozyten, wie Helferzellen und Suppressorzellen (s. dort), getrennt angesprochen werden.

Die Lymphozyten bilden nun viele andere Interleukine (z. B. *Interleukin 2*, oder *Interferon-γ*), die die Stoffwechselaktivität der Makro-

Tabelle **2** Funktionsschema des Monozyten-Makrophagen-Systems

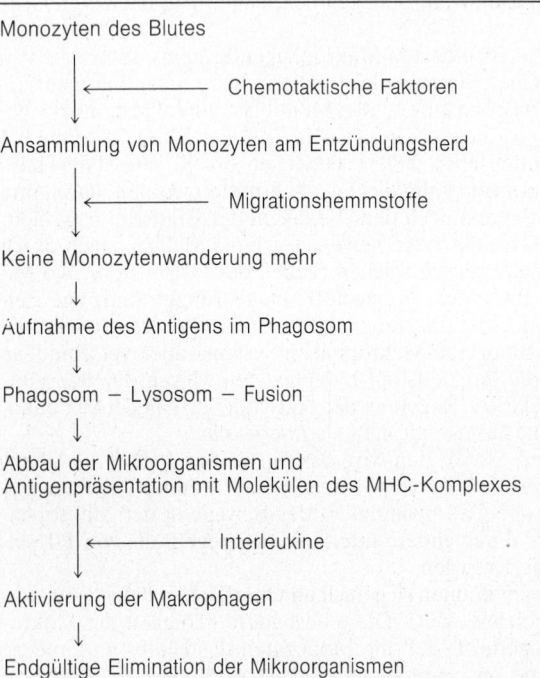

Monozyten des Blutes

⟵──────── Chemotaktische Faktoren

Ansammlung von Monozyten am Entzündungsherd

⟵──────── Migrationshemmstoffe

Keine Monozytenwanderung mehr

Aufnahme des Antigens im Phagosom

Phagosom − Lysosom − Fusion

Abbau der Mikroorganismen und
Antigenpräsentation mit Molekülen des MHC-Komplexes

⟵──────── Interleukine

Aktivierung der Makrophagen

Endgültige Elimination der Mikroorganismen

phagen erneut steigern. Waren die Makrophagen vorher nicht in der Lage, alle aufgenommenen Mikroorganismen zu beseitigen, sind sie jetzt durch die Wirkung der Interleukine dazu fähig. Diese Makrophagen, die sich von den Monozyten des Blutes in ihrer Aktivität deutlich unterscheiden, bezeichnet man als *„aktivierte Makrophagen"*. Sie sind bei vielen Infektionskrankheiten die eigentlich effektiven Zellen, um die Krankheitserreger endgültig abzutöten und zu eliminieren (Tab. **2**).

Im Unterschied zu der in wenigen Minuten stattfindenden Aktivierung der Granulozyten dauert die Aktivierung der Makrophagen durch die T-Lymphozyten einige Tage. Beim Ausbruch der Erkrankung stehen sie daher nicht sofort zur Verfügung. Im peripheren Blut findet man deshalb vermehrt Monozyten während der Überwindungsphase vieler Infektionskrankheiten.

Die nicht mehr funktionsfähigen Makrophagen werden wahrscheinlich durch andere Monozyten-Makrophagen abgebaut und ausgeschieden.

Lymphozyten

Die Lymphozyten des menschlichen Organismus lassen sich, wie auch bei anderen Säugetieren, nach ihrer Funktion und Herkunft in B- und T-Lymphozyten unterteilen. Die Namen leiten sich für die B-Lymphozyten von der *Bursa fabricii* und für die T-Lymphozyten vom *Thymus* ab.

Die Bursa fabricii ist ein nur bei Vögeln vorkommendes Organ, das in der Nähe des Enddarms liegt. Hier wurden die *B-Lymphozyten* zuerst gefunden. Das der Bursa fabricii entsprechende Organ beim Menschen scheint das Knochenmark zu sein, so daß die B-Lymphozyten heute englisch als *„bone marrow derived"* (aus dem Knochenmark stammend) bezeichnet werden.

Die *T-Lymphozyten* werden im Thymus auf ihre Aufgabe vorbereitet („erzogen") und entsprechend geprägt. Der Thymus (oder die Thymusdrüse) ist ein in der Nähe der Schilddrüse liegendes Organ, das bei der Geburt voll ausgebildet ist und sich mit zunehmendem Alter langsam zurückentwickelt. Im Alter von etwa 20 Jahren können nur noch Reste des Thymus gefunden werden. Die Thymusdrüsen von Kälbern werden auch als Bries oder Milcher bezeichnet.

Nach der Bildung in den *primären lymphatischen Organen* Knochenmark und Thymus wandern die Lymphozyten zu den *sekundären lymphatischen Organen*. Hierzu gehören die Milz, die Lymphknoten, Lymphozytenansammlungen im Dünndarm, die man als Peyersche Plaques bezeichnet, und die Rachen- und Gaumenmandeln.

Funktionell aktive Lymphozyten bewegen sich zwischen den lymphatischen Organen und dem Blut hin und her. Bei Antigenkontakt wird dieser Lymphozytenverkehr kurzzeitig gestoppt, bis alle Lymphozyten, die bereits früher Kontakt mit dem Antigen hatten, in demjenigen Lymphknoten sind, wo sich das Antigen befindet. Im Englischen nennt man diesen Vorgang auch *„lymphocyte trapping"* (trap = Falle).

B-Lymphozyten

Die B-Lymphozyten werden im Knochenmark gebildet. Die entsprechende Entwicklungsreihe der Zellen ist in Abb. **3** dargestellt.

Aus der hämatopoetischen Stammzelle entwickelt sich zunächst eine gemeinsame Stammzelle für B- und T-Lymphozyten, die sich im Fall der B-Zellen dann zum *B-Lymphoblast* differenziert. Anhand von Markern (bestimmten Molekülen) auf der Membran der B-Lymphozyten und Lymphoblasten kann man die Entwicklungsreihe dieser Zellen recht genau verfolgen. B-Lymphoblasten tragen beispielsweise einen als *cALL-Antigen* (common acute lymphoblastoid leukaemia) bezeichneten Marker, der sich bei den reifen B-Lymphozyten nicht mehr findet. In der Entwicklungsreihe der B-Zellen unterscheidet man dann noch sog. *Prä-B-Zellen* und reife nichtantigenstimulierte B-Lymphozyten, die auf ihrer Membran Antikörpermoleküle tragen *(Membran-Im-munglobulin-positive Zellen)*.

Nach Antigenstimulation wandeln sich die B-Lymphozyten des Blutes in *Plasmazellen* um, die man jetzt auch mit üblichen Färbemethoden von Lymphozyten unterscheiden kann. Bedingt durch die stark zunehmende Proteinsynthese (Antikörper) befinden sich im Plasma der Zellen vermehrt Ribosomen, die wegen ihres Gehalts an Nukleinsäuren mit basophilen Farbstoffen, also blau, angefärbt werden können.

Die Anzahl der B-Lymphozyten im strömenden Blut ist mit etwa 200 pro μl Blut verhältnismäßig gering. B-Lymphozyten, die antigenstimuliert und somit die Träger des immunologischen Gedächtnisses sind, können jahrelang leben. Überalterte B-Lymphozyten werden, wie andere Zellen auch, von Makrophagen abgebaut und ausgeschieden.

Die Aufgabe der B-Lymphozyten ist die Bildung von Antikörpern in Zusammenarbeit mit den T-Lymphozyten und der Aufbau des sog. *immunologischen Gedächtnisses*.

Reife unstimulierte B-Lymphozyten (engl.: virgin B-cells = jungfräuliche B-Zellen) tragen auf ihrer Oberfläche Antikörper, die fast ausschließlich zur *Immunglobulinklasse D (IgD)* und *M* (surface IgM) gehören. Kommt die Zelle mit einem Antigen in Kontakt, das zu ihrem Membranimmunglobulin wie ein Schloß zum Schlüssel paßt, so beginnt sie, die ihrem Membranimmunglobulin entsprechenden Antikörper zu bilden. Pro Antigen wird meist nur ein einzelner *Zellklon* (von einer Einzelzelle stammende Zellpopulation) stimuliert.

Moleküle, die gleichzeitig eine Vielzahl von B-Lmphozyten stimulieren können, nennt man *polyklonale* (griech.: poly = viel) B-Zellaktivatoren. Solche Substanzen kommen beispielsweise in der Zellmembran von Darmbakterien des Menschen als sog. *Lipopolysaccharide* (LPS oder Endotoxine) vor. Diese Moleküle spielen eine wichtige Rolle bei der Ausreifung des Immunsystems nach der Geburt.

Nach der Antigenstimulation beginnt die B-Zelle sich in eine Plasmazelle umzuwandeln. Zunächst findet man auf ihrer Zellmembran neben dem Immunglobulin D andere Marker, wie das *Ia-Antigen* (engl.: Immune response associated antigen = mit der Immunantwort verbundenes Antigen) und andere sog. *Proliferationsmarker*. Der Antikörper, der zunächst noch auf der Zellmembran angeheftet ist, wandelt sich von der Immunglobulinklasse D (IgD) in die *Immunglobulinklasse M (IgM)* um. Dieser Vorgang, der im Lauf der Stimulation von B-Lymphozyten häufiger beobachtet werden kann, heißt „*switching*" (engl.: umschalten). Bei einem normalen Antigenkontakt wird erst von IgD zu IgM, dann von IgM zu *Immunglobulin G (IgG)* umgeschaltet. Zunehmend wird auch im Zellplasma Immunglobulin gefunden, das anschließend in die Umgebung der Zelle sezerniert (ausgeschieden) wird. Dieses Immunglobulin gehört zunächst zur Immunglobulin-

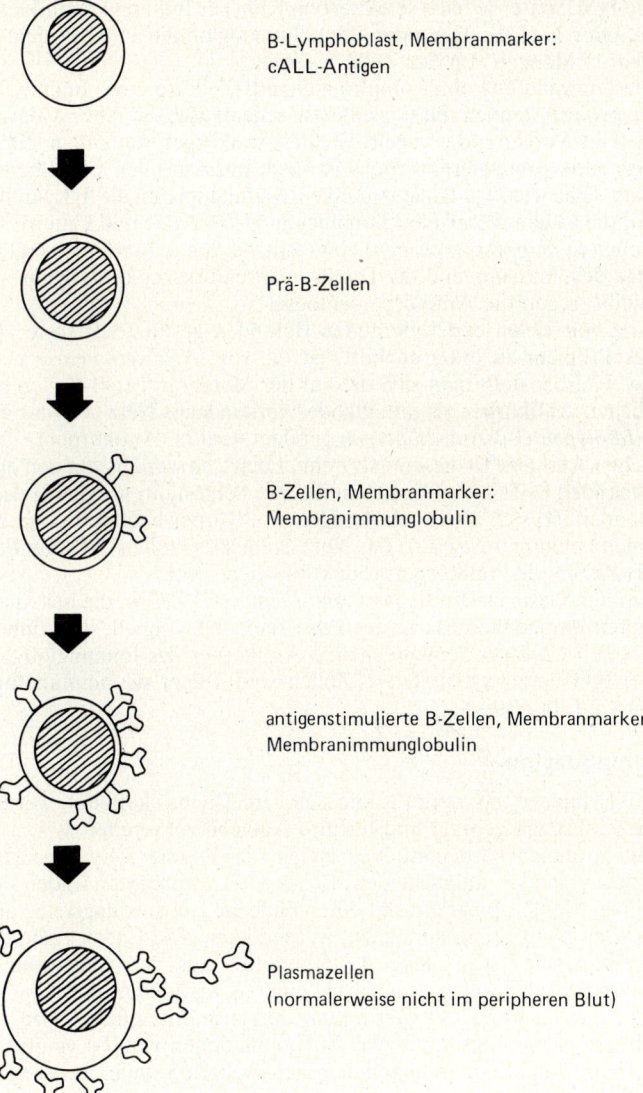

Abb. **3** Schematische Entwicklungsreihe der B-Lymphozyten.

klasse IgM, später je nach selektiertem Klon zur Immunglobulinklasse G, A oder E (IgG, IgA oder IgE). Immunglobulin D wird nicht in meßbaren Mengen von der Zelle sezerniert.

Die Umwandlung einer jungfräulichen B-Zelle zu einer Immunglobulin produzierenden Plasmazelle ist schematisch in Abb. **3** dargestellt. Der Vorgang, der regelt, wieviel Antikörper von einem stimulierten Klon produziert werden, ist noch nicht in allen Einzelheiten geklärt. Eine wichtige Rolle in dieser Regelung spielen die T-Lymphozyten, die wegen dieser Funktion auch in *Helferzellen* und Unterdrückerzellen (*T-Suppressor-Zellen*) eingeteilt werden (s. unten). Auch die Menge des Antigens und die Dauer, während der es im Organismus verbleibt, regelt die Antikörpersynthese.

Eine von vielen experimentellen Befunden gestützte Theorie, die dieses Problem zu erklären hilft, ist die sog. *Netzwerktheorie* nach Jerne. Hierbei stellt man sich die auf der Membran der B-Zellen befindlichen Antikörper als miteinander verbundenes Netz vor, das aus sog. *Idiotypen* und *Anti-Idiotypen* gebildet wird (s. Antikörper). Verursachen Antigene in diesem Netz ein „Loch", so werden von den entsprechenden B-Zellen so lange Antikörper hergestellt, wie das „Loch" vorhanden ist, sich also noch Antigene im Körper befinden. Sind die Antigene eliminiert, ist also das Netz „geflickt", stellen die stimulierten B-Zellen die Antikörperproduktion wieder ein.

Aus den Plasmazellen werden jetzt *Memory-B-Zellen*, die bei einem erneuten Antigenkontakt in der Lage sind, sehr schnell, d. h. innerhalb von 1−2 Tagen, entsprechende Antikörper der Immunglobulinklasse IgG herzustellen. Diese Zellen sind Träger des immunologischen Gedächtnisses.

T-Lymphozyten

Die T-Lymphozyten, deren Name sich vom Thymus herleitet, werden in diesem Organ geprägt und für ihre Aufgabe vorbereitet.

Mit normalen Färbemethoden lassen sich B- und T-Lymphozyten nicht voneinander unterscheiden. Bei den T-Lymphozyten finden sich aber sog. Membranmarker, mit deren Hilfe die Entwicklungsreihe dieser Zellen recht genau untersucht werden kann. Die Entwicklung der T-Lymphozyten ist in Abb. **4** dargestellt. Aus der gemeinsamen Stammzelle entwickelt sich zunächst ein *T-Lymphoblast*, der dann im Thymus weiter in *Helfer- oder Suppressorzellen* differenziert wird. So entstehen in diesem Organ zwei Subpopulationen von T-Lymphozyten. Helfer- und Suppressorzellen erhielten ihren Namen, weil sie Immunreaktionen entweder fördern oder unterdrücken. Die Suppressorzellen können, wie der englische Name *„suppressor-cytotoxic T-cells"* bereits zeigt, auch direkt gegen Zellen gerichtete Wirkungen ausüben *(zytotoxischer Effekt)*. Dieser Vorgang ist bei der Abwehrreaktion des

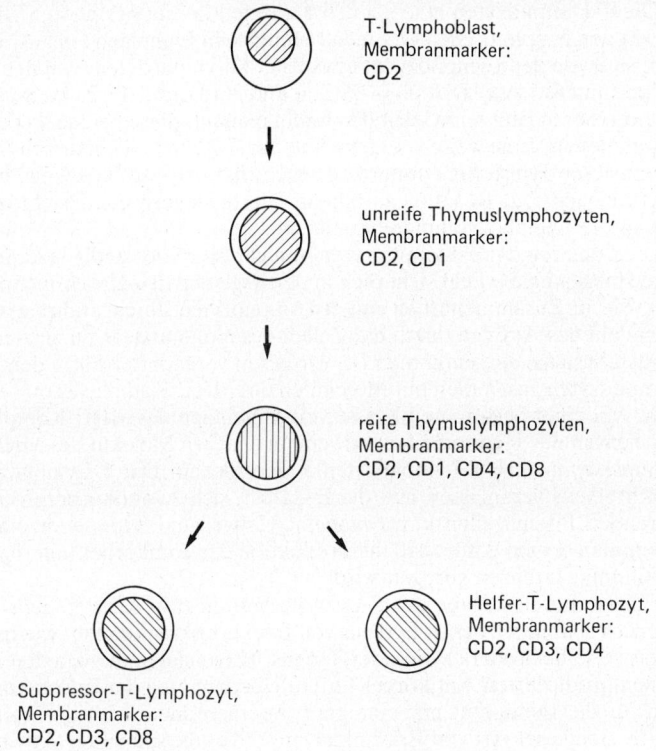

T-Lymphoblast,
Membranmarker:
CD2

unreife Thymuslymphozyten,
Membranmarker:
CD2, CD1

reife Thymuslymphozyten,
Membranmarker:
CD2, CD1, CD4, CD8

Helfer-T-Lymphozyt,
Membranmarker:
CD2, CD3, CD4

Suppressor-T-Lymphozyt,
Membranmarker:
CD2, CD3, CD8

Abb. **4** Schematische Entwicklungsreihe der T-Lymphozyten.

Körpers gegen ganze Zellen, z. B. gegen virusinfizierte Zellen oder gegen Tumorzellen, von Bedeutung. Wegen des zur Typisierung dieser Zellen mitunter verwendeten Antikörpers spricht man auch von sog. T4- = Helfer- und T8- = Suppressorzellen.

Die T-Lymphozyten tragen auf ihrer Zellmembran einen *Rezeptor*, der in der Lage ist, fremde Stoffe zu erkennen. Dieser Rezeptor ist ähnlich wie die Antikörper bei den B-Lymphozyten aufgebaut. Er zeigt aber die Besonderheit, daß er Antigene nur im Zusammenhang mit den Molekülen des MHC (siehe weiter oben) erkennt. Die Anweisung an die T-Lymphozyten muß also neben der als fremd erkannten Substanz (Antigen) auch eine als körpereigen erkennbare Information (Moleküle des MHC-Komplexes) enthalten.

Die T-Lymphozyten machen den Hauptteil der im peripheren Blut und in den lymphatischen Organen befindlichen Lymphozyten aus. Im Blut sind von den Lymphozyten etwa 75% T-Lymphozyten, von denen wiederum etwa zwei Drittel T4-Zellen und ein Drittel T8-Zellen sind. Im peripheren Blut von Gesunden findet man nur diese beiden T-Zell-Populationen. Eine weitere Eigenschaft der T-Zellen, die man sich früher zu ihrer Typisierung zunutze gemacht hat, ist ihre Fähigkeit, mit Erythrozyten sog. Rosetten zu bilden. Hierbei lagern sich Erythrozyten an die Lymphozytenmembran an.

Die Funktion der T-Lymphozyten ist nicht ganz vollständig bekannt. Ihre Hauptaufgabe liegt sicherlich in der *Regelung der Abwehrreaktionen*, die in Zusammenarbeit mit B-Lymphozyten durchgeführt wird. Nachdem das Antigen durch die Zellen des mononukleär-phagozytierenden Systems aufgenommen ist, wird es in veränderter Form den T-Lymphozyten zusammen mit Molekülen des MHC-Komplexes präsentiert. Mit einer bestimmten Klasse von Molekülen des MHC-Komplexes werden nur Helfer-Zellen, mit einem anderen Molekül des MHC-Komplexes andere T-Lymphozyten angesprochen. Die T-Lymphozyten ihrerseits veranlassen nun die B-Zellen, sich zu antikörperproduzierenden Plasmazellen umzuwandeln. Helfer- und Suppressorzellen zusammen sorgen dafür, daß die Produktion der Antikörper innerhalb bestimmter Grenzen geregelt wird.

Eine weitere Aufgabe der T-Lymphozyten liegt in der sog. *zellvermittelten Immunität* gegen Erreger von Infektionskrankheiten, wie beispielsweise bei Tuberkulose oder Typhus. Hier spielen die von den B-Zellen produzierten Antikörper für die Überwindung der Erkrankung und für die Immunität nur eine ganz untergeordnete oder gar keine Rolle. Bei dieser Art von Erkrankungen sind es die spezifisch aktivierten T-Lymphozyten, die es dem Organismus ermöglichen, die Krankheitserreger abzutöten, auszuscheiden und eine Immunität gegen eine erneute Infektion aufzubauen.

Die Zahl der T-Lymphozyten im peripheren Blut beträgt etwa 2000−3000 pro µl. Die Lebensdauer der T-Lymphozyten ist je nach ihrer Funktion sehr unterschiedlich.

Eine weitere Population von Lymphozyten wird meist zu den T-Lymphozyten gerechnet, obwohl sie nicht mit Sicherheit diesen zuzuordnen sind. Es handelt sich hierbei um die sog. *Nullzellen*, die deshalb so heißen, weil sich auf ihrer Membran kein erkennbarer Marker befindet.

Andere Zellen, von denen nicht einmal sicher geklärt ist, ob sie zu den Lymphozyten oder zum Monozyten-Makrophagen-System gehören, heißen *Natural-killer-Zellen* (NK-Zellen; engl.: natürliche Mörderzellen). Diese Zellen sind bei einigen Virusinfektionen und bei wenigen menschlichen Tumoren vermehrt und können virusbeladene Zellen und Tumorzellen abtöten. Die Zielzellen werden wahrscheinlich an einem speziellen Glykoprotein auf ihrer Membran erkannt. Man hat im Rahmen der Tumorimmunologie viel experimentelle Arbeit in diese NK-Zellen investiert, ohne jedoch ihre Rolle in der gemeinsamen Aufgabe der Abwehrreaktion endgültig klären zu können.

Antikörper

Die Gesamtheit aller von den B-Lymphozyten bzw. Plasmazellen gebildeten *Antikörper* wird auch als *Immunglobuline* bezeichnet. Beide Bezeichnungen werden daher im folgenden synonym benutzt. Die Antikörper heißen auch γ-Globuline nach ihrer Beweglichkeit in der Elektrophorese.

Alle Antikörper des Menschen und auch die der meisten anderen Säugetiere sind auf einem gemeinsamen Grundgerüst aufgebaut. Dieses Grundgerüst wird dann aber in verschiedener Weise zusammengestellt, so daß man beim Menschen insgesamt 5 verschiedene Klassen von Immunglobulinen unterscheiden kann. Die Immunglobulinklassen werden mit den Buchstaben A, D, E, G und M bezeichnet. Man unterscheidet daher *IgA* (= Immunglobulin A), *IgD*, *IgE*, *IgG* und *IgM*.

Nachdem in den vergangenen vierzig Jahren sehr viel experimentelle Arbeit in die Aufklärung der Struktur dieser Eiweiße investiert wurde, ist ihr Aufbau mittlerweile gut bekannt.

Grundgerüst der Immunglobuline

Alle Immunglobuline sind, wie in Abb. **5** dargestellt, aus zwei längeren und zwei kürzeren Ketten von Aminosäuren aufgebaut. Die Ket-

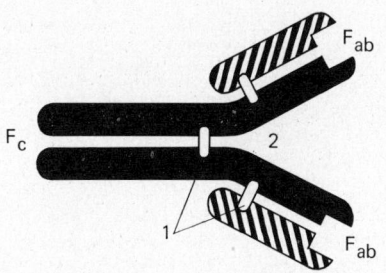

Abb. **5** Schematische Darstellung des Antikörpergrundgerüsts am Beispiel des IgG. Schwarz = schwere Ketten, gestrichelt = leichte Ketten, 1 = Disulfidbrücke, 2 = Angriffspunkt des Papains.

ten werden als *schwere Kette* (längere Kette = mehr Aminosäuren) (engl.: heavy chain) und *leichte Kette* (engl.: light chain) bezeichnet. Die Ketten sind durch *Disulfidbrücken* ($-S-S-$) miteinander verbunden.

An der Verbindungsstelle der beiden schweren Ketten befindet sich ein chemisches „Gelenk" des Moleküls, d. h., die beiden oberen Teilstücke des Moleküls können den Winkel ihrer Verbindung zum unteren Teilstück verändern. Die schweren und leichten Ketten haben je nach Immunglobulinklasse unterschiedliche Namen. Von den leichten Ketten sind nur zwei Arten bekannt, die *kappa* ($\varkappa$) und *lambda* (λ) heißen.

Eine einzelne B-Zelle produziert immer nur eine Art von leichter Kette, also entweder nur Antikörper mit λ-Ketten oder nur Antikörper mit $\varkappa$-Ketten. Bei den schweren Ketten kann man je nach Klasse des Immunglobulins 5 Arten unterscheiden, die analog zu den Immunglobulinklassen mit den entsprechenden griechischen Buchstaben versehen werden. Es finden sich α-Ketten beim IgA, δ-Ketten beim IgD, ε-Ketten beim IgE, γ-Ketten beim IgG und μ-Ketten beim IgM.

Bei Immunglobulinmolekülen können aber noch andere Teile unterschieden werden (Abb. **5**). Behandelt man das Protein mit *Papain*, einem eiweißspaltenden Enzym, entstehen drei Fragmente, von denen zwei identisch sind. Diese zwei Fragmente binden das Antigen, gegen das der Antikörper gerichtet ist, und heißen folglich *antigenbindende Fragmente* oder abgekürzt *Fab-Fragmente*. Das dritte Fragment bindet kein Antigen, läßt sich aber leicht kristallisieren und wird daher als *kristallisierbares Fragment* (Fc = engl. crystallizable fragment) bezeichnet.

Eine noch wichtigere Unterscheidung ist die Trennung zweier Regionen sowohl auf den leichten als auf den schweren Ketten. Eine schwere Kette ist vom C-terminalen Ende an etwa 440 Aminosäuren lang, von denen 322 immer die gleiche Sequenz (= Reihenfolge der Aminosäuren) haben. Die Sequenz der letzten 118 Aminosäuren ist dagegen bei allen untersuchten Molekülen etwas anders.

Gleiches wurde auch für die leichten Ketten beobachtet: während die vom C-Terminus ersten 105−106 Aminosäuren der insgesamt 214 Aminosäuren langen Kette immer identisch sind, zeigt sich bei den letzten 108−109 Säuren eine bemerkenswerte Vielfalt. Man nennt daher den Teil der schweren und leichten Ketten mit immer gleicher Aminsäuresequenz *„konstante Region"* (engl.: constant region) und den Teil mit unterschiedlicher Sequenz *„variable Region"*. Da es sowohl auf den schweren als auf den leichten Ketten solche Regionen gibt, kann man also bei einer schweren Kette den C_h(constant region, heavy chain)- und den V_h-Teil unterscheiden (variable region, heavy chain).

Tabelle 3 Kennzeichen der verschiedenen Immunglobulinklassen

Immun-globulin	Schwere Kette	Molekular-gewicht	Halbwerts-zeit (Tage)	Serumkonzen-tration g/l	Sedimenta-tionskonstante	Besonderheiten
IgG	Gamma (γ)	146 000 –170 000	23	–15	7 S	plazentagängig
IgA	Alpha (α)	160 000	6	–2,5	7 S	
sIgA	Alpha	385 000	6	0,05	11 S	Schleimhautantikörper
IgM	My (μ)	900 000	5	–1,0	19 S	
IgE	Epsilon (ε)	190 000	1,5	0,00005	8 S	Allergie, Überempfindlichkeit vom Soforttyp
IgD	Delta (δ)	185 000	3	0,02	7 S	vorwiegend auf der Membran von Lymphozyten

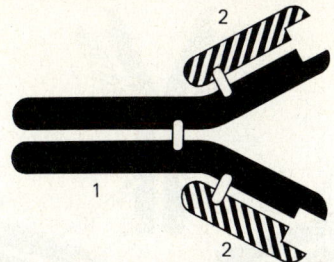

Abb. **6** Schematische Darstellung eines IgG-Moleküls (MG je nach Subklasse: 146 000 – 170 000). 1 = schwere Kette γ, 2 = leichte Ketten ϰ oder λ.

Analog dazu gibt es bei den leichten Ketten einen als *Cl* und *Vl* bezeichneten Teil. Wie anzunehmen, beherbergt der jeweils variable Teil beider Ketten die Bindungsstelle für das entsprechende Antigen.

Die Schleifen einer Peptidkette, die jeweils durch eine -S-S-Brückenbindung hervorgerufen werden, nennt man Domäne. Diese Unterscheidung der Domänen ist wichtig für die Funktion der Antikörper. So kann beispielswiese die C_h2-Domäne das Komplementsystem aktivieren (s. dort), die C_h3-Domäne kann direkt an die Monozyten-Makrophagen-Oberfläche binden.

Klassifizierung der Antikörper

Wie oben beschrieben ist das Grundgerüst aller Antikörper gleich. Sie unterscheiden sich aber in der Zusammensetzung ihrer leichten und schweren Ketten, in der Molekülgröße, in der Serumkonzentration und in ihrer Funktion. Alle Immunglobuline sind in Tab. **3** nach diesen Kriterien aufgelistet.

Immunglobulin G

Das *Immunglobulin G*, dessen Feinstruktur in Abb. **6** dargestellt ist, besteht aus zwei schweren γ-Ketten und zwei leichten Ketten, die entweder vom Typ λ oder vom Typ ϰ sein können.

Es findet sich im Serum in einer Konzentration von 7,0 – 15,0 g/l beim Erwachsenen und ist damit quantitativ das wichtigste Immunglobulin. IgG hat ein Molekulargewicht von 146 000 – 170 000 Dalton (je nach Subtyp) und einen Sedimentationskoeffizienten von 7 (7 Svedberg-Einheiten), weswegen es mitunter auch als *7S-Immunglobulin* bezeichnet wird. Antikörper der Immunglobulinklasse G werden bei fast allen Immunantworten in meßbarer Konzentration gebildet und stellen in der diagnostischen Serologie einen wichtigen Hinweis auf eine abgelaufene Infektion dar. Im Unterschied zum IgM wird IgG während der

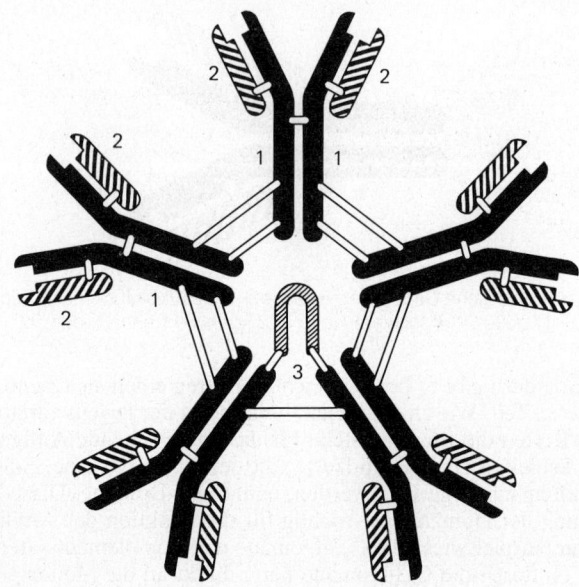

Abb. **7** Schematische Darstellung eines IgM-Moleküls (MG: 900 000). 1 = schwere Kette μ, 2 = leichte Ketten ϰ oder λ, 3 = verbindende J-Kette (joining chain).

akuten Phase der Infektion nicht oder nur mit IgM zusammen gefunden. IgG kann als einziges Immunglobulin aktiv durch die Plazentarschranke durchtreten, es findet sich daher bei gesunden Neugeborenen als einziges Immunglobulin im Serum (sog. *mütterlicher Nestschutz*).

IgG aktiviert das Komplementsystem auf dem klassischen Weg, kann aber auch den alternativen Weg aktivieren. Von IgG sind vier Subklassen bekannt, die entsprechend als *IgG₁, IgG₂, IgG₃* und *IgG₄* bezeichnet werden. Der Kohlenhydratanteil des Gesamtmoleküls ist mit 4% relativ gering.

Immunglobulin M

Das *Immunglobulin M*, dessen Struktur in Abb. **7** schematisch dargestellt ist, besteht aus fünf Untereinheiten, die jeweils aus zwei schweren Ketten vom Typ μ und aus zwei leichten Ketten ϰ oder λ aufgebaut sind.

Die einzelnen Untereinheiten, die man auch als Monomere (griech: mono = allein) bezeichnet, werden über -S-S-Brückenbindungen und über eine kleine, als *J-Kette* (engl.: joining chain = verbin-

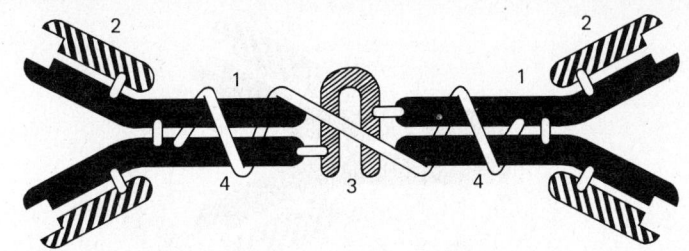

Abb. **8** Schematische Darstellung eines sIgA-Moleküls, wie es auf den Schleimhäuten vorkommt (MG: 385000). 1 = schwere Kette α, 2 = leichte Kette ϰ oder λ, 3 = verbindende J-Kette (joining chain), 4 = Sekretstück (secretory piece) zum Durchtritt durch die Epithelzellen und zum Schutz vor eiweißab-bauenden Enzymen.

dende Kette, MG etwa 20000 Dalton) bezeichnete Eiweißbrücke zusammengehalten. Den Aufbau des Gesamtmoleküls beschreibt man auch als Pentamer (griech.: penta = fünf). IgM hat eine Serumkonzentration von etwa 1,0−1,5 g/l und ein Molekulargewicht von etwa 900000 Dalton. Entsprechend seiner Größe weist es in der Ultrazentrifuge eine Sedimentationskonstante von 19 Svedberg-Einheiten auf, weswegen es häufig auch als *19S-Immunglobulin* bezeichnet wird.

IgM ist nicht in der Lage, die Plazenta zu passieren, so daß mütterliches IgM im kindlichen Blut nicht gefunden werden kann. In der diagnostischen Serologie hat der Nachweis von spezifischem IgM besondere Bedeutung für die Erkennung frischer Infektionen, da bei jeder Immunantwort zunächst IgM gebildet wird.

IgM aktiviert das Komplementsystem sehr effektiv über den klassischen Weg. Durch seine Molekülgröße kann es nur sehr begrenzt den Raum innerhalb der Blutgefäße (Intravasalraum) verlassen, es ist daher vorwiegend hier aktiv. Die biologische Halbwertszeit des IgM ist mit 5 Tagen vergleichsweise kurz. Der Kohlenhydratanteil des IgM beträgt 15%.

Immunglobulin A

Das *Immunglobulin A* hat seine Hauptaufgabe bei der Abwehrreaktion auf Schleimhäuten. Sein Aufbau ist in Abb. **8** dargestellt. Es besteht meist aus zwei Untereinheiten, die jeweils aus schweren Ketten (α) und leichten Ketten (λ oder ϰ) zusammengesetzt sind.

Das Molekulargewicht des dargestellten IgA in Form des Dimers (griech.: di- = zwei) beträgt 385000 Dalton; es gibt aber auch monomere Formen, die nur aus einer Untereinheit bestehen und die vorwiegend im Serum vorkommen. Damit das dimere IgA sein eigentliches

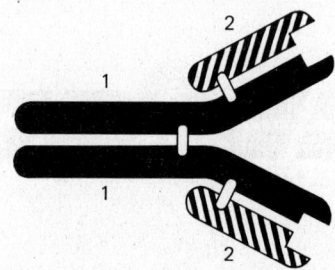

Abb. **9** Schematische Darstellung eines IgE-Moleküls (MG: 190 000). 1 = schwere Kette ε, 2 = leichte Kette ϰ oder λ.

Aufgabengebiet, die Schleimhaut innerer Oberflächen, wie die Atemwege und den Magen-Darm-Trakt, erreichen kann, wird es noch zusätzlich mit einer Polypeptidkette von 71 000 Dalton versehen, die man als „secretory component" oder *„secretory piece"* (Sekretstück) bezeichnet. Dieses Sekretstück gestattet dem IgA den Durchtritt durch die Epithelzellen und schützt es vor der Einwirkung eiweißspaltender Enzyme auf der Schleimhaut.

Die Serumkonzentration des IgA beträgt etwa 2,0–3,0 g/l. IgA kann die Plazenta nicht passieren und aktiviert das Komplementsystem über den alternativen Weg. In der diagnostischen Serologie kann der Nachweis von spezifischem IgA besonders zur Diagnose von Infektionen der Atemwege und des Magen-Darm-Trakts benutzt werden. Der Kohlenhydratanteil des Moleküls beträgt 9%, seine biologische Halbwertszeit etwa 6 Tage.

Immunglobulin E

Das *Immunglobulin E*, dessen Aufbau in Abb. **9** wiedergegeben ist, ist ein Monomer aus zwei ε- und zwei leichten Ketten. Sein Molekulargewicht beträgt etwa 190 000 Dalton.

IgE bindet sich an die histaminhaltigen Mastzellen und an die basophilen Granulozyten und wirkt dort als Antigenrezeptor. Bindet sich ein Antigen an das IgE und damit an die Mastzelle, kommt es zur Freisetzung von *Histamin* und damit zu den typischen Symptomen einer Allergie. IgE ist daher das Immunglobulin der Überempfindlichkeit vom Soforttyp, d. h. der „klassischen" *Typ-I-Allergie*.

IgE hat mit 20 IU/ml (entsprechend etwa 0,00005 g/l) eine sehr geringe Serumkonzentration, seine biologische Halbwertszeit ist mit 1,5 Tagen vergleichsweise kurz. Die durch IgE vermittelten allergi-

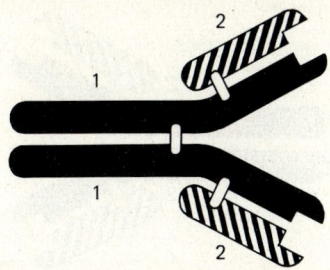

Abb. **10** Schematische Darstellung eines IgD-Moleküls (MG: 185000).
1 = schwere Kette δ, 2 = leichte Kette ϰ oder λ.

schen Reaktionen wie Heuschnupfen, Asthma usw. sind relativ gut untersucht. Daneben ist IgE aber auch bei Wurmerkrankungen vermehrt. Über die eigentliche biologische Funktion des IgE zum Schutz
des Organismus ist weniger bekannt. Es wird vermutet, daß durch die
Wirkung des Histamins verstärkt Leukozyten, Komplement und Antikörper an die Stelle der Entzündung gelockt werden sollen.

Immunglobulin D

Das als *Immunglobulin D* bezeichnete Molekül, dessen Struktur schematisch in Abb. **10** gezeichnet ist, hat ein Molekulargewicht von
185000 Dalton und besteht aus zwei schweren δ- und zwei leichten
Ketten vom Typ ϰ oder λ.

IgD findet sich in fast nicht meßbarer Konzentration im Serum, es
ist weitgehend an B-Lymphozyten gebunden, wo es als Antigenrezeptor dient. IgD kann kein Komplement aktivieren, nicht die Plazenta
passieren, hat eine biologische Halbwertszeit von ungefähr 3 Tagen
und einen Kohlenhydratanteil von 18%.

In Abb. **11** ist dargestellt, wie sich die Struktur der Immunglobulin-
moleküle zur Funktion der Antikörper verhält.

Der variable Teil der leichten und besonders der schweren Ketten
dient der *Antigenbindung*. Die konstanten Teile der schweren Ketten,
die sich an die Fab-2-Fragmente anschließen, werden zur Bindung des
C1q (Komplementfaktor, s. dort) benötigt. C4-Fragmente (Komplementfaktor, s. dort) können sich auch an den im Bereich der Fab-Fragmente gelegenen Teil der schweren Ketten binden. Das gesamte Fc-
Stück oder große Teile davon werden zur Bindung an die *Fc-Rezepto-
ren* der Makrophagen und Monozyten gebraucht. Der gleiche Teil rea-

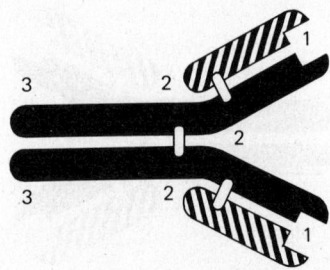

Abb. **11** Funktion und Molekülstruktur am Beispiel eines IgG-Moleküls.
1 = antigenbindender Teil, 2 = Komplementaktivierung, 3 = Bindung an Fc-Re-
zeptoren auf Makrophagen, Monozyten und Granulozyten; Bindung an Plazentazellen zur diaplazentaren Übertragung.

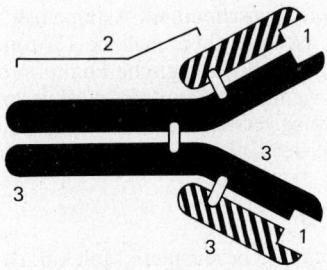

Abb. **12** Verschiedene immunologisch wichtige Regionen auf Immunglobulinen am Beispiel eines IgG-Moleküls.1 = idiotypische Determinanten, 2 = isoty-
pische Determinanten, 3 = allotypische Determinanten.

giert mit Plazentazellen und auch mit Protein A von Staphylokokken,
ein Eiweiß, das IgG bindet. Die Bindung des Fc-Stücks von IgG an
Plazentazellen ist besonders wichtig für die Übertragung von Antikörpern von der Mutter zum Kind (*diaplazentare Übertragung*).
    Alle Immunglobuline einer Spezies sind für diese Spezies typisch,
d. h., menschliche Immunglobuline werden von anderen Säugetieren
als fremd erkannt und umgekehrt. Die dabei als fremd erkannte Struktur der Immunglobuline nennt man den *Isotyp* (Abb. **12**). Man kann
also bei Tieren durch Immunisierung mit menschlichen Immunglobulinen Antikörper gegen menschliches IgG und andere Immunglobuline
erzeugen. Dies ist wichtig bei der Herstellung bestimmter Antiseren
für diagnostische Zwecke.

Weiter hat dies aber auch Bedeutung für die Entwicklung von passiven Impfstoffen. Zur Behandlung menschlicher Erkrankungen kann man also nur eingeschränkt tierische Antikörper verwenden, weil es sonst zu einer Immunreaktion gegen diese Antiseren kommt. Werden einem Patienten trotzdem häufiger tierische Antiseren injiziert, kann es zu einer mitunter tödlich verlaufenden Überempfindlichkeitsreaktion oder aber zur sog. Serumkrankheit (wegen der injizierten Fremdseren) kommen. Derartige Krankheitsbilder sind jedoch in den vergangenen Jahren durch die Verwendung menschlicher Antikörper als passiver Impfstoff sehr selten geworden.

Auch innerhalb einer Spezies (zum Beispiel beim Menschen) gibt es Regionen auf dem Antikörpermolekül, die vom Immunsystem anderer Menschen als fremd erkannt werden können. Man bezeichnet diese Strukturen der Immunglobuline als *Allotypen*, ihre Lage auf dem Immunglobulinmolekül ist gleichfalls in Abb. **12** wiedergegeben. Nicht alle Menschen sind in der Lage, Allotypen anderer Menschen als fremd zu erkennen, ein Umstand, der die Immuntherapie mit menschlichen Antiseren relativ gefahrlos macht. Allotypen kommen meist als Varianten auf der schweren Kette der Immunglobuline vor.

Die dritte Variation der Immunglobuline betrifft die antigenbindenden Teile von leichten und schweren Ketten. Diese je nach Antigen unterschiedlichen Strukturen bezeichnet man als *Idiotypen* (Abb. **12**). Idiotypen sind nur für ein erkanntes Antigen typisch, sind also „private" Kennzeichen eines von einem bestimmten Klon produzierten Immunglobulins. Idiotypen spielen (s. B-Lymphozyten) eine große Rolle in der Regulierung der Antikörperproduktion im Rahmen der Netzwerktheorie.

Komplementsystem

Das Komplementsystem stellt wie das Gerinnungssystem oder das System der Fibrinolyse eine kaskadenförmig angeordnete Kette von Eiweißen mit Enzymaktivität dar.

Bei diesen kaskadenförmigen Reaktionen werden durch die Aktivierung eines einzelnen inaktiven Vorläuferenzyms (*Proenzym*) auf der nächsten Stufe der Kaskade *zwei* inaktive Proenzyme aktiviert, auf der nächsten Stufe der Kaskade *vier* inaktive Proenzyme aktiviert usw. Die kaskadenartigen Enzymsysteme laufen also lawinenförmig ab, wobei ein kleines auslösendes Moment für eine heftige Reaktion des Gesamtsystems sorgt.

Das Komplementsystem ist aus mittlerweile 18 bekannten unterscheidbaren Proteinen aufgebaut, deren Namen und Serumkonzentrationen in Tab. 5 dargestellt sind. Aus historischen Gründen sind die Komplementkomponenten von C1 bis C9 bezeichnet worden. Andere Proteine des Komplementsystems heißen völlig anders, wie z. B. der Faktor B. Die Gesamtheit der Proteine des Komplementsystems wird auch einfach als „C" bezeichnet.

Genau wie beim Gerinnungssystem können auch beim Komplementsystem zwei verschiedene Möglichkeiten der Aktivierung beobachtet werden. Man unterscheidet zwischen dem „klassischen" und dem „alternativen" Weg der Komplementaktivierung. Schematisch sind beide Wege der Aktivierung in Tab. 4 angegeben.

Der *„klassische" Weg* der Aktivierung beginnt beim C1, das aus drei Untereinheiten, C1q, C1r und C1s, aufgebaut ist. Das *C1q* ist ein relativ großes Molekül (etwa 400 000 Dalton), das das Aussehen eines Tulpenstraußes mit sechs Blüten hat. Die „Blüten" des Moleküls sind in der Lage, sich an das Fc-Stück von Immunglobulinen anzuheften. Dadurch wird der durch Ca^{2+}-Ionen gesicherte Zusammenhalt der 3 Komponenten von C1 aufgebrochen und so das Gesamtsystem der Kaskade aktiviert.

Die Aktivierung beginnt mit der Spaltung von C4, welches sich dann anschließend mit dem gleichfalls aktivierten C2 verbindet, wobei die Bezeichnungen der Komplementkomponenten historisch die „unrichtige" Reihenfolge bekamen. Meist geht den Komplementproteinen bei der aktivierenden Spaltung ein kleines Bruchstück („a") verloren.

Tabelle **4** Schema der Komplementaktivierung

Klassische Aktivierung   **Alternative Aktivierung**

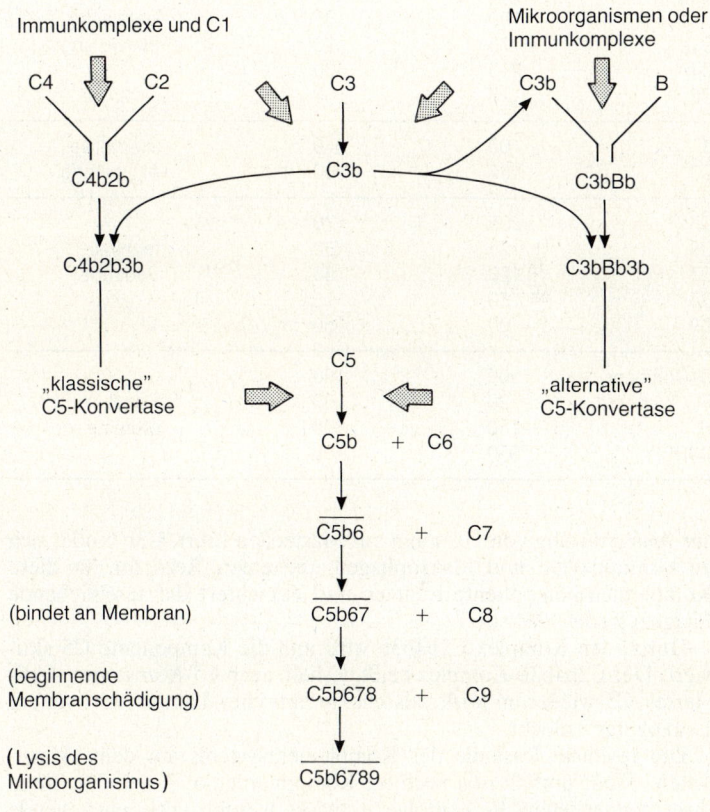

Deswegen werden aktivierte Komplementfaktoren auch mit dem Zusatz „b", also zum Beispiel C3b, versehen.

Der Komplex C4b2b aktiviert nun die zentrale Komplementkomponente C3, deren Serumkonzentration (Tab. **5**) am höchsten ist. Die Bruchstücke von C3, vor allem das *C3b*, sind für die weitere Aktivierung des Systems zuständig. Weiter wirken sie als chemotaktische Faktoren (siehe Abschnitt Granulozyten) und als sog. *Anaphylatoxin*, das

Tabelle **5** Proteine des Komplementsystems

Komplement-faktor	Mol.-Gew. ×1000	Konzentration mg/l	Funktion
C1q	390	70	
C1r	190	35	klassische
C1s	175	30	Aktivierung
C4	210	400	
C2	115	30	
B	100	240	alternative
C3	180	1300	Aktivierung
C5	205	70	
C6	125	60	terminale
C7	120	50	Sequenz
C8	150	75	
C9	80	150	
C1-Inhibitor	105	150	
I	90	30	Regel-
H	150	300	proteine
C4BP	550	400	

zur Ausschüttung von Histamin aus Mastzellen führt. C3b bindet sich an Granulozyten und Makrophagen, die einen Rezeptor für diese Komplementkomponente besitzen und erleichtert die anschließende Phagozytose.

Durch den Komplex C2b4b3b wird nun die Komponente C5 aktiviert. Der C2b4b3b-Komplex heißt deshalb auch *C5-Konvertase*. Aktiviertes C5 wiederum wirkt als chemotaktischer Faktor, der weitere Leukozyten anlockt.

Die restliche Kaskade des Komplementsystems auf dem „klassischen" Wege umfaßt nun noch die Komponenten 6, 7, 8 und 9, die in ihrer numerischen Reihenfolge aktiviert werden. Das entstehende Endprodukt zerstört durch eine Änderung der Ionendurchlässigkeit der Membranen die eingedrungenen Mikroorganismen. Hierbei entstehen in der Zellmembran mikroskopisch sichtbare „Löcher".

Die andere Aktivierung des Komplementsystems erfolgt über den sog. „*alternativen" Weg*, der sich vom „klassischen" Weg in der Art der Aktivierung des C5 unterscheidet. Bei der alternativen Aktivierung wird C5 durch einen Komplex, der aus C3b zusammen mit dem Komplementfaktor B besteht, aktiviert. Der Rest der Aktivierung ist bei der klassischen und der alternativen Kaskade identisch.

Die „klassische" Komplementaktivierung wird vor allem von Immunkomplexen benutzt, die aus Antikörpern (IgM und IgG) und Antigenen bestehen. Der „alternative" Weg, der entwicklungsgeschichtlich älter ist, wird durch Polysaccharide und Endotoxine aktiviert. Diese Stoffe sind Bestandteil der Membran von Mikroorganismen. Hiermit ist eine direkte Aktivierung des Komplementsystems ohne Antikörper möglich. Dieser Weg kann aber auch durch IgG- und IgA-Immunkomplexe aktiviert werden.

Wie die anderen Kaskadensysteme unterliegt auch das Komplementsystem einer Gleichgewichtsregelung durch hemmende Substanzen, die eine ungewollte Aktivierung des Systems verhindern.

Zu diesen Substanzen zählen der C1q-Inhibitor, die als Komplementkomponente I und H bezeichneten Stoffe und der aus C4, Faktor B und Properdin gebildete Komplex (Tab. **5**).

Die Proteine des Komplementsystems werden meist autosomal kodominant vererbt; es gibt vereinzelt Patienten mit angeborenen Defekten des Komplementsystems oder seiner Inhibitoren.

Das Komplementsystem hat mehrere biologische Bedeutungen:
1. Die vollständig aktivierte Komplementkaskade dient zur Auflösung von Bakterienzellen, vor allem von gramnegativen Bakterien.
2. Die Anreicherung von C3b auf der Zellmembran über entsprechende Rezeptoren beschleunigt und erleichtert die Phagozytose. Kleine Antigen-Antikörper-Komplexe, in denen Komplement gebunden wurde, können auf diese Weise leichter erkannt werden.
3. Verschiedene Komplementkomponenten, wie C3a oder C5a, sind sehr effektive chemotaktische Faktoren, die phagozytierende Zellen anlocken.
4. Die sog. Anaphylatoxine führen über eine Ausschüttung von Histamin zu einer größeren Durchlässigkeit der Gefäße und damit zu einer Ansammlung von Antikörpern und Leukozyten an der Stelle der Komplementaktivierung.

Antigene, Haptene, Epitope

Wie bereits erläutert, bezeichnet man einen Stoff, der eine immunologische Reaktion auslösen kann, als Antigen. Mitunter wird in gleichem Sinn auch der Begriff „Immunogen" verwendet.

Alle Antigene müssen von dem Organismus, in dem die Reaktion ausgelöst wird, als „fremd" erkannt werden. Hierin liegt also das Grundproblem des Immunsystems, prinzipiell gleich aufgebaute Moleküle, wie Proteine, Lipoproteine, Polysaccharide usw., danach zu unterscheiden, ob sie vom eigenen Organismus stammen („*selbst*" sind) oder von außen in den Organismus eingedrungen sind (also „*nicht selbst*" sind) (engl.: self – nonself).

In vielen Fällen geschieht diese Unterscheidung durch die gleichzeitige Präsentation von Molekülen des MHC-Komplexes zusammen mit dem Antigen. Bei der Selektion von Antikörpern wird aus einem durch eine Vielzahl von Idiotypen vorhandenen Pool das „richtige", d. h. das am besten zu dem gegebenen Antigen passende Molekül ausgesucht.

Antigene müssen, damit sie immunogen wirken, eine bestimmte Molekulargröße haben, die je nach chemischer Struktur (Eiweiß, Kohlenhydrat) etwa 10 000 Dalton nicht unterschreiten darf. Auf diesen Molekülen befinden sich aber eine Vielzahl Stellen, die von Antikörpern als „fremd" erkannt werden können. Jede einzelne dieser Stellen wird als *Epitop* bezeichnet.

Ein Epitop ist also die kleinste biochemische Einheit eines Immunogens, das eine eigene Antikörperantwort hervorrufen kann. So gibt es beispielsweise Kohlenhydratantigene, die wegen ihrer immer wiederholten Strukturen nur ein einzelnes Epitop tragen, dieses aber in 100facher Wiederholung. Zum anderen gibt es Proteinantigene, die sehr verschiedene Epitope im Gesamtmolekül beherbergen. Bei Eiweißen schätzt man die Mindestgröße eines Epitops auf etwa 7 Aminosäuren.

Haptene sind solche Immunogene, die von ihrer Molekülgröße her für eine Immunantwort zu klein sind (z. B. Hormone, Medikamente). Koppelt man jedoch diese Haptene mit einem Eiweißmolekül, einem sog. „Träger" (engl: carrier), so wirken sie als Immunogene, die zu einer starken Abwehrreaktion führen. Der Carrier für die Haptene kann in vielen Fällen durchaus ein körpereigenes Eiweißmolekül (z. B. Albumin) sein, so daß die Immunreaktion ausschließlich gegen die Epitope des Haptens gerichtet ist.

Eine bei allen Antigenen wichtige Größe ist ihre sog. *Immunogenität*, die beschreibt, wie stark die gegen sie gerichtete Immunreaktion ist. Es gibt sehr starke Immunogene, wie z. B. bestimmte Polysaccharide, die in fast jedem Fall nach Injektion ausreichender Mengen zu einer Immunreaktion führen. Andererseits existieren sehr schwache Immunogene, die erst durch Zusatz von anderen Hilfsstoffen (sog. Adjuvanzien von lat. adjuvare = helfen) eine Immunantwort erzeugen.

Eine zweite wichtige Größe ist die *immunogene Dosis*, d. h. die Menge an Antigen, die notwendig ist, um eine Immunantwort hervorzurufen. Auch die immunogene Dosis kann je nach Antigen sehr unterschiedlich sein.

Bei Mikroorganismen kann es vorkommen, daß sie gleiche Immunogene besitzen, obwohl sie sonst sehr unterschiedlich sind. Ein Beispiel hierfür ist das K1-Antigen, das sowohl Escherichia-coli-Bakterien wie auch bestimmte Meningokokken tragen. Man spricht in diesen Fällen von *Antigengemeinschaft*. Bestehen zwischen den Antigenen keine von Antikörpern erkennbaren Unterschiede, nennt man dies *vollständige Antigengemeinschaft*. Wenn kleine Unterschiede der Immunogene existieren, spricht man von *partieller Antigengemeinschaft*.

Antigengemeinschaften zwischen Mikroorganismen sind für die Interpretation von serologischen Reaktionen sehr wichtig, weil sie zu sog. *Kreuzreaktionen* führen können. Mit diesem Begriff wird umschrieben, daß zum Beispiel Antikörper gegen das K1-Antigen von Escherichia coli auch mit Meningokokken reagieren. Bei bestimmten serologischen Methoden macht man sich diese Kreuzreaktionen zunutze: Antikörper gegen die Erreger des Fleckfiebers (Rickettsien) kann man mit Hilfe einer Agglutinationsreaktion mit Proteusbakterien als Antigen nachweisen. Proteusbakterien (Stamm OX-19, OXK oder OX-2, je nach Art der Rickettsie) haben eine Antigengemeinschaft mit den Rickettsien. Diese Reaktion wird nach ihren Erstbeschreibern auch *Weil-Felix-Reaktion* genannt.

Gewinnung von Antiseren, Immunisierung, monoklonale Antikörper

In vielen serologischen und immunologischen Reaktionen werden gegen bestimmte Antigene gerichtete Antikörper benutzt, die durch eine Immunisierung von Tieren künstlich erzeugt wurden. Man bezeichnet Antiseren als *polyklonale Antiseren* (griech.: poly = viel; Klon = von einer Einzelzelle abstammende Population von Zellen), weil die darin enthaltenen Antikörper von mehreren Klonen von B-Lymphozyten gebildet werden. Im Unterschied dazu gibt es auch *monoklonale Antikörper* (Beschreibung s. weiter unten).

Tabelle **6**   Schema der Herstellung monoklonaler Antikörper

Maus mit dem gewünschten Antigen immunisieren

Milzzellen der Maus gewinnen und mit Plasmozytomzellen des gleichen Mäusestammes fusionieren (Zusatz von Polyäthylenglycol)

Nach der Fusion Zellen in HAT-Medium anzüchten (HAT-Medium enthält Hypoxanthin, Aminopterin und Thymidin und tötet alle nichtfusionierten Zellen ab)

Überstand der Zellkulturen auf Antikörper prüfen

Antikörperbildende Zellkulturen bis zur Einzelzelle verdünnen und erneut in Kultur vermehren

Der Zellkulturüberstand kann als Antikörperquelle benutzt werden

Antikörper reinigen und charakterisieren

Nachdem das Antigen, gegen das der Antikörper gerichtet sein soll, gereinigt worden ist, wird es einem Tier injiziert. Zur Herstellung von Antiseren werden Kaninchen, Ziegen, Pferde, Schweine und auch Ratten benutzt.

Die weitere Herstellung der Antiseren ist nach wie vor eine etwas „schwarze Kunst". Eine Vielzahl von Faktoren, die vorher nicht genau bestimmbar sind, beeinflussen die Qualität und die Menge der von dem Tier gebildeten Antikörper. Hierzu gehören zum Beispiel die Spezies des Tiers (Kaninchen, Ratte usw.), die Menge des injizierten Antigens und der Abstand zwischen der ersten und der zweiten Antigeninjektion. Auch ist nicht gewährleistet, daß ein einmal erfolgreiches Immunisierungsschema beim zweitenmal wiederum Erfolg hat.

Herstellung monoklonaler Antikörper

Die oben beschriebenen Hindernisse beim Herstellen eines qualitativ immer gleichen Antiserums können durch die Verwendung monoklonaler Antikörper zumindest teilweise überwunden werden.

Das Prinzip der Herstellung dieser Antikörper, das von Köhler und Milstein zuerst beschrieben wurde, ist in Tab. **6** dargestellt. Wie beim Menschen kommen auch bei der Maus Tumoren von Lymphozyten vor, die man im Fall von Plasmazellen als Plasmozytom (Plasmazelltumor) bezeichnet. Diese maligne entarteten Plasmazellen sind bei entsprechender Haltung im Reagenzglas leicht zu vermehren und fast „unsterblich". Manche Plasmozytome der Maus bilden selbst keine Antikörper, können aber mit normalen B-Lymphozyten, die Antikörper bilden, zu einer einzigen Zelle verschmolzen (fusioniert) werden.

Diese aus der Verschmelzung der beiden Zellinien entstandene Zelle ist nun einerseits „unsterblich" wie die Tumorzelle, produziert aber andererseits Antikörper wie der verwendete Lymphozyt.

Monoklonale Antikörper bieten gegenüber polyklonalen Antiseren einige Vorteile. Es wird nur ein Lymphozyt mit einer Tumorzelle verschmolzen, daher ist die Immunglobulinklasse (z. B. IgG1) und die Spezifität des gebildeten Antikörpers genau bestimmbar und immer gleich. Monoklonale Antikörper können über unbegrenzt lange Zeit (zumindest theoretisch) in immer gleicher Qualität hergestellt werden.

Ein Nachteil der monoklonalen Antikörper ist, daß sie vielfach im Vergleich zu polyklonalen Antiseren eine geringere Avidität (lat.: avidus = begierig; Maß für die Bindungsstärke der Antikörper) zeigen.

Die technische Herstellung eines derartigen Antiserums beginnt mit der Kultur von *Plasmozytomzellen* (auch Myelomzellen genannt). Gleichzeitig wird einer Maus das Antigen, gegen das der monoklonale Antikörper erzeugt werden soll, eingespritzt. Nach einiger Zeit, gegebenenfalls nach einer nochmaligen Antigeninjektion, wird der Maus die Milz entfernt und die Milzzellen mit den Plasmozytomzellen verschmolzen.

Mit einem technischen Trick werden anschließend *nur* die antikörperproduzierenden Zellen aus diesem Zellbrei selektiert. Nun erfolgt das eigentliche „*Klonieren*" das heißt die Verdünnung der Zellsuspension bis zur Einzelzelle. In jeder Zellkultur befindet sich anschließend nur noch eine einzige Zelle, die aus der Fusion von Myelomzelle und Milzzelle (Lymphozyt) hervorgegangen ist. Diese vielen Einzelzellen werden jetzt vermehrt. In der Zellkulturflüssigkeit jeder aus einer Einzelzelle enstandenen Population wird nach den entsprechenden Antikörpern gesucht. Hat man einen antikörperbildenden Zellklon gefunden, wird dieser selektiv vermehrt, und aus der Zellkulturflüssigkeit können die gesuchten Antikörper „geerntet" werden.

2. Methodischer Teil

Der methodische Teil beschreibt einige gebräuchliche serologische und immunologische Verfahren. Zu jeder Methode wird eine beispielhafte Arbeitsanleitung geliefert. Die Arbeitsanleitungen sind natürlich nur für den angegebenen Test verwendbar und müssen je nach Anforderung modifiziert werden.

Das dann folgende Kapitel „Anwendungen in der Labordiagnostik" gibt jeweils für einzelne diagnostische Fragestellungen Auskunft darüber, welche Methode in diesem Falle optimal eingesetzt werden kann.

Bei der Bewertung von serologischen Methoden ist vor allem deren Empfindlichkeit von Bedeutung. In Tab. **7** wird die Empfindlichkeit der verschiedenen serologischen Methoden miteinander verglichen.

Soll also ein Antikörper oder ein Antigen nachgewiesen werden, das normalerweise in hoher Konzentration im Untersuchungsmaterial (Blut, Sekrete, Abstriche usw.) vorkommt, genügt es, eine relativ unempfindliche Methode zu verwenden. Bei geringen Konzentrationen der gesuchten Antikörper oder Antigene muß entsprechend von vornherein die empfindlichste Methodik benutzt werden.

Bei allen Methoden ist jeweils schematisch der Ablauf einer positiven und einer negativen Reaktion dargestellt. Die benutzten Symbole sind in Abb. **13** erläutert.

Tabelle **7** Empfindlichkeit serologischer Methoden

Reaktion	Empfindlichkeit in mg N-Antikörper/l
Präzipitation im Gel	2– 20
Radiale Immundiffusion	2– 20
Immunelektrophorese	50–200
Immunfixation	10–100
Agglutination, qualitativ	0,1
Nephelometrie	0,2–10
Neutralisationsreaktionen	0,01–1,0
Agglutination, quantitativ	0,05–0,1
Passive Agglutination	0,001–0,5
Coombs-Test, direkt und indirekt	0,01–01
Hämagglutinationshemmtest	0,01–0,1
Komplementbindungsreaktion	0,01–0,1
Immunfluoreszenz	0,005–1,0
Enzymimmunoassay	0,0005–0,005
Radioimmunoassay	0,0005–0,005

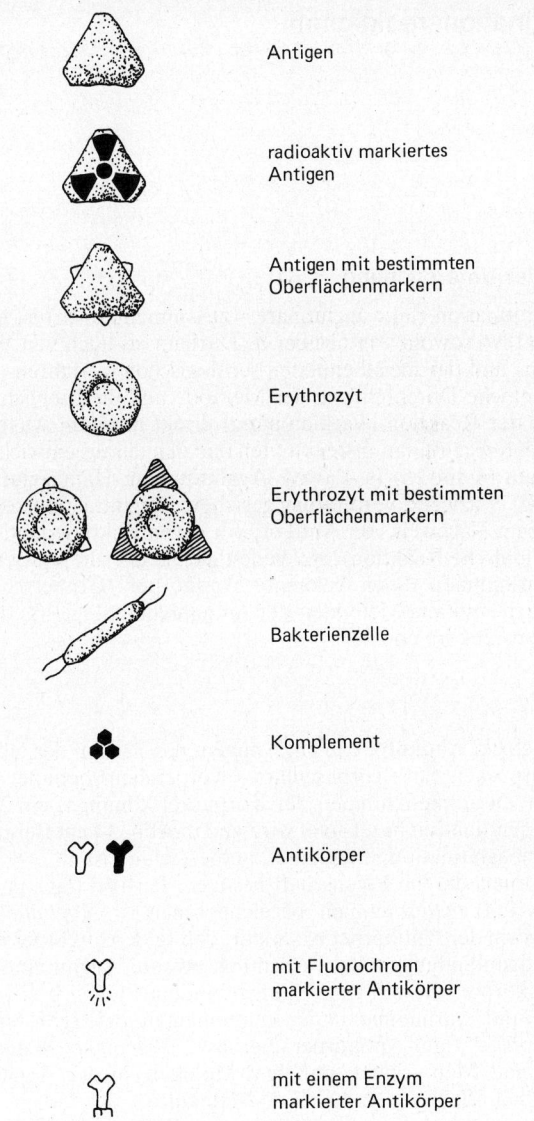

Antigen

radioaktiv markiertes
Antigen

Antigen mit bestimmten
Oberflächenmarkern

Erythrozyt

Erythrozyt mit bestimmten
Oberflächenmarkern

Bakterienzelle

Komplement

Antikörper

mit Fluorochrom
markierter Antikörper

mit einem Enzym
markierter Antikörper

Abb. **13** Erläuterung der Symbole, die bei den folgenden Schemata zur Darstellung der verschiedenen Methoden verwendet werden.

Agglutinationsreaktionen

Zweck der Untersuchung

Die Agglutination (lat.: agglutinare = zusammenkleben) ist eines der ältesten (1896 sowohl von Gruber u. Durham als auch von Widal beschrieben) und der meistbenutzten serologischen Verfahren.

Die einfache Durchführung der Methode und die Möglichkeit, das Ergebnis der Reaktion (Verklumpung) direkt mit dem Auge abzulesen, hat den Agglutinationsreaktionen und den daraus entwickelten serologischen Methoden (s. Passive Agglutination, Hämagglutinationshemmung) eine weite Verbreitung gesichert. Agglutinationsreaktionen werden zum Nachweis von Antikörpern gegen Bakterienantigene benutzt (Widalsche Reaktion), sie dienen gleichfalls zur Typisierung von Bakterienstämmen durch bekannte Antikörper (Grubersche Reaktion). Auch sind alle Methoden der Immunhämatologie (s. dort) Agglutinationsreaktionen.

Prinzip

Bindet sich ein Antikörper an ein Antigen, das sich auf der Oberfläche eines Korpuskels (lat.: corpusculum = Körperchen) befindet, kann es zu einem Zusammenklumpen der Korpuskel kommen, ein Vorgang, der als Agglutination bezeichnet wird und in Abb. **14** am Beispiel einer Bakterienagglutination schematisch aufgezeichnet ist.

Antikörper, die die Eigenschaft besitzen, Partikel (lat.: particulum = kleines Teil) zu verklumpen, bezeichnet man als *„Agglutinine"*. Wegen der Form der Antikörper ist es klar, daß IgM-Antikörper mit ihren zehn Antigenbindungsstellen wesentlich bessere Agglutinine sind als IgG-Antikörper, die nur zwei Antigenbindungsstellen besitzen. Dies ist der Grund, warum man in der Immunhämatologie IgM-Antikörper als *„komplette"*, IgG-Antikörper aber als *„inkomplette"* Antiseren bezeichnet hat. Man schätzt, daß IgM-Moleküle in der Agglutination etwa 750mal effektiver sind als IgG-Moleküle.

Die Agglutination von Korpuskeln, wie Bakterien und Erythrozyten, beginnt mit der Bindung des Antikörpers an die entsprechenden Oberflächenantigene. Partikel in einer Suspension (Aufschwemmung) sind je nach der Zusammensetzung der Lösung (Salzkonzentration,

Positive Reaktion

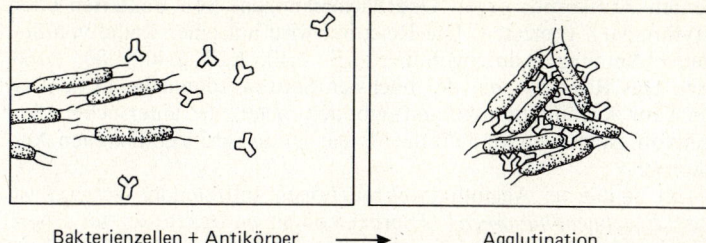

Bakterienzellen + Antikörper ⟶ Agglutination

Negative Reaktion

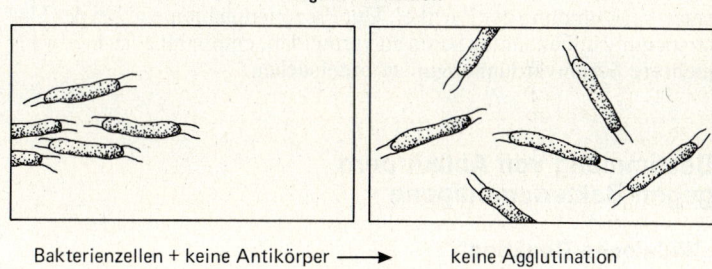

Bakterienzellen + keine Antikörper ⟶ keine Agglutination

Abb. **14** Schema einer Bakterienagglutinationsreaktion.

Ionenkonzentration) auf ihrer Oberfläche mehr oder weniger stark elektrisch negativ geladen, so daß sie sich gegenseitig abstoßen. Dieses elektrische Potential wird manchmal auch als „ζ-Potential" (Zeta-Potential) bezeichnet.

Der an die Membran gebundene Antikörper muß nun in der Lage sein, die gegenseitige Abstoßung zu überwinden und so die einzelnen Partikel miteinander zu verklumpen. Damit diese Agglutination vollständig stattfindet, darf die Lösung wiederum nicht zu viskös (lat.: viscum = zähflüssig) sein. Die meisten Agglutinationsreaktionen werden daher in weitgehend eiweißfreien Lösungen durchgeführt. Die Zusammensetzung der Lösung, in der die Agglutination stattfindet, hat somit entscheidenden Einfluß auf das Ergebnis der Reaktion.

Agglutinationsreaktionen können entweder *qualitativ* oder *halbquantitativ* durchgeführt werden.

Bei qualitativen Untersuchungen, wie zum Beispiel in der Immunhämatologie (s. auch dort) oder bei der Typisierung von Bakterien (Grubersche Reaktion), wird nach dem Vorhandensein oder Nichtvorhandensein eines bestimmten Oberflächenantigens gesucht.

Bei halbquantitativen Untersuchungen werden im Serum von Patienten Antikörper gegen Oberflächenantigene von Bakterien oder Erythrozyten gemessen. Die Reaktion wird mit einer Reihe von Serumverdünnungen durchgeführt, z. B. 1:10, 1:20; 1:40; 1:80; 1:160 usw. Das Röhrchen mit der höchsten Serumverdünnung, in dem es noch zur Agglutination kommt, gibt den „Titer" des untersuchten Serums an, ist also ein Maß für die Menge der im Serum enthaltenen Antikörper.

Ein häufig bei Agglutinationsreaktionen auftretender Vorgang ist das „Prozonenphänomen". Hierbei kommt es wegen der im Überschuß vorhandenen Antikörper nicht zu einer Agglutination, weil jedes Molekül nur eine oder zwei Bindungsstellen an der Oberfläche zur Verfügung hat. Es kommt daher nur zu einer Bindung, nicht aber zu einer Verklumpung der Partikel. Um Prozonenphänomene bei der Untersuchung unbekannter Seren zu vermeiden, empfiehlt es sich, jeweils mehrere Serumverdünnungen zu untersuchen.

Bestimmung von Antikörpern gegen Bakterienantigene

„Widalsche Reaktion"

Reagenzien und Geräte

Phosphatpuffer (phosphatgepufferte physiologische NaCl, auch als PBS = phosphate-buffered-saline bezeichnet):

Lösung 1:   2,78 g NaH_2PO_4 in 0,85% NaCl lösen

Lösung 2:   5,37 g Na_2HPO_4 in 0,85% NaCl lösen
                   23,0 ml Lösung 1 und 77,0 ml Lösung 2 mischen und mit 0,85% NaCl auf 200 ml auffüllen. Der pH sollte bei 7,3 liegen, ansonsten mit Lösung 1 oder Lösung 2 korrigieren.

Bakteriensuspension: abgetötete Bakterien der Gattung Salmonella mit Konservierungsmittel (gebrauchsfertig im Handel)

Positives und negatives Kontrollserum

Glasröhrchen
Kühlschrank
Wasserbad 50°C
ggf. Ablesespiegel
Kolbenhubpipetten 500 µl, 250 µl, 10 µl
Mischer
Reagenzglasständer

Tabelle **8**   Flußdiagramm Bakterienagglutination

Seren inaktivieren (30 min. 56°C)

250 µl PBS in Röhrchen 2-9 vorlegen, 500 µl in Röhrchen 1

10 µl Serum in Röhrchen 1 geben, mischen

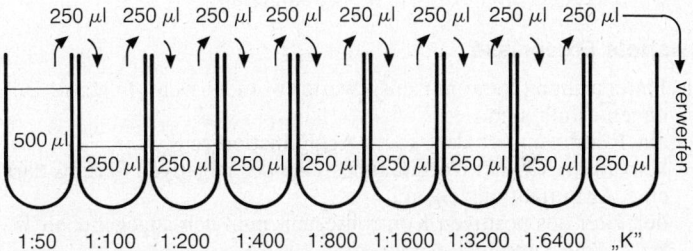

250 µl 250 µl 250 µl 250 µl 250 µl 250 µl 250 µl 250 µl

500 µl   250 µl 250 µl 250 µl 250 µl 250 µl 250 µl 250 µl 250 µl

verwerfen

1:50   1:100   1:200   1:400   1:800   1:1600 1:3200 1:6400   „K"

Zu allen Röhrchen 250 µl Bakteriensuspension geben

60 min. bei 50°C inkubieren

Über Nacht bei 4°C inkubieren

Auf Agglutination prüfen

Durchführung (Tab. 8)

1. Für jedes Serum und für die positive und negative Kontrolle je 8 Röhrchen aufstellen und wie folgt beschriften: 50, 100, 200, 400, 800, 1 600, 3 200, 6 400.
2. Ein Röhrchen mit „K" beschriften.
3. In alle Röhrchen außer „50" je 250 µl PBS geben.
4. In das Röhrchen „50" jeder Reihe 10 µl des entsprechenden Serums pipettieren.
5. In alle Röhrchen „50" je 500 µl PBS geben, mischen.

6. Eine Verdünnungsreihe durch Überpipettieren von jeweils 250 µl anlegen, gut mischen, 250 µl aus Röhrchen „6400" verwerfen.
7. Zu allen Röhrchen (auch „K") je 250 µl Bakteriensuspension geben, mischen.
8. 1 Stunde bei 50°C im Wasserbad inkubieren.
9. Über Nacht im Kühlschrank inkubieren.
10. Röhrchen aus dem Kühlschrank nehmen, Raumtemperatur annehmen lassen.
11. Alle Röhrchen auf sichtbare Agglutination ablesen.
12. Das Ergebnis aller Röhrchen protokollieren.

Erwartete Ergebnisse

Die Untersuchung kann nur ausgewertet werden, wenn folgende Bedingungen erfüllt sind:

das Röhrchen „K" darf keine Agglutination zeigen;

kein Röhrchen der Verdünnungsreihe des negativen Serums darf eine Agglutination zeigen;

der Titer des positiven Kontrollserums muß den angegebenen Titer ± eine Titerstufe erreichen.

Interpretation der Werte

Es wird diejenige Serumverdünnung als Titer angegeben, die noch ein deutlich sichtbares Agglutinat zeigt.

Beweisend für eine kürzliche Infektion ist entweder eine Serokonversion von Negativ nach Positiv (lat.: convertere = umdrehen) oder aber ein Titeranstieg um mindestens vier Titerstufen aus zwei im zeitlichen Abstand entnommenen Serumproben

Beispiel: Serum 1: Antikörper nachweisbar, Titer 1:160;

Serum 2, vierzehn Tage später entnommen: Titer 1:2560.

Fehlermöglichkeiten

1. Wie vorn beschrieben, hat die Zusammensetzung der Lösung (Phosphatpuffer), in der die Reaktion stattfindet, Einfluß auf das Ergebnis der Reaktion. Ändert sich also die Zusammensetzung oder der pH-Wert der Lösung, kann es zu Titeränderungen der untersuchten Seren, aber auch des Kontrollserums, kommen.
2. Seren mit einem hohen Antikörpergehalt können ein Prozonenphänomen zeigen; es sollten daher immer mehrere Serumverdünnungen, entsprechend dem erwarteten Antikörpergehalt, untersucht werden.
3. Im Patientenserum enthaltene Stoffe (z. B. Dextrane) können Agglutinationsreaktionen sowohl fördern als auch hemmen.
4. Kommt es zur Autoagglutination der Bakteriensuspension (Kontrolle), kann die Reaktion nicht bewertet werden.

Anwendungen der Agglutinationsreaktionen

Messung von Antikörpern gegen bakterielle Antigene

Salmonellen
Shigellen
Cholera-Vibrionen
Yersinien
Brucellen
Campylobacter
Listerien
Rickettsien (durch Antigengemeinschaft mit Proteus OX 19)
Francisellen

Typisierung von Bakterien

Salmonellen (s. S. 143)
Shigellen
Andere Enterobacteriaceen
Bordetellen
Meningokokken
Influenzabakterien
Streptokokken
Yersinien

Die Bewertung der Agglutinationsreaktionen als diagnostische Methodik ist bei den einzelnen Mikroorganismen angegeben.

Modifikation der Agglutination

S. Abschnitt „Passive Agglutination"

Passive Agglutination

Zweck der Untersuchung

Bei den Methoden der passiven Agglutination werden rote Blutkörperchen oder Latexpartikel mit Antigen beschichtet und so als Träger benutzt. Die Reaktion selbst und die Ablesung entspricht der Agglutination.

Mit der passiven *Hämagglutination* (Erythrozyten als Träger) können Antikörper gegen eine Vielzahl bakterieller, viraler und parasitärer Antigene nachgewiesen werden. Die Methode eignet sich aber auch zum Nachweis von Antikörpern gegen Thyreoglobulin (Speicherprotein für Schilddrüsenhormone) und gegen andere Hormone.

Die *Latexagglutination* (Latexpartikel als Träger) wird zum Nachweis von Choriongonadotropin (Schwangerschaftshormon), zur Messung des Rheumafaktors (s. dort) und C-reaktivem Protein sowie zur Bestimmung von Antikörpern gegen Pilzantigene und gegen Parasitenantigene benutzt.

Prinzip

Passive Agglutinationen beruhen darauf, daß gelöste Antigene an Partikel, wie Erythrozyten oder Latex, gebunden werden. Bringt man die antigenbeladenen Partikel mit einem entsprechenden Antikörper zusammen, kommt es zur Agglutination.

Die Methoden erlauben es, die Vorteile der Agglutinationsreaktionen (leichte Durchführbarkeit, Ablesung mit dem Auge) für eine Vielzahl von Antigenen zu nutzen.

Latexpartikel sind runde, im allgemeinen etwa 1,0 µm große Kunststoffpartikel aus Polystyren. An die Oberfläche solcher Partikel lassen sich leicht passiv eine Vielzahl von Proteinantigenen adsorbieren (lat.: sorbere = an sich ziehen). Dies geschieht durch Mischen von Latexpartikeln mit einer Antigenlösung. Nachdem die Adsorption beendet ist, werden die mit Antigen beladenen (engl.: coated = angezogen) Latexpartikel entsprechend den Reaktionsbedingungen verdünnt und sind gebrauchsfertig.

Bringt man diese Latexpartikel mit dem entsprechenden Antikörper zusammen, agglutinieren sie.

Bei der passiven Hämagglutination werden als Träger Erythrozyten von Menschen oder Tieren benutzt. Wie bei Latexpartikeln adsorbieren viele Antigene sehr leicht an die Erythrozytenoberfläche. Zu solchen Antigenen gehören zum Beispiel Thyreoglobulin, menschliches Albumin, Tetanustoxoid, viele Hormone und andere Stoffe.

Bindet das entsprechende Antigen nicht ausreichend an die roten Blutkörperchen, kann die Membran des Erythrozyten durch Gerbsäure (Tannin), Trypsin (ein eiweißabbauendes Enzym) und andere Enzyme vorbehandelt werden. Damit wird die Bindung des Antigens an die Oberfläche verbessert.

Bestimmte Antigene adsorbieren jedoch trotz Vorbehandlung des Erythrozyten nicht oder nicht genügend. In diesen Fällen können die Antigene chemisch an die Erythrozytenoberfläche gebunden werden. Hierzu benutzt man zum Beispiel bis-Diazobenzidin, $CrCl_4$ (Chromchlorid) oder Carbodiimid. Bringt man diese antigenbeladenen Erythrozyten mit dem entsprechenden Antikörper zusammen, kommt es zur Agglutination.

Ein Nachteil der passiven Hämagglutination besteht darin, daß Antikörper, die gegen Tiererythrozyten gerichtet sind (heterophile Antikörper, siehe Epstein-Barr-Virus), die Erythrozyten auch agglutinieren und so die Interpretation der Reaktion verfälschen können. Man kann diese Antikörper vor der Durchführung der Reaktion durch eine Absorption mit den entsprechenden Erythrozyten, die nicht mit Antigen beladen sind, entfernen.

Im Unterschied zur Agglutinationsreaktion erfassen die passiven Agglutinationen und insbesondere die passive Hämagglutination gleich gut Antikörper der Klassen IgM und IgG. Dies ist wahrscheinlich durch die größere Antigenmenge auf der Oberfläche und durch die entsprechende Vorbehandlung der Erythrozyten bedingt.

Im Vergleich zur Agglutination ist die Latexagglutination etwas sensitiver; die passive Hämagglutination dagegen ist etwa 10- bis 100fach empfindlicher als die Agglutination.

Der Ablauf einer passiven Hämagglutination ist schematisch in Abb. **15** dargestellt.

Neben den beschriebenen Formen der passiven Agglutinationsreaktionen gibt es eine Vielzahl weiterer Modifikationen dieser Verfahren. So können die Erythrozyten statt mit Antigen mit dem entsprechenden Antikörper beladen sein.

Das Antigen wird zunächst mit dem Patientenserum gemischt und anschließend mit den antikörperbeladenen Erythrozyten inkubiert. Enthält das Patientenserum Antikörper gegen das gesuchte Antigen, wird dies gebunden und kann daher die antikörperbeladenen Erythrozyten nicht mehr agglutinieren. Man spricht bei diesem Verfahren von *passiver Hämagglutinationshemmung*.

Statt Latexpartikeln können auch andere Trägermaterialien benutzt werden. Es gibt passive Agglutinationsverfahren mit Bentonit

Positive Reaktion

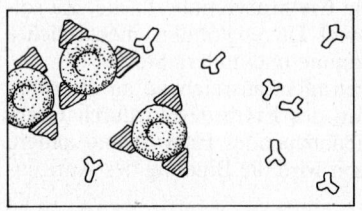 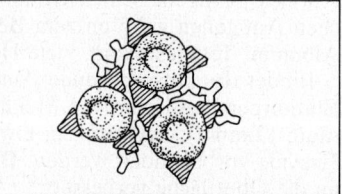

Erythrozyten mit gekoppeltem Antigen
+ Antikörper ──────▶ sichtbare Agglutination

Negative Reaktion

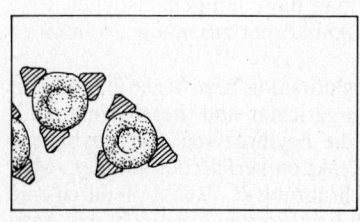 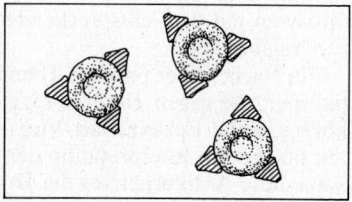

Erythrozyten mit gekoppeltem Antigen
+ keine Antikörper ──────▶ keine Agglutination

Abb. **15** Schema einer passiven Hämagglutination.

(Schlämmkreide), Holzkohle, Collodium und anderen Trägermaterialien.

Im englischen Sprachgebrauch werden die Träger als *„carrier"* bezeichnet, wobei auch das Wort *„beads"* für die Partikel benutzt wird.

Neben der technisch einfachen Agglutination macht man sich neuerdings antigenbeschichtete Partikel bei anderen Meßverfahren wie der Lichtstreuung (Turbidimetrie), zunutze. Diese Verfahren werden von den Herstellerfirmen zum Beispiel als PETINIA, PACIA oder QUELS bezeichnet, alles Abkürzungen des englischen Methodennamens.

Latexagglutination

Beispiel: Nachweis des Rheumafaktors

Reagenzien und Geräte

Phosphatgepufferte NaCl (PBS) (s. Agglutination)
γ-Globulin-beschichtete Latexpartikel in Suspension (fertig konfektioniert)

Positives Kontrollserum
Negatives Kontrollserum
Schwarze Testplatte zum Ablesen
Rührspatel zum Einmalgebrauch
Kolbenhubpipetten 100 µl und 500 µl
Wasserbad 56 °C
Kühlschrank
Wirbelmischer
Kapillaren zum Einmalgebrauch

Durchführung (Tab. 9)

1. Latexreagenz aus dem Kühlschrank nehmen und Raumtemperatur annehmen lassen.
2. Patientenserum für 30 min bei 56 °C inkubieren.
3. 100 µl Patientenserum mit 500 µl PBS mischen.
4. Je einen Tropfen positives Kontrollserum, negatives Kontrollserum und Patientenserum nebeneinander auf je ein Feld der Testplatte geben.
5. Neben jeden Serumtropfen je einen Tropfen gut gemischtes Latexreagenz geben, mit Rührstäbchen mischen.
6. Testplatte leicht rotierend für 2 min bewegen.
7. Auf Agglutination prüfen.
8. Ergebnisse protokollieren.

Tabelle **9** Flußdiagramm Latextest

Patientenserum inaktivieren
100 µl Patientenserum + 500 µl PBS mischen
Einen Tropfen Serum bzw. Kontrollen + Einen Tropfen Latexreagenz mischen
Während 2 Min. auf Agglutination prüfen

Erwartete Werte

Der Test kann nur ausgewertet werden, wenn das negative Kontrollserum keine Agglutination und das positive Kontrollserum eine deutliche Agglutination zeigen.

Findet sich beim Patientenserum eine Agglutination, enthält das Serum sog. Rheumafaktoren. Diese sollten anschließend noch halbquantitativ mit einer anderen Methoden gemessen werden.

Fehlermöglichkeiten

1. Lipämische Seren können nicht untersucht werden.
2. Plasmen (Heparin-, EDTA-, Citrat-) sollten nicht untersucht werden, da es zu einer unspezifischen Reaktion kommen kann.

Passive Hämagglutination

Beispiel: Nachweis von Antikörpern gegen Treponema pallidum – TPHA

Reagenzien und Geräte

Erythrozytensuspension mit Treponemen-Antigen beladen (muß gegebenenfalls noch vorher nach den Vorschriften des Herstellers aufgelöst werden)

Erythrozytensuspension ohne Antigen zur Kontrolle (muß gegebenenfalls noch vorher nach den Vorschriften des Herstellers aufgelöst werden)

Puffer mit Absorptionsmedium (fertig konfektioniert zu erhalten)

Positives Kontrollserum

Negatives Kontrollserum

Kolbenhubpipetten 25 µl, 100 µl

Mikrotiterplatten U-Form

Mikroverdünner 25 µl

Mikrotropfer 25 µl, 75 µl

Schüttler für Mikrotiterplatten

Wasserbad 56 °C

ggf. Ablesespiegel

Durchführung (Tab. 10)

1. Für jeden Patienten und für die Kontrollseren eine Reihe (quer) einer Mikrotiterplatte beschriften.

Tabelle **10**   Flußdiagramm TPHA

Patientenserum inaktivieren

25 µl Absorptionsmedium in Reihen 2–10 einer
Mikrotiterplatte, 100 µl in Reihe 1 geben

25 µl Serum oder Kontrolle in Vertiefung 1 einfüllen

Mit 25 µl von 1 bis 10 verdünnen

30 Min. bei Raumtemperatur inkubieren

Zu Reihen 3–10 je 75 µl sensibilisierte Erythrozyten geben
eine Vertiefung zusätzlich für Erythrozytenkontrolle

Zu Reihe 2 je 75 µl nicht sensibilisierte Erythrozyten geben
eine Vertiefung zusätzlich für Erythrozytenkontrolle

Über Nacht bei Raumtemperatur inkubieren

Agglutination ablesen

2. Patientenseren jeweils 30 min bei 56°C inkubieren.
3. In Vertiefungen 2−10 einer Reihe je 25 µl Absorptionsmedium einfüllen.
4. 100 µl Absorptionsmedium in Vertiefung 1 einfüllen.
5. 25 µl Patientenserum bzw. positives oder negatives Kontrollserum in Vertiefung 1 einfüllen.
6. Mit dem Mikroverdünner 25 µl von 1 nach 2 übertragen, mischen, 25 µl von 2 nach 3 übertragen, von dort nach 4, mischen usw. bis 10. 25 µl aus 10 verwerfen.
7. Zwei weitere Vertiefungen mit 25 µl Absorptionsmedium beschikken (für die Erythrozytenkontrolle) mit „S" (sensibilisiert) und „N" (nicht sensibilisiert) beschriften, Platte mischen.
8. 30 min bei Raumtemperatur inkubieren.
9. Zu den Reihen 3−10 jeweils 75 µl sensibilisierte Erythrozytensuspension geben, weitere 75 µl in Kontrolle „S".
10. Zur Reihe 2 jeweils 75 µl nichtsensibilisierte Erythrozytensuspension geben, weitere 75 µl in Kontrolle „N".
11. Platte mischen, über Nacht bei Raumtemperatur inkubieren.
12. Platte direkt oder über dem Spiegel auf Agglutination ablesen.

Hierbei werden folgende Agglutinationsstärken unterschieden:

4 oder +++ : vollständige „Zellmatte", Ränder zum Teil gekrumpelt;

3 oder ++ : „Zellmatte", die die Vertiefung nur teilweise bedeckt;

2 oder + : außen roter Ring, innen eine deutliche „Zellmatte",

1 oder ± : Erythrozytenring mit einem mehr oder minder großen Loch in der Mitte,

− : roter kompakter Erythrozytenknopf.

Erwartete Ergebnisse

Die Reaktion kann nur bewertet werden, wenn die Kontrollen „S" und „N" keine Agglutination zeigen.

Das negative Kontrollserum darf in keiner Vertiefung eine Agglutination zeigen.

Das positive Kontrollserum muß den vom Hersteller angegebenen Titer ± eine Titerstufe erreichen. Reihe 2 des positiven Kontrollserums darf keine Agglutination zeigen.

Das Patientenserum darf in Reihe 2 keine Agglutination zeigen.

Interpretation der Ergebnisse

Bei einer *positiven Reaktion* des Patientenserums sind Antikörper gegen Treponema pallidum nachweisbar. Die Spezifität der Reaktion muß durch einen weiteren Test (z. B. FTA-Absorptionstest) bestätigt werden.

Erythrozyten-
kontrolle "N"

Erythrozyten-
kontrolle "S"

Positivserum
= Zellmatte

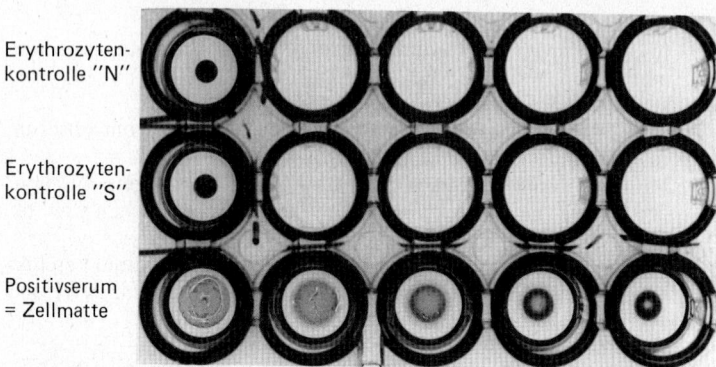

Abb. **16** Positive Reaktion beim TPHA.

Bei einer *fraglichen Reaktion* des Patientenserums muß gleichfalls durch Kontrolle mit einer weiteren Reaktion (z. B. FTA-Absorptionstest) das Ergebnis gesichert werden. Der TPHA-Test sollte bei fraglichen Ergebnissen wiederholt werden.

Fehlermöglichkeiten

1. Die Seren sollten vor der Untersuchung inaktiviert werden (30 min 56°C), weil sonst falsch positive Ergebnisse auftreten können.
2. Plasmen sollten nicht untersucht werden.
3. Kommt es zur Agglutination mit nichtsensibilisierten Erythrozyten (Reihe 3), kann der Test nicht ausgewertet werden. Das Serum sollte mit einer Suspension der im Test verwendeten Erythrozyten (meist Schaferythrozyten) absorbiert und dann erneut untersucht werden.
4. Sind die Mikrotiterplatten vor Gebrauch nicht eingepackt oder abgedeckt, kann es durch Schmutz zu falsch positiven Reaktionen kommen.

In Abb. **16** ist ein Ausschnitt einer Mikrotiterplatte mit einem positiven TPHA-Test abgebildet.

Anwendungsmöglichkeiten der passiven Agglutination

Latextests

Nachweis von Rheumafaktor, C-reaktivem Protein, IgM (qualitativ bei Neugeborenen), Pilzantikörpern, Schwangerschaftshormon, Bakterienantigenen u. a.

Passive Hämagglutination

Antikörper gegen Bakterien, Viren, Pilze, Parasiten u. a.

Komplementbindungsreaktion

Zweck der Untersuchung

Mit der Komplementbindungsreaktion (KBR) werden Antikörper im Serum von Patienten gegen Antigene von Viren, Bakterien, Pilzen und Parasiten nachgewiesen.

Die KBR ist eines der klassischen serologischen Verfahren und wurde wegen ihrer Empfindlichkeit lange als wichtigste serologische Reaktion angesehen. Mit der Einführung empfindlicherer Methoden, die zwischen IgM- und IgG-Antikörpern unterscheiden können, hat die Bedeutung der KBR abgenommen, obwohl sie nach wie vor für einige Fragestellungen die bevorzugte serologische Methode ist. Die Bezeichnungen der an der KBR beteiligten Reaktionspartner sind entsprechend den üblichen Gewohnheiten beibehalten worden, obwohl sie mitunter nur im historischen Zusammenhang erklärbar sind.

Prinzip

Während der Bindung vieler Antikörper mit den entsprechenden Antigenen wird das Komplementsystem aktiviert, und die Proteine des Komplementsystems werden verbraucht. Der Verbrauch der Komplementproteine dient bei der KBR als Meßgröße für die Menge der im Serum enthaltenen Antikörper (Abb. **17**).

Um den Komplementverbrauch sichtbar zu machen, wird die Eigenschaft des Komplementsystems benutzt, antikörperbeladene Erythrozyten aufzulösen. Die antikörperbeladenen Schaferythrozyten heißen bei der KBR *hämolysierendes System*, der Antikörper gegen Schaferythrozyten *Ambozeptor*.

Mit dem *Komplementvorversuch* wird die optimale Konzentration der Komplementquelle (meist Meerschweinchenserum) bestimmt.

Der *Ambozeptorvorversuch* dient zur Einstellung des hämolysierenden Systems.

Der *Antigenvorversuch* wird zur Feststellung der optimalen Antigenverdünnung gebraucht.

Bei der Messung von Patientenserum kommt es bei positiven Seren zu keiner Hämolyse (= Komplementverbrauch), bei negativen Seren kommt es zur Hämolyse (= kein Komplementverbrauch). Durch die Vielzahl der Reaktionsteilnehmer ist die KBR störanfällig. Eine der

Positive Reaktion

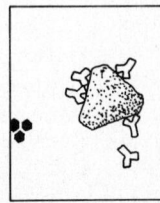 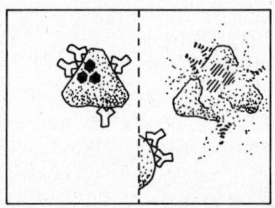 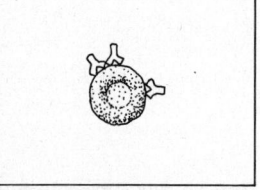

| Antigen +
Komplement +
Antikörper | = Bindung von
Komplement
und Antikörper | + Zugabe des
hämolysierenden
Systems | = keine Hämolyse der
Erythrozyten |

Negative Reaktion

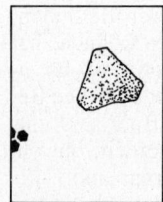 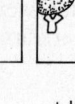 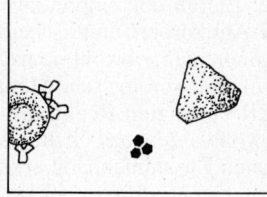 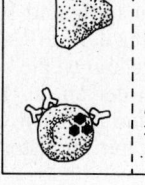 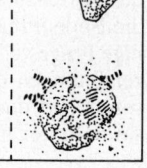

Antigen +
Komplement +
keine Antikörper   + hämolysierendes System   = Hämolyse der Erythrozyten

Abb. **17** Schema einer Komplementbindungsreaktion.

häufigsten Störungen ist der Komplementverbrauch durch das Serum ohne Zugabe von Antigen. Dieser Befund wird als *antikomplementäre* Eigenschaft des Serums oder *Eigenhemmung* bezeichnet.

Reagenzien und Geräte

Veronalpuffer: wird täglich frisch aus 200 ml Veronalstammlösung und 800 ml Gelatinelösung angesetzt. Der pH der fertigen Lösung sollte zwischen 7,3 und 7,4 liegen. Veronalpuffer (VP) ist auch konfektioniert als fertiger Puffer erhältlich.
Ansetzen der Veronalstammlösung: 83,0 g NaCl, 10,2 g Na-5,5-diäthylbarbiturat (Veronal), 1,02 g $MgCl_2 \times 6\ H_2O$, 0,22 g $CaCl_2 \times 2\ H_2O$ in Aqua bidest. lösen, 34,6 ml 1 n HCl hinzufügen und mit Aqua bidest. auf 2000 ml auffüllen. Anschließend

den pH der Lösung kontrollieren: 1,0 ml Stammlösung und 4,0 ml Aqua bidest. mischen, pH bestimmen, der zwischen 7,3 und 7,4 liegen sollte. Die Veronalstammlösung ist bei 4°C einen Monat haltbar.

Gelatinelösung: 1 g Gelatine in 100 ml Aqua bidest. durch Kochen lösen, abkühlen lassen, auf 800 ml Aqua bidest. auffüllen, pH der Lösung kontrollieren, der zwischen 7,3 und 7,4 liegen sollte (wenn nicht, mit neuem Aqua bidest. ansetzen und vorher den pH des Wassers überprüfen). Die Gelatinelösung ist bei 4°C eine Woche haltbar.

Erythrozyten: Schaferythrozytensuspension (käuflich erhältlich) dreimal mit kaltem VP waschen:
Waschvorgang: 5,0 ml Erythrozytensuspension 10 min bei 700×g zentrifugieren Überstand absaugen, mit 5,0 ml kaltem VP auffüllen, den Vorgang noch zweimal wiederholen.
Einstellung der Erythrozytensuspension:
2,8%ige Suspension: 1,4 ml Sediment (gewaschen) und 30 ml kalter VP (oder ein Mehrfaches der Menge bzw. Teile hiervon).
1,4%ige Suspension: 0,5 ml Sediment und 33 ml kalter VP (oder ein Mehrfaches der Menge bzw. Teile hiervon.)
Die Erythrozytensuspension ist bei 4°C zwei Tage haltbar.

Ambozeptor: (Kaninchenantiserum gegen Schaferythrozyten): Der Ambozeptor ist käuflich zu erhalten. Er ist in gelöster und lyophilisierter Form im Handel.
Das Antiserum wird entsprechend den Vorschriften des Herstellers gelagert bzw. aufgelöst. Die Verdünnung des Ambozeptors in VP wird im Ambozeptorvorversuch (s. dort) festgestellt. Das hämolysierende System (Erythrozyten und Ambozeptorverdünnung) wird jeweils unmittelbar vor Gebrauch hergestellt.

Komplement: Meistens Meerschweinchenserum, das entweder selbst gewonnen wird oder zu kaufen ist. Das Serum muß bei −40°C gelagert werden. Kurz vor Gebrauch wird das Serum im Kühlschrank aufgetaut und mit kaltem VP verdünnt. Das Verdünnungsverhältnis von VP und Meerschweinchenserum wird im Komplementvorversuch (s. dort) ermittelt.
Wenn das Meerschweinchenserum als Komplement-

quelle selbst hergestellt wird, muß es vor seinem Gebrauch auf das Fehlen von Antikörpern gegen das untersuchte Antigen geprüft werden. So kann z. B. das Meerschweinchenserum Antikörper gegen Mykoplasmen enthalten, die beim Einsatz in der KBR beim Patientenserum unter Umständen nicht vorhandene Antikörper vortäuschen und somit zu einer falsch positiven Reaktion führen.

Antigene: Fast alle Antigene für die KBR sind käuflich erhältlich. Sie werden entweder als Lösung oder lyophilisiert angeboten. Nach dem Auftauen bzw. dem Auflösen entsprechend den Vorschriften des Herstellers werden die Antigene mit kaltem VP verdünnt. Das Verdünnungsverhältnis der Antigene wird im Antigenvorversuch (s. dort) ermittelt. Lagerung und Haltbarkeit der Antigene werden vom Hersteller angegeben.

Kontrollantigene: Bei der Verwendung von Virusantigen in der KBR müssen sog. Kontrollantigene parallel mit den Virusantigenen untersucht werden. Kontrollantigene werden aus Zellkulturmaterial gewonnen, in dem sich kein Virusantigen befindet. Bei der Herstellung der Virusantigene aus Zellkulturen werden immer auch Teile der zur Kultur benutzten Zellen mit gereinigt. Es kann daher sein, daß das untersuchte Patientenserum Antikörper gegen diese Zellen und nicht gegen Virusantigen enthält. Lagerung und Handhabung der Kontrollantigene sind mit den Virusantigenen identisch.

Kontrollseren: Für jedes untersuchte Antigen sind entsprechende positive und negative Kontrollseren erhältlich, die bei jedem Ansatz der KBR mit untersucht werden müssen. Die angegebene Serumverdünnung des positiven Kontrollserums (= Titer) sollte in jedem Ansatz mit einer Abweichung von ± einer Titerstufe erreicht werden (Beispiel: angegebene Serumverdünnung 1:80; erlaubter Bereich: 1:40 bis 1:160).

Geräte

Kühlschrank +4°C
Gefrierschrank −40°C
Zentrifuge mit Einsätzen für Röhrchen und Einsätzen für Mikrotiterplatten, regelbar von 500 rpm−4000 rpm
Wasserbäder 37°C und 56°C

Sicherheitspipetten als Vollpipetten 1,0 ml, 2,0 ml, 5,0 ml
Sicherheitspipetten als Meßpipetten 1,0 ml, 5,0 ml, 10,0 ml
Kolbenhubpipetten 25 µl, 50 µl, 100 µl, 200 µl, 500 µl, 1000 µl
Mikroverdünner 25 µl und 50 µl
Mikrotropfer 25 µl und 50 µl
Schüttler für Mikrotiterplatten
Mikrotiterplatten mit U-Boden
Plastikröhrchen 13×70 mm
Erlenmeyer-Kolben
Meßkolben
Wirbelmischer

Vorversuche

1. Ambozeptorvorversuch (Tab. 11)

1. 0,1 ml Ambozeptor mit 9,9 ml kaltem VP mischen.
2. 10 Röhrchen 13×70 mm aufstellen und wie folgt beschriften:
   1:200, 1:400, 1:800, 1:1600, 1:3200, 1:6400, 1:12800, 1:25600,
   1:51200, Kontrolle.
3. In jedes Röhrchen 0,5 ml (500 µl) kalten VP geben.
4. In Röhrchen „1:200" 0,5 ml Ambozeptorverdünnung geben, mischen.
5. Eine Reihenverdünnung des Ambozeptors mit jeweils 0,5 ml anlegen, 0,5 ml aus dem Röhrchen „1:51200" verwerfen.
6. Zu allen Röhrchen 1,0 ml kalten VP geben, mischen.
7. Komplement (Meerschweinchenserum) 1:30 mit kaltem VP verdünnen (z. B. 0,5 ml Komplement und 14,5 ml VP).
8. In jedes Röhrchen 1,0 ml Komplementverdünnung geben.
9. Eine 2,8%ige Erythrozytensuspension herstellen (z. B. 0,7 ml Erythrozytensediment und 15 ml VP).
10. In jedes Röhrchen 0,5 ml Erythrozytensuspension geben, mischen.
11. 45 min bei 37°C im Wasserbad inkubieren.
12. Alle Röhrchen 10 min bei 3000×g zentrifugieren.
13. Hämolysegrad mit dem Auge ablesen (die Verdünnung mit kompletter Hämolyse ohne Erythrozytenknopf am Boden feststellen).
14. *Berechnung*: Das letzte Röhrchen mit kompletter Hämolyse enthält eine Ambozeptoreinheit. Für die Herstellung des hämolysierenden Systems werden 4–5 Ambozeptoreinheiten benutzt.
    Beispiel: komplette Hämolyse bei 1:25600 = eine Ambozeptoreinheit;
    Gebrauchsverdünnung enthält fünf Ambozeptoreinheiten: (1:25600):5 = ca. 1:5000.
    Ergebnis: Der Ambozeptor muß zum Gebrauch 1:5000 verdünnt werden).

Tabelle **11**　Flußdiagramm Ambozeptorvorversuch

100 µl Ambozeptor und 9,9 ml kalten VP mischen

Verdünnungsreihe:

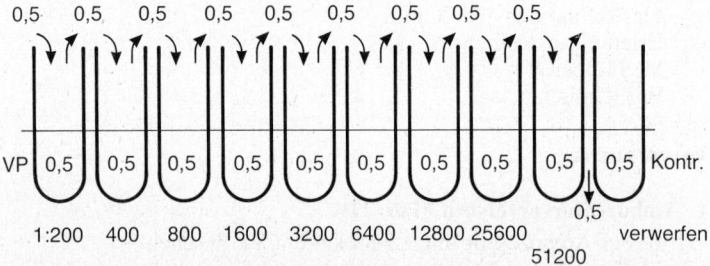

+ 1,0 ml kalter VP

+ 0,5 ml 2,8% Erythrozytensuspension, mischen

60 min. bei 37 °C inkubieren

10 min. bei 3000 × g zentrifugieren

Hämolyse mit dem Auge ablesen, Röhrchen „Kontr." darf keine Hämolyse zeigen. Letztes Röhrchen mit kompletter Hämolyse feststellen.

Letztes Röhrchen Verdünnung × 5 = Gebrauchsverdünnung (Beispiel: Komplette Hämolyse 1:25 600, Gebrauchsverdünnung 1:5000)

Tabelle **12** Flußdiagramm Komplementvorversuch

Verdünnungsreihe:

Verdünnung:

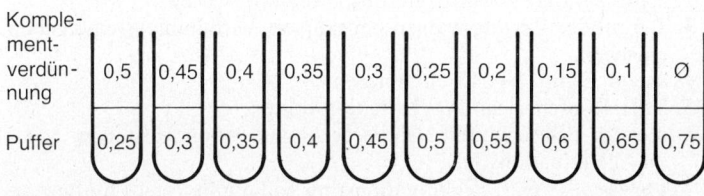

	1:30	1:33	1:38	1:43	1:50	1:60	1:75	1:100	1:150	Kontr.
Komplement- verdünnung	0,5	0,45	0,4	0,35	0,3	0,25	0,2	0,15	0,1	Ø
Puffer	0,25	0,3	0,35	0,4	0,45	0,5	0,55	0,6	0,65	0,75

+ 250 μl Antigenverdünnung, mischen

60 min. bei 37 °C inkubieren

+ 500 μl Hämolysierendes System, mischen

60 min. bei 37 °C inkubieren

10 min. bei 3000 × g zentrifugieren
letztes Röhrchen mit kompletter Hämolyse ablesen

Gebrauchsverdünnung: Eine Verdünnungsstufe vor kompletter Hämolyse × 2
(Beispiel: Hämolyse bei 1:60; Gebrauchsverdünnung 1:50 × 2 = 1:25).

Das Röhrchen „Kontrolle" darf keine Hämolyse zeigen, ansonsten muß der ganze Versuch wiederholt werden.

2. Kontrolle des Ambozeptor-Agglutinationstiters

1. Die gleiche Verdünnungsreihe wie oben beschrieben anlegen (also Schritte 1−6 wiederholen).
2. Eine 2,8%ige Erythrozytensuspension herstellen.
3. 0,5 ml der Erythrozytensuspension zur Verdünnungsreihe geben, mischen.
4. Bei 4°C für 18−24 h inkubieren.
5. Alle Röhrchen auf Agglutination prüfen.
6. Letztes Röhrchen mit sichtbarer Agglutination feststellen = Agglutinationstiter.
7. *Bewertung*: Der Agglutinationstiter sollte mindestens fünfmal geringer sein als die Gebrauchsverdünnung des Ambozeptors, sonst kann die ganze Charge des Ambozeptors nicht benutzt werden.
   Beispiel von vorn: Ambozeptorgebrauchsverdünnung 1:5 000;
   Ergebnis des Agglutinintiters: 1:200;
   Ergebnis: Ambozeptor kann benutzt werden.

3. Komplementvorversuch (Tab. 12)

1. 100 µl kaltes Meerschweinchenserum (Komplementquelle) mit 2,9 ml kaltem VP mischen (Anfangsverdünnung 1:30).
2. Zehn Röhrchen 13×70 mm aufstellen und wie folgt beschriften: 1:30, 1:33, 1:38, 1:43, 1:50, 1:60, 1:75, 1:100, 1:150, Kontrolle.
3. Nach folgendem Schema pipettieren:

Röhrchen	Komplementverdünnung	kalter VP
1: 30	0,50 ml	0,25 ml
1: 33	0,45 ml	0,30 ml
1: 38	0,40 ml	0,35 ml
1: 43	0,35 ml	0,40 ml
1: 50	0,30 ml	0,45 ml
1: 60	0,25 ml	0,50 ml
1: 75	0,20 ml	0,55 ml
1:100	0,15 ml	0,60 ml
1:150	0,10 ml	0,65 ml
Kontrolle	0 ml	0,75 ml

4. Zu allen Röhrchen 0,25 ml Antigenverdünnung geben (Verdünnung nach den Angaben des Antigenherstellers).
5. Alle Röhrchen 60 min bei 37°C inkubieren.
6. Hämolysierendes System herstellen: 4,0 ml 2,8%ige Erythrozy-

tensuspension mit 4,0 ml Ambozeptorverdünnung mischen; 15 min bei 37°C inkubieren.

7. 0,5 ml hämolysierendes System zu allen Röhrchen der Komplementverdünnungsreihe geben, mischen.
8. 60 min im Wasserbad bei 37°C inkubieren.
9. 10 min bei 3000×g zentrifugieren.
10. Letztes Röhrchen mit kompletter Hämolyse ablesen.
11. *Bewertung*: Gebrauchsverdünnung des Komplements: Eine Verdünnungsstufe vor dem letzten Röhrchen mit kompletter Hämolyse×2.

> *Beispiel*: komplette Hämolyse bei 1:60, Gebrauchsverdünnung also 1:50×2 = 1:25.

4. Antigenvorversuch (Tab. 13)

Der Antigenvorversuch dient zur Messung der optimalen Antigenkonzentration in Gegenwart eines positiven Kontrollserums. Dieses Verfahren wird auch als Schachbrett-Titration (engl: checkerboard titration) bezeichnet.

1. 0,2 ml positives Kontrollserum mit 0,8 ml VP verdünnen, mischen.
2. 30 min im Wasserbad bei 56°C inkubieren.
3. Vom positiven Kontrollserum folgende Verdünnungen anlegen: 1:5 (ist bereits vorhanden, s. Verdünnung Punkt 1), 1:10, 1:20, 1:40, 1:80, 1:160; 1:320; 1:640; 1:1280.
4. Vom Antigen jeweils folgende Verdünnungen herstellen: 1:2; 1:4; 1:8; 1:16; 1:64.
5. Wie auf dem Schaubild dargestellt (Tab. 13) in jede senkrechte Reihe 25 µl Antiserumverdünnung und in jede waagerechte Reihe jeweils 25 µl Antigenverdünnung mit dem Tropfer einfüllen.
   Für jede Antiserumverdünnung und jede Antigenverdünnung eine entsprechende Kontrolle einfüllen (d. h. beim Antigen ohne Antiserum und beim Antiserum ohne Antigen).
   In eine Vertiefung 50 µl VP geben (Komplementkontrolle),
   in eine weitere Vertiefung 75 µl VP geben (Kontrolle des hämolysierenden Systems).
6. 5,0 ml Komplementverdünnung mit kaltem VP herstellen (Verdünnung entsprechend dem Ergebnis des Komplementvorversuchs) und bei 4°C halten.
7. In jede Vertiefung mit Ausnahme der Kontrolle des hämolysierenden Systems jeweils 50 µl Komplementverdünnung geben, mischen.
8. Platten abdecken.
9. 18–24 h bei 4°C inkubieren.
10. 5,0 ml hämolysierendes System entsprechend den Ergebnissen der

Tabelle **13**   Flußdiagramm Antigenvorversuch

Herstellen einer Antigenverdünnungsreihe in VP (AG) 1:2; 1:4; 1:8; 1:16; 1:32; 1:64

Herstellen einer Antiserumverdünnungsreihe in VP (AS) 1:5; 1:10; 1:20; 1:40; 1:80; 1:160; 1:320; 1:640; 1:1280

In Mikrotiterplatte je 25 μl einfüllen:

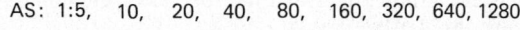

AS: 1:5, 10, 20, 40, 80, 160, 320, 640, 1280

AG:

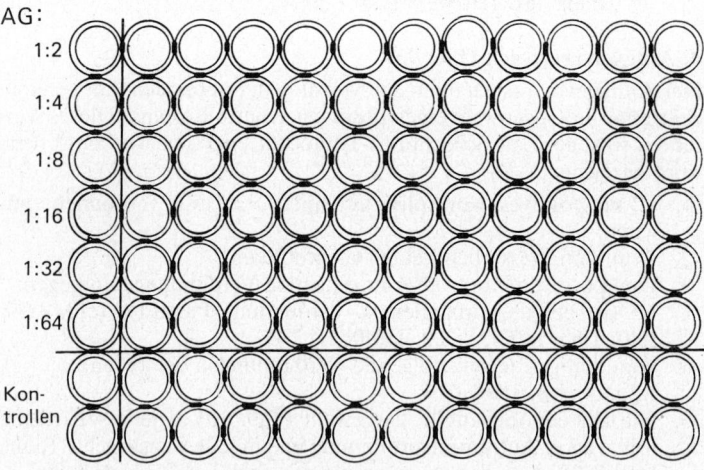

1:2
1:4
1:8
1:16
1:32
1:64
Kontrollen

Je 50 μl Komplementverdünnung zugeben, mischen (außer Vertiefung für Kontrolle des hämolysierenden Systems)

18-24 h bei +4°C inkubieren

in alle Vertiefungen je 25 μl hämolysierendes System geben

30 min. bei 37°C inkubieren

3 min. bei 300 x g zentrifugieren

Hämolysegrad visuell ablesen

Vorversuche herstellen (= 2,5 ml 2,8% Erythrozytensuspension und 2,5 ml Ambozeptorverdünnung), 15 min bei 37°C inkubieren.

11. 25 µl des hämolysierenden Systems in jede Vertiefung der Mikrotiterplatte füllen, mischen.

12. Platten abdecken und 30 min bei 37°C inkubieren.

13. Platten 3 min bei 300×g zentrifugieren.

14. Hämolysegrad der einzelnen Verdünnungen visuell ablesen.

Zunächst erfolgt die Funktionskontrolle des Systems:
Das Antiserum darf keine antikomplementäre Wirkung zeigen,
die Komplementkontrolle muß vollständige Lysis zeigen,
die Kontrolle des hämolysierenden Systems darf keine Lysis aufweisen.

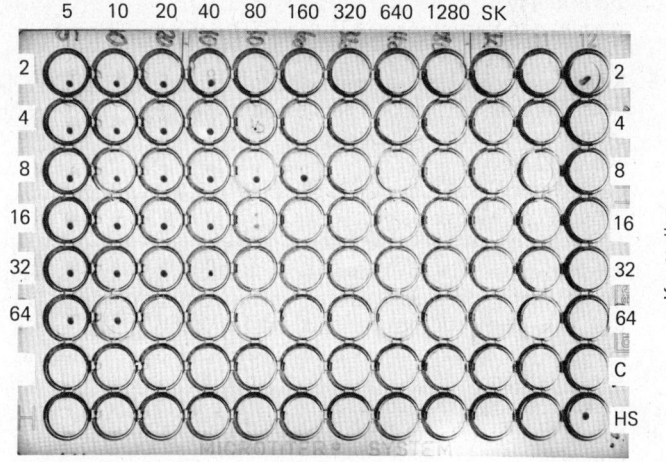

Abb. **18** Beispiel eines Antigenvorversuchs.
HS = Kontr. hämolysierendes System: keine Hämolyse
C = Komplementkontrolle: Hämolyse
SK = Serumkontrollen: Hämolyse
Antigenkontrollen: keine Hämolyse bei 1:2, sonst Hämolyse

Die Kontrollen des hämolysierenden Systems, die Komplementkontrolle und die Serumkontrollen zeigen die richtige Reaktion. Das eingesetzte Antigen wirkt in der Verdünnung 1:2 antikomplementär. Der höchste Titer (Verdünnungsstufe) des eingesetzten Positivserums wird bei einer Antigenverdünnung von 1:8 erreicht, also wird diese Verdünnung für alle weiteren Ansätze mit dieser Charge bei gleicher Komplementquelle und gleichem hämolytischem System eingesetzt. Abgelesener Titer bei Antigenverdünnung 1:8 = 1:160.

Bewertung: Die Gebrauchsverdünnung des Antigens wird nach der Verdünnung gewählt, die mit dem positiven Kontrollserum die höchste Konzentration ergibt, im dargestellten *Beispiel* also 1:8 (Abb. **18**).

Untersuchung unbekannter Serumproben (Tab. 14)
(früher auch als Hauptversuch bezeichnet)

1. 100 µl Patientenserum mit 900 µl VP mischen.
2. 100 µl positives und negatives Kontrollserum bzw. Patientenserum mit 900 µl VP mischen.
3. Alle Kontrollen bzw. Serumproben 30 min bei 56 °C im Wasserbad inkubieren.
4. Antigenverdünnung herstellen: entsprechend dem Ergebnis der Vorversuche die benötigte Menge Antigen mit VP verdünnen.
   Berechnung:
   Anzahl der Vertiefungen×25 µl : 1 000 + 0,5 ml Überschuß
   = benötigte Menge in ml.
5. Komplementverdünnung mit kaltem VP herstellen: entsprechend den Ergebnissen des Komplementvorversuchs die benötigte Menge mit kaltem VP mischen.
   Berechnung:
   Anzahl der Vertiefungen×50 µl : 1 000 + 1,0 ml Überschuß
   = benötigte Menge in ml.
6. In die Reihen B−H einer Mikrotiterplatte je 25 µl kalten VP mit Tropfer einfüllen. Zwei zusätzliche Vertiefungen mit je 25 µl VP für die Antigenkontrolle, 2 zusätzliche Vertiefungen mit 25 µl für die Komplementkontrolle und 2 zusätzliche Vertiefungen mit 50 µl für die Kontrolle des hämolysierenden Systems füllen.
7. In die Reihen A, B und H (letztere ist die Serumkontrolle) je 25 µl inaktiviertes Serum geben.
8. Serum mit Mikroverdünnern zwischen den Reihen B und F verdünnen.
9. In die Reihen A−F und in die Antigenkontrolle jeweils 25 µl Antigenverdünnung geben.
10. In alle Vertiefungen außer den Kontrollen des hämolysierenden Systems 50 µl Komplementverdünnung eintropfen, mischen.
11. Platten 18−24 h bei 4 °C inkubieren.
12. Platten aus dem Kühlschrank nehmen und während der Vorbereitung des hämolysierenden Systems Raumtemperatur annehmen lassen.
13. Hämolysierendes System nach den Ergebnissen des Ambozeptorvorversuchs herstellen: gleiche Mengen 2,8%iger Erythrozytensuspension und Ambozeptorverdünnung miteinander mischen.

Tabelle **14** Flußdiagramm Komplementbindungsreaktion

---

100 µl Serum und 400 µl VP mischen

30 min bei 56 °C inkubieren

In Reihen B-H einer Mikrotiterplatte je 25 µl VP eintropfen

In die Vertiefung A, B und H je 25 µl Serumverdünnung einfüllen

Zwischen Reihen B−F mit Mikroverdünnern Verdünnungsreihe herstellen

25 µl Antigenverdünnung einfüllen (außer Serumkontrolle = Reihe H)

50 µl Komplementverdünnung einfüllen (außer Kontrolle
des hämolysierenden Systems)

Mischen und 18−24 h bei 4 °C inkubieren

Hämolysierendes System herstellen

25 µl hämolysierendes System einfüllen

30 min bei 37 °C inkubieren

3 min bei 300×g zentrifugieren

Kontrollen ablesen, Titer des unbekannten Serums feststellen (größte Verdünnung mit deutlich sichtbarem Erythrozytenknopf)

Berechnung der benötigten Menge:
Anzahl der Vertiefungen×25 µl : 1 000 + 1,0 ml Überschuß
= benötigte Menge in ml.

14. Hämolysierendes System 15 min bei 37 °C inkubieren, danach erneut mischen.

15. In alle Vertiefungen der Mikrotiterplatte jeweils 25 µl hämolysierendes System eintropfen.

16. Platte mischen und 30 min bei 37 °C inkubieren.

17. Platte 3 min bei 300×g zentrifugieren.

18. Hämolysegrad visuell, am besten auf einem Spiegel, ablesen
(Abb. **19**).
Zunächst *Funktionskontrolle* des Systems:
die Komplementkontrolle muß volle Lysis zeigen,
die Kontrolle des hämolysierenden Systems darf keine Lysis zeigen,
die Antigenkontrolle und die Serumkontrolle muß volle Lysis zeigen. Ergibt sich bei der Serumkontrolle keine volle Lysis, sind im
Serum antikomplementäre Eigenschaften nachweisbar.
Titer des unbekannten Serums und der Positiv- und Negativkontrollen ablesen: die jeweils höchsten Serumverdünnungen mit

Komplementkontrolle

Kontrolle HS

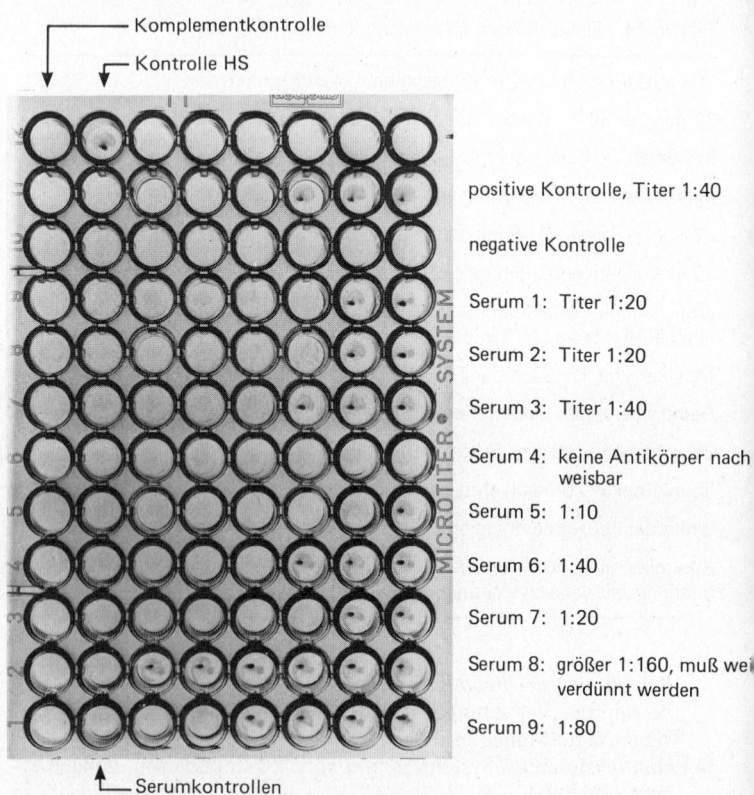

positive Kontrolle, Titer 1:40

negative Kontrolle

Serum 1: Titer 1:20

Serum 2: Titer 1:20

Serum 3: Titer 1:40

Serum 4: keine Antikörper nach weisbar

Serum 5: 1:10

Serum 6: 1:40

Serum 7: 1:20

Serum 8: größer 1:160, muß wei verdünnt werden

Serum 9: 1:80

Serumkontrollen

Abb. **19** Komplementbindungsreaktion. Ablesung der Ergebnisse.

noch deutlich sichtbarem Erythrozytenknopf werden als positiv bewertet.

19. Ergebnisse dokumentieren.

Interpretation der Werte

Es wird diejenige Serumverdünnung als Titer des Patientenserums angegeben, die noch eine deutlich positive Reaktion erkennen läßt.
Beispiel:
Antikörper gegen Masernvirus mit der KBR nachweisbar, Titer 1:20.
Ein Titeranstieg um vier Titerstufen aus zwei im Abstand von 1−2 Wochen entnommenen Serumproben gilt als Hinweis auf eine kürzliche Infektion.

Gleichfalls kann ein sehr hoher Antikörpertiter einen Hinweis auf eine kürzliche Infektion darstellen. (Einzelheiten siehe bei den Anwendungen in der Labordiagnostik.)

Fehlermöglichkeiten

Wegen der Vielzahl der Reaktionsteilnehmer bei der KBR sind eine Reihe von Fehlern und Störungen der Methode möglich:

1. *Antikomplementäre Eigenschaften des Serums*:
   Zeigt die Serumkontrolle eine positive Reaktion (keine Hämolyse), so enthält das Serum Bestandteile, die das Komplementsystem ohne Zugabe von Antigen verbrauchen. Die antikomplementären Eigenschaften (= Eigenhemmung) des Serums müssen auf dem Befund vermerkt werden. Die Reaktion zum Nachweis der Antikörper kann nicht interpretiert werden. Eine antikomplementäre Reaktion des Serums kann zum Beispiel auf zirkulierende Immunkomplexe hinweisen.
   Antikomplementäre Eigenschaften des Serums sind auch zu beobachten, wenn die Immunglobuline zum Teil oder vollständig aggregiert sind. Dies kann z. B.auftreten, wenn die Antikörper zum spezifischen IgM-Nachweis mit einer Gelfiltration (s. Kapitel „Trennung von Immunglobulinen") aufgetrennt worden sind.
   Antikomplementäre Eigenschaften des Serums können auch nach der Gabe bestimmter Arzneimittel (z. B. Dextrane) gefunden werden.
2. *Empfindlichkeit gegen Änderungen des pH-Wertes*
   Die KBR ist sehr empfindlich gegen Änderungen des pH:
   bei Werten unterhalb von 7,0 oder oberhalb von 7,8 können Spontanhämolyse oder eine Hemmung der Reaktion auftreten. Der pH-Wert des VP sollte daher vor jedem Gebrauch geprüft werden.
3. *KBR kann nicht im Plasma durchgeführt werden*
   Das Komplementsystem benötigt zu seiner Aktivierung verschiedene Ionen (siehe Komplementsystem), so z. B. Ca^{2+} und Mg^{2+}. Mit der KBR können daher keine Plasmen untersucht werden, deren Ca^{2+}-Gehalt verringert wurde (durch Citrat oder EDTA). Die Proteine des Gerinnungssystems können gleichfalls die Reaktion stören, so daß auch kein Heparinatplasma untersucht werden kann.
4. *Staubfreie Lagerung der Mikrotiterplatten*
   Die benutzten Mikrotiterplatten sollten bis kurz vor Gebrauch staubfrei gelagert werden; kleine Verunreinigungen können Hämolyse verursachen.
5. *Überprüfung von Tropfern und Verdünnern*
   Die Volumenaufnahme und -abgabe der Tropfer und Verdünner sollte nach den Angaben des Herstellers regelmäßig überprüft werden.

6. *Auftauen und Verdünnen des Meerschweinchenserums*
   Das als Komplementquelle benutzte Serum (Meerschweinchenserum) darf erst kurz vor Gebrauch aufgetaut werden und muß mit
   kaltem VP verdünnt werden, weil sonst ein Verbrauch der Proteine des Komplementsystems auftritt.

7. *Verfallsdatum der Erythrozytensuspension*
   Die Erythrozytensuspension darf nur bis zu dem auf den Fläsch-
   chen aufgedruckten Verfallsdatum benutzt werden, da es sonst zu
   Spontanhämolyse kommen kann.

8. *Vorhandensein von agglutinierenden Antikörpern gegen Schaferythrozyten*
   Sind im Patientenserum agglutinierende Antikörper gegen Schaferythrozyten enthalten (z. B. bei infektiöser Mononukleose),
   kommt es zu einer Agglutination der Serumkontrolle (also keine
   Hämolyse).
   In diesem Fall müssen die im Patientenserum enthaltenen Antikörper zunächst mit Schaferythrozyten absorbiert werden:
   Hierzu gibt man 200 μl Serum und 200 μl 10%ige Schaferythrozytensuspension zusammen, mischt, inkubiert 60 min bei 37°C und
   anschließend 18 h bei 4°C, zentrifugiert 10 min bei 3000×g und
   setzt den Überstand in der KBR ein.
   Die Verdünnung des Überstands wird dann mit 1:2,5 begonnen,
   die Serumverdünnung wie üblich inaktiviert und in der KBR benutzt. Kommt es erneut zur Agglutination, muß die Absorption
   unter Umständen wiederholt werden.

Anwendungen der KBR

Messung von Antikörpern gegen Virusantigene

Adenoviren	Herpesviren	ECHO-Viren
Varizella-Zoster-Viren	Zytomegalieviren	FSME-Viren
Respiratory-syncytial-Viren	Masernviren	Mumpsviren
Rötelnviren	Influenzaviren	Coxsackie-Viren
Polioviren	Rotaviren	LCM-Viren

Messung von Antikörpern gegen bakterielle Antigene

Brucellen	Leptospiren
Mykoplasmen	Treponemen
Chlamydien	

Messung von Antikörpern gegen Pilzantigene

Candida	Aspergillus	Histoplasma
Blastomyces	Cryptococcus	Coccidioides

Messung von Antikörpern gegen parasitäre Antigene

Leishmanien   Toxoplasmen

Die Bewertung der KBR als diagnostisches Verfahren ist bei den einzelnen Anwendungen angegeben.

Präzipitationsreaktionen, Immundiffusion, Immunelektrophorese, Immunfixation, Nephelometrie

Zweck der Untersuchungen

Alle *Präzipitationsreaktionen* beruhen darauf, daß Antigene und Antikörper bei ihrer Reaktion in einer Lösung Präzipitate (lat.: praecipitare = hinabsinken), also sichtbare Niederschläge, bilden. Diese Präzipitate können in einem halbfesten Medium (Agargel) direkt visuell beurteilt werden.

Auf diesem Prinzip basieren unterschiedliche Methoden. Die *radiale Immundiffusion* dient zur Messung von Proteinen (z. B. von Immunglobulinen, Albumin, Komplementkomponenten, Transferrin usw.) in Körperflüssigkeiten. Die *Doppeldiffusion* nach Ouchterlony und die *Überwanderungselektrophorese* zum Nachweis von Antikörpern gegen virale und bakterielle Antigene gehören gleichfalls zu den Präzipitationsreaktionen. Zum Nachweis von monoklonalen Antikörpern in Patientenseren wird die *Immunelektrophorese* und *Immunfixation* verwendet, gleichfalls beides Präzipitationsreaktionen.

Die Bildung von Präzipitaten kann aber nicht nur visuell mit dem Auge, sondern auch mit dem Photometer verfolgt werden. Diese Messung von Präzipitationsreaktionen bezeichnet man als *Nephelometrie* (griech.: nephele = Nebel) oder *Turbidimetrie* (lat.: turbidus = trübe). Mit beiden Methoden kann die Konzentration von Proteinen (z. B. Immunglobulinen, Albumin, Komplementfaktoren, Transportproteinen), aber auch von Medikamenten und Hormonen in Körperflüssigkeiten bestimmt werden. Durch die schnelle Meßmethodik (weniger als 10 min) der Nephelometrie und Turbidimetrie wird dieses Verfahren in den letzten Jahren zunehmend im klinischen Labor genutzt.

Prinzip der Präzipitation im Gel (radiale Immundiffusion und Doppeldiffusion)

Seit mehr als 40 Jahren benutzt man halbfeste Gele wie Agar- oder Agarosegel zum Nachweis von Präzipitationsreaktionen. Agar und Agarose sind Algenprodukte, die in der Mikrobiologie als Nährmedium und in der chinesischen Küche viel verwendet werden. Gele haben gegenüber Flüssigkeiten den Vorteil, daß die Präzipitate stabil sind, eine bestimmte Form haben und gegenüber äußeren Einflüssen relativ unempfindlich sind.

Positive Reaktion

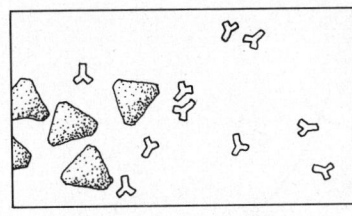 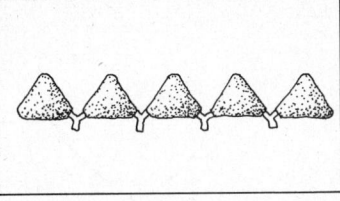

Antigen   +   Antikörper
wandern im Gel aufeinander zu

und bilden eine
Präzipitatlinie

Negative Reaktion

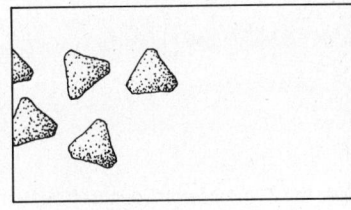 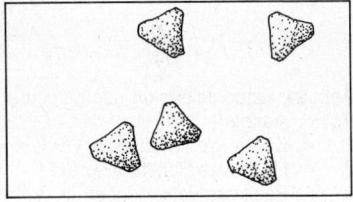

Antigen   +   kein Antikörper
wandert ins Gel

und kann keine
Präzipitationslinie bilden

Abb. **20** Schema einer Präzipitationsreaktion im Gel.

Das gelöste Antigen wird in ein kleines Loch in Gel eingefüllt, der gelöste Antikörper in ein weiteres Loch in einigem Abstand. Beide gelösten Substanzen, Antigen und Antikörper, diffundieren nun kreisförmig um die jeweilige Einfüllstelle in das Gel hinein. An der Stelle, wo beide sich treffen, entsteht, je nach der Konzentration von Antigen und Antikörper, ein mehr oder minder deutliches Präzipitat. (Abb. **20**).

Dieses Präzipitat kann entweder direkt visuell beurteilt oder angefärbt werden. Das entstandene Präzipitat hat die Form einer leicht gebogenen Linie, weshalb es auch als *Präzipitationslinie* bezeichnet wird. Um Antigen zu sparen, benutzt man meist die in Abb. **21** dargestellte Anordnung. Hierbei kann es vorkommen, daß sich gegen das Antigen mehrere unterschiedliche Präzipitationslinien ausbilden. Wie in Abb. **21** zu sehen, können Präzipitationslinien von zwei antikörperhaltigen Seren miteinander verschmelzen. Dies beweist, daß die nachgewiesenen Antikörper die gleiche Spezifität haben. Verschmelzen die

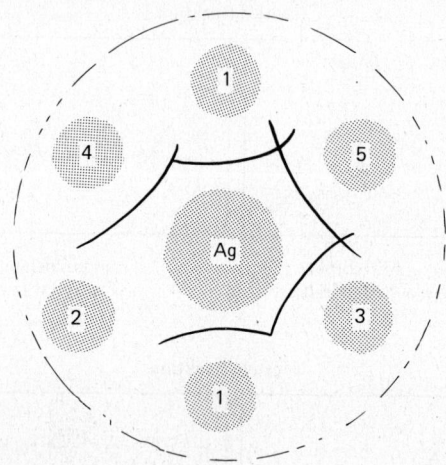

Abb. **21** Doppeldiffusion nach Ouchterlony.
Ag = Antigen
1   = Kontrollserum in zwei Vertiefungen
2   = Negatives Patientenserum
3   = Positives Patientenserum, Antikörper mit Kontrollserum identisch (Verschmelzen der Linien)
4   = Positives Patientenserum, Antikörper mit Kontrollserum teilweise identisch (Spornbildung)
5   = Positives Patientenserum, Antikörper mit Kontrollserum nicht identisch (Überkreuzen der Linien).

Präzipitatlinien nicht, sind die Antikörper gegen unterschiedliche Immunogene gerichtet.

Die *Doppeldiffusion*, die zu Ehren eines schwedischen Immunologen als Ouchterlony-Technik bezeichnet wird, kann also nicht nur Antigen-Antikörper-Reaktionen nachweisen, sie erlaubt beim Vergleich zweier Antikörper gegen dasselbe Antigen gleichzeitig eine Aussage über die Spezifität der Antikörper.

Um die Empfindlichkeit dieser Methode zu steigern, die im Vergleich zu Agglutinationsreaktionen oder der Komplementbindungsreaktion etwa um den Faktor 100 geringer ist, kann man zwischen den beiden Löchern im Gel, in die Antigen und Antikörper eingefüllt werden, eine elektrische Spannung anlegen. Antigen und Antikörper diffundieren nun bei Wahl des richtigen pH-Werts nicht mehr ringförmig in das Gel hinein, sondern aufeinander zu. An der Stelle, wo sich beide treffen, entsteht wiederum eine Präzipitationslinie. Diese Modifikation der Doppeldiffusion wird als *Überwanderungselektrophorese* be-

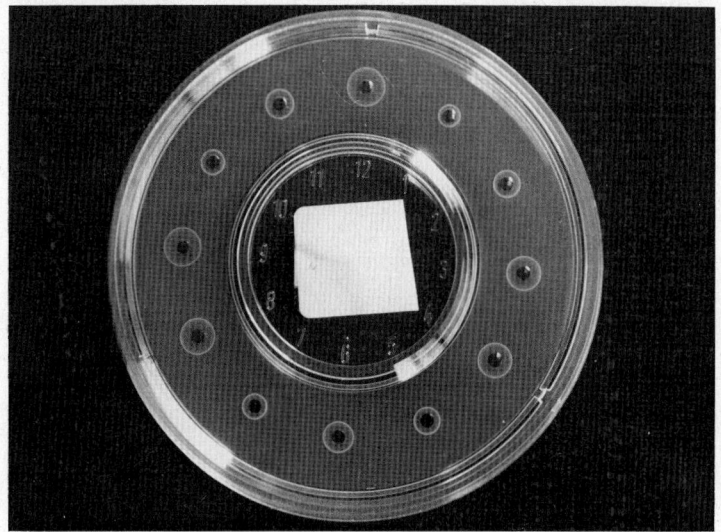

Abb. **22** Radiale Immundiffusion nach Mancini.
Vertiefungen 1−3:   Standardseren mit drei Konzentrationen
Vertiefungen 4−5:   Kontrollseren
Vertiefungen 6−12: Patientenseren

zeichnet, weil beide Substanzen gegeneinander im elektrischen Feld
wandern.

Eine für die Praxis wichtige Modifikation der Doppeldiffusion besteht darin, den Antikörper im Gel gleichmäßig zu lösen. Wird nun in
ein entsprechendes Loch im Gel das Antigen eingefüllt, entsteht bei
der Diffusion des Antigens ein Präzipitationskreis um die Einfüllstelle
herum. Eine entsprechende Gelplatte ist in Abb. **22** dargestellt. Der
Präzipitationskreis ist um so größer, je mehr Antigen eingefüllt wurde,
und um so kleiner, je weniger Antigen benutzt wurde. Aus dem
Durchmesser des Präzipitationskreises kann also im Vergleich zu Standardlösungen mit bekannten Antigenkonzentrationen die Konzentration einer unbekannten Probe bestimmt werden. Diese Methode nennt
man *radiale Immundiffusion*, weil der Radius der Präzipitationskreise
gemessen wird, oder aber zu Ehren eines amerikanischen Immunologen *Mancini-Technik*.

Der Nachteil der radialen Immundiffusion wie auch der Doppeldiffusion ist der relativ große Zeitaufwand der Methoden. Beide Verfahren brauchen etwa 24−48 h, bis die Präzipitatlinien bzw. die entstandenen Präzipitationskreise abgelesen werden können. Um dies zu be-

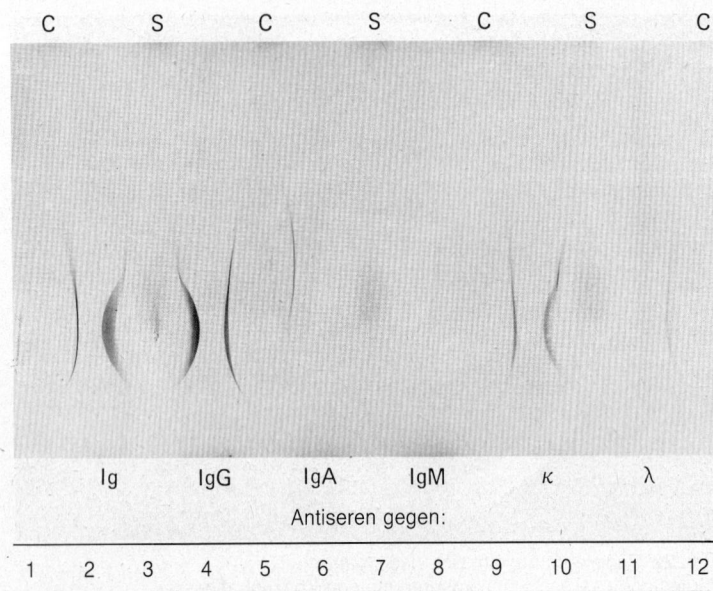

| C | S | C | S | C | S | C |

Ig   IgG   IgA   IgM κ λ

Antiseren gegen:

1   2   3   4   5   6   7   8   9   10   11   12

1: Normale Bande ohne Napf- oder Knickbildung
2: Starke Napfbildung und Knick der Bande
3: Starke Napfbildung und Knick der Bande
4: Normale Bande
5: Normale Bande
6: Keine Bande (zu geringe IgA-Konzentration)
7: Keine Bande (zu geringe IgM-Konzentration)
8: Schwach sichtbare normale Bande
9: Normale Bande
10: Napfbildung und Knick in der Bande
11: Keine Bande (zu geringe Konzentration der lambda-Ketten)
12: Normale Bande

Befund Serum „C": In der Immunelektrophorese kein Paraprotein nachweisbar
Befund Serum „S": In der Immunelektrophorese Nachweis eines IgG-kappa-Paraproteins

Abb. 23 Immunelektrophorese

schleunigen, hat man, genau wie bei der Doppeldiffusion, versucht, eine elektrische Spannung an das antikörperhaltige Gel anzulegen. Hierdurch entstehen vor dem Antigenloch Präzipitatzonen, die wie Raketen aussehen. Deswegen wird diese Art der Präzipitation im Gel auch als *Rocket*-(engl.: Rakete)*Elektrophorese* oder zu Ehren ihres Erstbeschreibers als *Laurell-Elektrophorese* bezeichnet.

Prinzip der Immunelektrophorese und Immunfixation

Die *Immunelektrophorese* (IEP abgekürzt) ist eine Verbindung von Serumproteinelektrophorese (s. Lehrbücher der klinischen Chemie) und Präzipitationsreaktionen im Gel. Zunächst werden die im Serum enthaltenen Proteine in einem elektrischen Feld aufgrund ihrer verschiedenen Ladungen voneinander getrennt. Anschließend wird quer dazu ein Antiserum gegen menschliche Eiweiße in eine Rinne eingefüllt. Entweder nimmt man ein Antiserum gegen Humanproteine, also gegen alle menschlichen Eiweiße gerichtet, oder spezifische Antiseren gegen IgG, IgA und IgM bzw. gegen die leichten Ketten $\varkappa$ und λ.

Das Antiserum und die getrennten Proteine wandern wie in der Doppeldiffusion aufeinander zu. An der Stelle, wo sie sich treffen, bilden sich Präzipitationslinien. Das Bild der Immunelektrophorese eines normalen menschlichen Serums ist in Abb. **23** dargestellt. Die Immunelektrophorese wird in der Diagnostik eingesetzt, um monoklonale Paraproteine, wie sie bei Tumoren von B-Lymphozyten (Plasmazytom) auftreten können, nachzuweisen. Bei diesen Fällen findet sich in der Immunelektrophorese eine geknickte oder deformierte Präzipitationslinie. Eine entsprechende Immunelektrophorese eines Serums mit einem monoklonalen Paraprotein im Vergleich zu einem normalen Serum ist in Abb. **23** wiedergegeben.

Genau wie die Immunelektrophorese dient auch die *Immunfixation* (abgekürzt IFE = Immunfixationselektrophorese) ausschließlich zum Nachweis oder zum Ausschluß monoklonaler Paraproteine. Im Unterschied zur Immunelektrophorese wird das entsprechende Antiserum aber nicht in eine Rinne neben die elektrophoretisch aufgetrennten Serumproteine gegeben, sondern direkt auf die Proteine geschichtet. Hierdurch entstehen Präzipitationslinien, die aber bei richtiger Durchführung der Immunfixation nur dann sichtbar werden, wenn im Serum ein monoklonales Protein vorhanden ist. Die Immunfixation hat im Vergleich zur Immunelektrophorese eine höhere Empfindlichkeit und ist wesentlich schneller und technisch einfacher durchzuführen. Paraproteine müssen aber in jedem Fall durch beide Methoden gesichert werden.

Das Ergebnis einer Immunfixation mit einem monoklonalen Paraprotein ist in Abb. **24** dargestellt.

Prinzip der Nephelometrie und Turbidimetrie

Die Menge eines Präzipitats, das während einer Reaktion zwischen gelöstem Antigen und gelöstem Antikörper entsteht, kann nicht nur visuell beurteilt, sondern auch photometrisch gemessen werden.

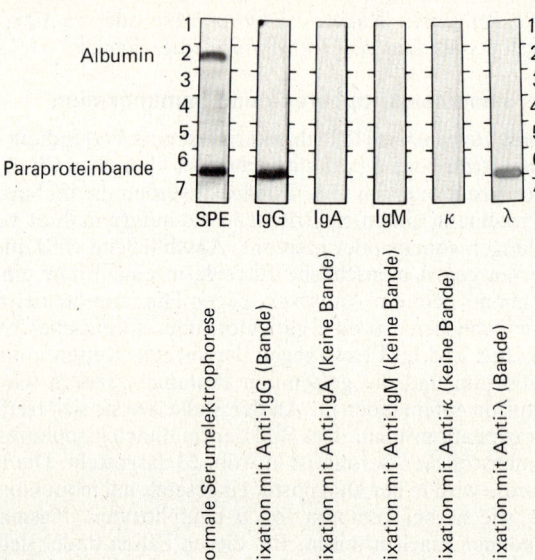

Abb. **24** Immunfixation eines Serums mit einem monoklonalen Paraprotein. Das nachgewiesene Paraprotein gehört zur Klasse IgG λ.

Die Grundlage für die Auswertung dieser Messungen legte 1935 ein Immunologe namens Heidelberger. Er fand heraus, daß bei konstantem Antikörpergehalt einer Lösung das gebildete Präzipitat immer größer wurde, je mehr Antigen der Lösung zugesetzt wurde. Dies war aber nicht endlos der Fall. Ab einer bestimmten Antigenkonzentration nahm sogar das gebildete Präzipitat wieder ab. Man kann diese Wechselwirkung zwischen Präzipitatgröße einerseits und Antigen-Antikörper-Konzentration andererseits in Form einer Kurve aufzeichnen.

Wie aus Abb. **25**. erkenntlich, hat diese Kurve die Form einer Parabel. Die Kurve wird zu Ehren ihres Erstbeschreibers auch als Heidelberger-Kurve bezeichnet. Die Bildung des Präzipitats im Antikörperüberschuß kann photometrisch gemessen werden, da Antigen-Antikörper-Komplexe je nach ihrer Größe und ihrer Menge einen Lichtstrahl ablenken (Streuung, im Englischen auch als „scatter" bezeichnet). Mißt man nun kontinuierlich während der Bildung eines Antigen-Antikörper-Komplexes die Veränderung der Streuung, kann man je nach der Geschwindigkeit, mit der der Prozeß stattfindet, auf die Konzentration des Antigens in der untersuchten Probe schließen.

Auf der Basis dieses Meßverfahrens sind eine Reihe von Geräten gebaut worden, die sehr schnell und zuverlässig die Konzentration von Proteinen, Medikamenten und Hormonen in menschlichen Körperflüssigkeiten bestimmen können.

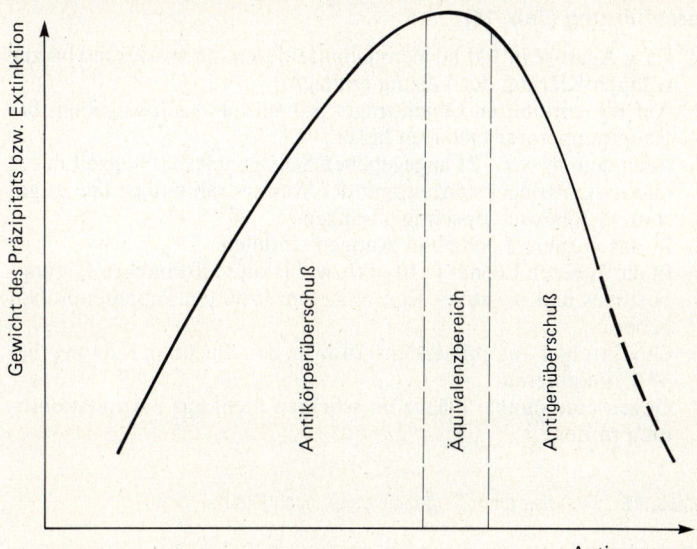

Abb. **25** Schematische Beziehung zwischen Antigenmenge und meßbarem Präzipitat (Kurve nach Heidelberger und Kendall).

Doppeldiffusion nach Ouchterlony

Reagenzien und Geräte

Veronalpuffer: 9,75 g Na-Diäthylbarbiturat (Veronal), 6,47 g Na-Acetat in 60,0 ml 0,1 n HCl lösen und mit Aqua bidest. auf 1 000 ml auffüllen.

Antigenlösung
Positives und negatives Kontrollserum
Agarose, reinst
Objektträger (entfettet, ggf. vor Gebrauch nochmals mit Alkohol entfetten)
Stanze für die Auftragslöcher
Wasserbad 100 °C
Wasserstrahlpumpe
Glaspipetten 10 ml
Kolbenhubpipetten 10 µl und 50 µl
Feuchte Kammer
Brutschrank 37 °C

Durchführung (Tab. 15)

1. 1,5 g Agarose in 100 ml Veronalpuffer lösen, im Wasserbad bis zur völligen Klärung der Lösung erhitzen.
2. Auf die entfetteten Objektträger 3,0 ml der Agarose geben, bei Raumtemperatur erstarren lassen.
3. Nach dem in Abb. **21** angegebenen Schema mit der Stanze Löcher in das Agarosegel stanzen; mit der Wasserstrahlpumpe die ausgestanzte Agarose vorsichtig absaugen.
4. In das mittlere Loch 50 µl Antigen einfüllen.
5. In die äußeren Löcher je 10 µl (bzw. bis zur vollständigen Füllung) positives und negatives Kontrollserum bzw. die Patientenproben geben.
6. Objektträger für mindestens 24 h in der feuchten Kammer bei 37 °C inkubieren.
7. Gegen eine dunkle Fläche im schrägen Licht auf Präzipitationslinien prüfen.

Tabelle **15**   Flußdiagramm Doppeldiffusion nach Ouchterlony

Agarosebeschichtete Objektträger herstellen und Vertiefungen ausstanzen

50 µl Antigen in das mittlere Loch einfüllen

10 µl Kontrollen oder Patientenseren in die äußeren Löcher einfüllen

1–2 Tage in feuchter Kammer inkubieren

Auf Präzipitationslinien untersuchen

Erwartete Ergebnisse

Das positive Kontrollserum muß eine deutlich sichtbare Linie bilden, das negative Kontrollserum darf kein sichtbares Präzipitat bilden.

Finden sich beim untersuchten Serum eine oder mehrere Präzipitatlinien, ist der untersuchte Antikörper nachweisbar. Hierbei sind im Vergleich zur verwendeten positiven Kontrolle folgende Präzipitatformen möglich (Abb. **21**):

a) Die Präzipitate gehen ineinander über und verschmelzen vollständig: Das Antiserum ist mit der Kontrollprobe identisch.
b) Die Präzipitatlinien überkreuzen sich: Die antigenen Determinanten des Patientenserums und des Kontrollserums sind nicht identisch, werden aber beide vom Antigen erkannt.
c) Die Präzipitatlinien gehen zum Teil ineinander über, bilden aber einen sogenannten Sporn: Es besteht eine teilweise Identität zwischen den Determinanten des Patientenserums und der Kontrollprobe.

Fehlermöglichkeiten

1. Der pH-Wert der Pufferlösung muß auf die jeweilige Fragestellung abgestellt sein, sonst ergeben sich keine Präzipitatlinien.
2. Alle Seren und Antiseren dürfen nur in die ausgestanzten Löcher gefüllt werden, übergelaufene Seren können zu falschen Ergebnissen führen. Ein ausreichender Füllstand der Löcher ist dann erreicht, wenn der Flüssigkeitsspiegel im Loch mit dem Agarosegel verschwimmt.
3. Stark lipämische Seren können nicht untersucht werden, weil sich Niederschläge im Gel bilden können, die keiner Antigen-Antikörper-Reaktion entsprechen.

Radiale Immundiffusion (RID): Mancini-Technik

Reagenzien und Geräte

Agarplatte mit Antiserum und vorgestanzten Löchern (konfektioniert erhältlich)
Phosphatgepufferte 0,85%ige NaCl-Lösung (PBS) (s. Agglutination)
Standardlösungen mit bekannten Konzentrationen
Kontrollproben mit bekannten Konzentrationen
Kolbenhubpipetten 10 µl (oder ein anderes Volumen nach Vorschrift des Herstellers)
Meßlupe oder Meßlineal zum Ausmessen der Präzipitatringe

Durchführung (Tab. 16)

1. Antikörperhaltige Platten Raumtemperatur annehmen lassen.
2. In die ersten Löcher der Platte je 10 µl der Standardlösungen einfüllen.
3. In die weiteren Löcher der Platte je 10 µl Serum bzw. Kontrollen einfüllen (das Patientenserum muß je nach Bestimmung vorher mit PBS verdünnt werden).

Tabelle **16**   Flußdiagramm Radiale Immundiffusion

10 µl Standards, Kontrollen oder Patientenseren in die jeweiligen Vertiefungen einfüllen
24−72 h bei Raumtemperatur inkubieren
Durchmesser der Präzipitate ablesen
Mit den Quadraten der Durchmesser eine Standardkurve anlegen und Konzentration der Seren ermitteln

4. Je nach Vorschrift 24−72 Stunden bei Raumtemperatur inkubieren.
5. Präzipitatdurchmesser der Standards ablesen.
6. Durchmesser quadrieren, eine Standardkurve anlegen:
   Abszisse: Konzentration der Standards,
   Ordinate: Quadrat der Präzipitatdurchmesser (die Kurve sollte eine Gerade sein).
7. Durchmesser der Präzipitatringe von Kontrollproben und unbekannten Seren ablesen.
8. Ergebnisse quadrieren, die Konzentration der Kontrollen und der Patientenproben in der Standardkurve ablesen.

Erwartete Werte

Die ermittelten Konzentrationen der Kontrollproben müssen innerhalb des vorgegebenen Bereichs liegen, ansonsten muß die Bestimmung wiederholt werden.

Je nach Art der Untersuchung finden sich in Serum, Liquor oder Urin unterschiedliche Konzentrationen des gesuchten Stoffes.

Fehlermöglichkeiten

1. Die eingefüllte Menge von Standards, Kontrollproben und Patientenseren muß absolut identisch sein. Wegen der geringen Volumina müssen die Kolbenhubpipetten häufiger überprüft werden.
2. Ist der Präzipitatdurchmesser einer Serumprobe größer als der höchste Standard, sollte die Probe verdünnt werden.
3. Bei sehr hohen Konzentrationen des gesuchten Stoffes (z. B. bei Patienten mit monoklonalen Paraproteinen) können die Präzipitatringe nach Ablauf der Inkubationszeit schlecht sichtbar sein. Die Probe sollte erneut verdünnt angesetzt werden.
4. Lipämische Seren können zu nicht auswertbaren Niederschlägen führen und sollten nicht untersucht werden.
5. Standards, Kontrollproben und Seren dürfen nur in und nicht neben die vorgestanzten Löcher eingefüllt werden.

Anwendungen

Bestimmungen von vielen Plasmaproteinen (IgG, IgA, IgM, Transferrin, C3, C4, Coeruloplasmin, Haptoglobin, α_2-Makroglobulin usw.).
Bestimmung von IgG, IgM, Albumin und anderen Proteinen im Liquor.
Bestimmung von Albumin, Myoglobin und anderen Proteinen im Urin.

Nephelometrie:
Bestimmung des C-reaktiven Proteins (CRP)

Reagenzien und Geräte

Antiserum gegen CRP für die Nephelometrie
CRP-Standards mit bekannten Konzentrationen
Puffer (konfektioniert erhältlich)
CRP-Kontrollproben mit bekanntem Gehalt
Kolbenhubpipetten 50 µl und 1 000 µl
Photometer mit Filter 340 nm oder 334 nm
Küvetten mit Temperierung 25 °C
Rührstäbchen zum Einmalgebrauch

Durchführung (Tab. 17)

1. CRP-Antiserum nach der Vorschrift des Herstellers verdünnen (z. B. 1:20).
2. Pro Standard, Kontrollprobe oder Patientenserum werden zwei Küvetten benötigt:
   In Küvette 1 pipettieren (25 °C):
   50 µl Standard, Kontrolle oder Probe,
   1 000 µl CRP Antiserum, mit Rührstäbchen mischen.
   In Küvette 2 pipettieren (25 °C):
   50 µl Standard, Serum oder Probe,
   1 000 µl Puffer, mit Rührstäbchen mischen.
3. 30 min in der Küvette inkubieren.

Tabelle **17**   Flußdiagramm Nephelometrie

CRP – Antiserum nach Vorschrift verdünnen
In eine Küvette (25 °C) einfüllen: 50 µl Standards, Kontrollen oder Seren 1000 µl Antiserum
In zweite Küvette (25 °C) einfüllen: 50 µl Standards, Kontrollen oder Seren 1000 µl Puffer
Mischen und 30 Min. inkubieren
Extinktionen bei 340 nm ablesen, Extinktion Küvette 2 von Küvette 1 abziehen
Standardkurve anlegen, Konzentration ermitteln

4. Extinktionen der Küvette 1 und 2 von jedem Standard, Kontrolle und Probe ermitteln, Extinktion der Küvette 2 (Leerwert) von der Extinktion der Küvette 1 abziehen.
5. Standardkurve zeichnen. Abszisse: Konzentration der Standards, Ordinate: Extinktionsdifferenzen.
6. CRP-Konzentration der Kontrollen und der unbekannten Proben aus der Standardkurve ermitteln.

Erwartete Werte

Die Bestimmung kann nur ausgewertet werden, wenn die Ergebnisse für die Kontrollproben (eine mit niedriger, eine mit hoher CRP-Konzentration) im angegebenen Bereich liegen.

Normbereich

Erwachsene im Serum: bis 10 mg/l.

Fehlermöglichkeiten

1. Stark lipämische und hämolytische Seren können nicht untersucht werden.
2. Die Inkubationszeit muß für alle Standards, Kontrollen und Proben identisch sein, so daß ein festes Pipettierschema eingehalten werden sollte.
3. Zeigen die unbekannten Seren eine höhere Extinktionsdifferenz als der höchste Standard, muß das Serum 1:5 mit PBS verdünnt werden.
4. Plasma kann nicht untersucht werden.

Anwendungen der Nephelometrie

Wie bei RID, zusätzlich: Medikamente, CRP, Rheumafaktor, Hormone, Gifte (wie Morphine).

Neutralisationsreaktionen

Zweck der Untersuchung

Neutralisationsreaktionen machen Antigen-Antikörper-Reaktionen dadurch sichtbar, daß bestimmte Eigenschaften des untersuchten Antigens neutralisiert = aufgehoben werden.

Diese Eigenschaft des Antigens kann zum Beispiel seine *Giftigkeit* sein. Durch einen *Toxinneutralisationstest* weist man Antikörper gegen Tetanustoxin (Gift des Wundstarrkrampfbakteriums) oder Botulismustoxin (Clostridium botulinum = Erreger einer Lebensmittelvergiftung: Botulismus) nach. Gleiches gilt für Antikörper gegen Diphtherietoxin.

Während die obengenannten Untersuchungen mit Versuchstieren durchgeführt werden müssen, können Neutralisationsreaktionen auch im Reagenzglas (in vitro von lat.: vitrum = Glas, im Gegensatz zu in vivo von lat.: vivere = leben) nachgewiesen werden. So kann man Antikörper gegen ein Produkt von Streptokokken (Streptolysin O), das Erythrozyten auflöst, dadurch messen, daß man die neutralisierenden Eigenschaften der Antikörper bestimmt *(Antistreptolysintiter)*.

Neutralisationsreaktionen sind ferner in der Virologie von Bedeutung. Einerseits dienen diese Reaktionen zum Messen von Antikörpern in Patientenseren mit Hilfe bereits vorhandener Gewebekulturen, andererseits werden unbekannte Virusproben aus Patientenmaterial durch Neutralisationstests identifiziert. Diese Neutralisationsreaktionen sind hochspezifisch und sehr empfindlich, benötigen aber viel technischen Aufwand und Zeit.

Prinzip der Untersuchung (Abb. 26)

Zunächst wird die Serumprobe, die auf neutralisierende Antikörper untersucht werden soll, mit dem entsprechenden Antigen (z. B. Streptolysin O) inkubiert. Eine bekannt positive Probe (Standard) und eine negative Probe werden jeweils mit untersucht. Anschließend wird in einer Verdünnungsreihe festgestellt, inwieweit das Serum die Eigenschaften des Antigens, z. B. die Fähigkeit, Erythrozyten aufzulösen, neutralisiert hat. Der Titer des Serums wird entweder als Serumverdünnung oder im Vergleich zu einem Kontrollserum in Einheiten (U = Units oder IE = Internationale Einheiten) pro ml angegeben.

Positive Reaktion

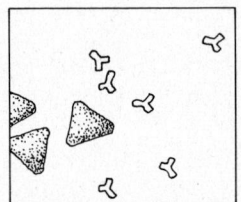 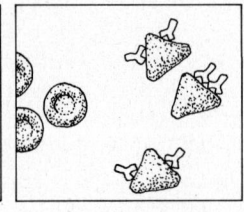 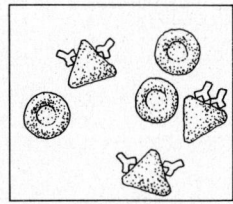

Streptolysin 0 + Antikörper   + Erythrozyten   = keine Hämolyse,
                                                    Streptolysin 0 ist
                                                    neutralisiert

Negative Reaktion

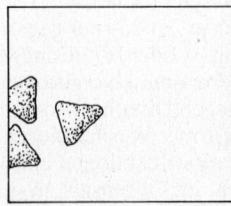 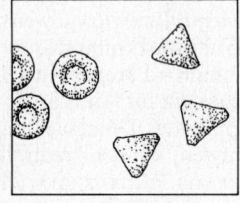 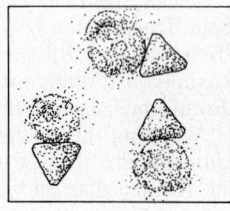

Streptolysin 0 + keine Antikörper   + Erythrozyten   = Hämolyse

Abb. **26** Schema einer Neutralisationsreaktion.

Aufgrund der einfachen technischen Durchführung ist der Neutralisationstest eines der ältesten serologischen Verfahren. Weiter haben Neutralisationstests den Vorteil, daß sie meist denjenigen Effekt messen, der auch im Organismus erreicht werden soll (Toxinneutralisation). Wegen dieser Eigenschaft werden Neutralisationstests vielfach bei der Prüfung von Impfstoffen und Immunseren benutzt.

Bestimmung des Antistreptolysintiters

Reagenzien und Geräte

Phosphatgepufferte 0,85%ige NaCl-Lösung (PBS)
Streptolysin-O-Reagenz, reduziert, gefriergetrocknet (lyophilisiert)
Standard-Antiserum (10 U/ml)
Kontrollserum mit bekanntem Gehalt an Antistreptolysin O
Kaninchenerythrozyten
Aqua bidest.

Tabelle **18**   Flußdiagramm Antistreptolysinbestimmung

Seren inaktivieren

Von den Seren eine Verdünnung 1:50 und eine Verdünnung 1:75 anlegen

Vom Standard eine Verdünnung 1,5 U/ml und 1,0 U/ml anlegen

In Reihen 3−11 der Platte je 50 µl PBS geben

100 µl Serumverdünnung 1:50 bzw. 1,5 U/ml
   des Standards in Vertiefung 1 geben, 100 µl Serum in Vertiefung 12

100 µl Serumverdünnung 1:75 bzw. 1,0 U/ml
   des Standards in Vertiefung 2 geben

Verdünnungsreihen von Standards und Seren mit je 50 µl anlegen:
   von 1 nach 3 nach 5 nach 7 usw.
   von 2 nach 4 nach 6 nach 8 usw.

In Reihen 1−11 je 50 µl Streptolysin 0 geben

30 min bei 37 °C inkubieren

In alle Vertiefungen je 25 µl 5% Kaninchenerythrozyten geben,
   ebenso in die Erythrozyten- und Streptolysinkontrolle

45 min bei 37 °C inkubieren

2 min bei 1000×g zentrifugieren, Hämolyse ablesen

Mikrotiterplatte U-Form
Mikroverdünner 50 µl
Mikrotropfer 25 µl und 50 µl
Kolbenhubpipetten 50 µl, 100 µl, 200 µl und 300 µl
Meßpipetten (Sicherheitspipetten) 2 ml und 10 ml
Röhrchen und Ständer
Wasserbad 56°C
Brutschrank 37°C
Zentrifuge mit Einsätzen für Mikrotiterplatten
Wirbelmischer
Wasserstrahlpumpe
Schüttler für Mikrotiterplatten

Durchführung (Tab. 18)

1. Patientenserum 30 min bei 56°C inaktivieren.
2. Kaninchenerythrozyten dreimal mit PBS waschen (je 5 min bei 1500×g zentrifugieren, Überstand absaugen) und eine 5%ige Suspension in PBS herstellen (z. B. 9,5 ml Puffer und 0,5 ml Sediment).

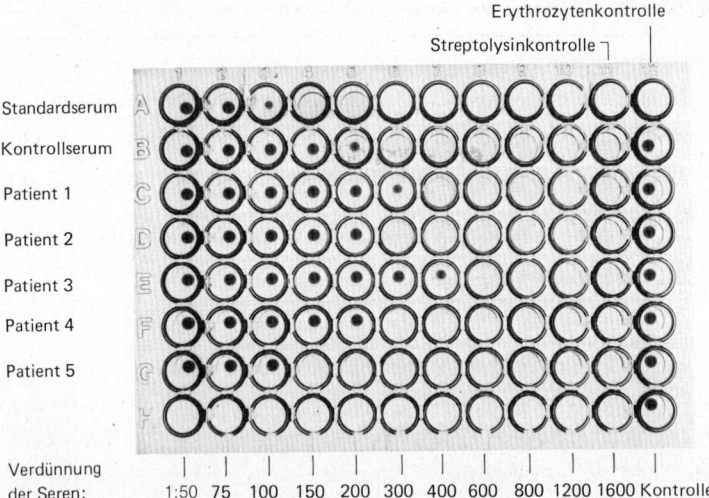

Abb. **27** Messung des Antistreptolysintiters.
Konzentration des Standards: 1,5; 1,0; 0,75; 0,5; 0,375 U/ml.

3. Streptolysin-O-Reagenz nach den Vorschriften des Herstellers auflösen.
4. 100 µl Patientenserum und 4,9 ml PBS in ein Röhrchen geben, mischen (Verdünnung 1:50).
5. 100 µl Patientenserum und 7,4 ml PBS in ein Röhrchen geben, mischen (Verdünnung 1:75).
6. 300 µl Standardserum und 1,7 ml PBS in ein Röhrchen geben, mischen (= Verdünnung 1,5 U/ml); in ein zweites Röhrchen 200 µl Standardserum und 1,8 ml PBS geben, mischen (= Verdünnung 1,0 U/ml).
7. In eine Reihe einer Mikrotiterplatte für das Standardserum in Vertiefung 3−6 je 50 µl PBS geben.
8. Für jedes Patientenserum in eine Reihe der Mikrotiterplatte in Vertiefungen 3−11 je 50 µl PBS geben.
9. In Vertiefung 1 und 12 je 100 µl Verdünnung 1:50 des Patientenserums geben.
10. 100 µl der Verdünnung 1:75 des Patientenserums in Vertiefung 2 geben.
11. 100 µl der Standardverdünnung 1,5 U/ml in Vertiefung 1 der Standardreihe, 100 µl der Verdünnung 1,0 U/ml in Vertiefung 2 der Standardreihe geben.

Tabelle **19**   Ablesung des Antistreptolysintiters.
Titer in U/ml entsprechend dem Standardserum

		Beginnende Hämolyse des Standardserums bei:				
		1,5	1,0	0,75	0,50	0,375 U/ml
	1	75	50	40	25	20
	2	110	75	55	40	30
	3	150	100	75	50	40
	4	225	150	110	75	55
Beginnende Hämolyse des Serums bei Vertiefung Nr.:	5	300	200	150	100	75
	6	450	300	225	150	110
	7	600	400	300	200	150
	8	900	600	450	300	225
	9	1200	800	600	400	300
	10	1800	1200	900	600	450
	11	2400	1600	1200	800	600

12. Verdünnungsreihen mit je 50 µl mit Mikroverdünnern anlegen.
Vertiefungen mit geraden Zahlen und Vertiefungen mit ungeraden
Zahlen getrennt voneinander verdünnen:
Patientenseren: 50 µl von 1 in 3, in 5, in 7, in 9, in 11, dann 50 µl
verwerfen; 50 µl von 2 in 4, in 6, in 8, in 10, dann 50 µl verwerfen.
Standardseren: 50 µl von 1 in 3, in 5, dann 50 µl verwerfen, 50 µl
von 2 in 4, in 6, dann 50 µl verwerfen.

13. In eine weitere Vertiefung 100 µl PBS für die Erythrozytenkontrolle, in eine andere 50 µl PBS für die Streptolysinkontrolle geben. In alle Vertiefungen außer Reihe 12 (Serumkontrolle) und
Erythrozytenkontrolle jeweils 50 µl frisch gelöstes Streptolysin O
geben.

14. Platte mischen und 30 min im Brutschrank bei 37 °C inkubieren.

15. In alle Vertiefungen 25 µl Erythrozytensuspension geben, mischen
und 45 min bei 37 °C im Brutschrank inkubieren.

16. Platte herausnehmen und 2 min bei 1 000×g zentrifugieren.

17. Beginnende Hämolyse in den Vertiefungen ablesen, protokollieren (Abb. **27**; Tab. **19**).

Erwartete Werte

Die Reaktion kann nur beurteilt werden, wenn folgende Bedingungen
erfüllt sind:
– Die Erythrozytenkontrolle darf keine Hämolyse zeigen,
– die Streptolysinkontrolle muß vollständige Hämolyse zeigen (kein
Erythrozytenknopf),

– das Kontrollserum muß seinen angegebenen Titer erreichen ± eine Verdünnungsstufe,
– die Serumkontrolle darf keine Hämolyse zeigen.
Die Menge des im Serum vorhandenen Antistreptolysin O wird im Vergleich zum Standardserum abgelesen (Tab. **19**). Die Konzentration des Antikörpers wird in U/ml angegeben.

Normbereich

Der Antistreptolysintiter ist altersabhängig, bei Kindern finden sich niedrigere Titer. Bei gesunden Erwachsenen gilt eine Antikörperkonzentration von weniger als 200 U/ml als normal. Bei einer Infektion mit Streptokokken der Gruppe A ist 1–2 Wochen nach Erkrankungsbeginn mit einem Titeranstieg zu rechnen.

Fehlermöglichkeiten

1. Es sollte nur Serum und kein Plasma untersucht werden.
2. Zeigt die Serumkontrolle eine Hämolyse, ist der Test nicht auswertbar, der Grund für die Hämolyse sollte aber abgeklärt werden.
3. Erhöhte Werte ohne klinische Bedeutung werden mitunter bei Patienten mit Lebererkrankungen beobachtet. Bei Diskrepanzen zwischen klinischem Befund und serologischen Tests sollte die Bestimmung wiederholt werden und Antikörper gegen andere Streptokokkenprodukte (Anti-DNAse usw.) bestimmt werden.
4. Sind Bakterien in der Serumprobe, kann es zu falsch positiven Ergebnissen kommen.
5. Streptolysin O ist aufgelöst nur maximal 8 Stunden haltbar und darf danach nicht mehr benutzt werden.

Modifikationen von Neutralisationstests

Zum Nachweis fast aller bakteriellen *Exotoxine* (griech.: exo = nach außen, also von Bakterien produzierte und abgegebene Toxine) benutzt man Neutralisationstests.

Lebensmittel, in denen Botulismustoxin vermutet wird, werden mit einem Anti-Botulismus-Serum vermischt und anschließend Mäusen injiziert. Sterben die Tiere, die nur das Lebensmittel injiziert bekamen, während die mit Antiserum behandelten Tiere überleben, ist das Vorhandensein von Botulismustoxin gesichert.

In ähnlicher Weise werden Seren auf das Vorhandensein von Tetanus-Antitoxin im sogenannten *Mäuseschutzversuch* untersucht.

Der *Virusneutralisationstest* in der Gewebekultur ist eine der wichtigtsten Methoden der klinischen Virologie. Er beruht darauf, daß spezifische Antikörper das Wachstum der Viren in der Gewebekultur hemmen und so den zytopathogenen Effekt (zellzerstörenden Effekt) der Viren neutralisieren. Mit der gleichen Methode kann man umgekehrt Antikörper in Patientenseren durch Virusneutralisation bestimmen.

Hämagglutinationshemmtests

Zweck der Untersuchung

Bei Hämagglutinationshemmtests (HAHT oder HI von Hämagglutination – Inhibition) wird die Antigen-Antikörper-Reaktion dadurch sichtbar gemacht, daß die Eigenschaft des Antigens, Erythrozyten zu agglutinieren, aufgehoben wird.

Diese Hämagglutinine werden von einigen Bakterien und sehr vielen klinisch wichtigen Viren produziert, so daß der HAHT vorwiegend in der virologischen Serologie benutzt wird. Ganz im Vordergrund steht der Nachweis von Antikörpern gegen Rötelnvirus. Es können aber auch Antikörper gegen Influenzavirus, gegen Masernvirus und gegen Mumpsvirus nachgewiesen werden, wenn man die entsprechenden Hämagglutinine benutzt.

Prinzip (Abb. 28)

Bevor menschliche Serumproben auf Antikörper gegen Virushämagglutinine (z. B. Rötelnvirus-Hämagglutinin) untersucht werden können, müssen erst die vielfach im Serum vorhandenen unspezifischen Hemmstoffe der Hämagglutinine entfernt werden. Diese Hemmstoffe, bei denen es sich meist um sialinsäurehaltige Mukoproteine (Zellwandbestandteile) handelt, würden eine falsch positive Reaktion vortäuschen. Beim Nachweis von Antikörpern gegen Rötelnvirus entfernt man diese Hemmstoffe meist durch Behandlung des Serums mit Kaolin (Kaolin ist Porzellanerde, sie bindet Phospholipide, Mukoproteine usw.; siehe auch die Verwendung von Kaolin bei Gerinnungstests). Beim Nachweis anderer Virusantikörper können die Hemmstoffe auch durch Kaliumperjodat (KJO_4) oder durch Enzyme (RDE = receptor destroying enzyme) inaktiviert werden. Anschließend werden die Seren mit dem Virushämagglutinin und Erythrozyten inkubiert.

Die Auswahl der geeigneten Erythrozyten ist für die Empfindlichkeit und die Spezifität des Testsystems von besonderer Bedeutung. Die verschiedenen Virushämagglutinine unterscheiden sich in ihrer Wirkung auf rote Blutkörperchen von verschiedenen Spezies stark voneinander. So sind z. B. für das Rötelnhämagglutinin Taubenerythrozyten und Kükenerythrozyten am besten geeignet, menschliche Erythrozy-

Positive Reaktion

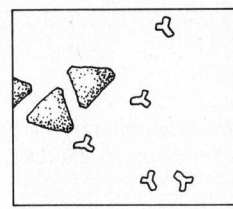 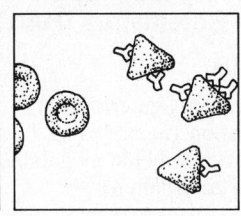 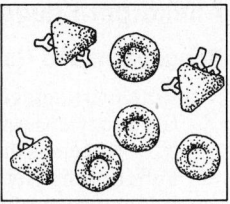

Antigen + Antikörper   + Erythrozyten   = keine Hämagglutination
(Hämagglutinin)   (Hämagglutinin gebunden)

Negative Reaktion

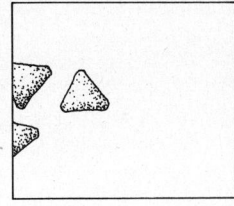 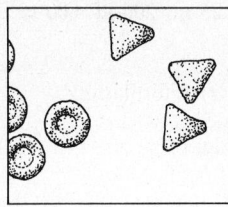 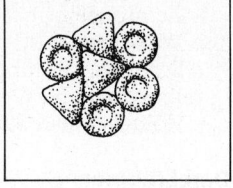

Antigen   + kein Antikörper   + Erythrozyten   = Hämagglutination
(Hämagglutinin)

Abb. **28** Schema des Hämagglutinationshemmtests (HAHT).

ten machen das Testsystem unempfindlicher. Bei Influenzaviren erscheinen Menschenerythrozyten und Meerschweinchenerythrozyten besonders geeignet, während man Masern- und Mumpsvirushämagglutinin am besten mit Affenerythrozyten nachweist.

Nach einer Inkubation der Mischung in Mikrotiterplatten wird der Titer festgestellt, bis zu dem das untersuchte Serum die Agglutination der Erythrozyten verhindern konnte. Durch die leichte Durchführung und die geringen Kosten der Reagenzien erscheinen Hämagglutinationshemmtests immer dann geeignet, wenn die Frage nach der Immunität gegen ein bestimmtes Virus beantwortet werden soll. Zur Diagnose einer akuten Infektion sind die Tests nur dann sinnvoll, wenn zwei Seren untersucht werden können und ein Titeranstieg nachweisbar ist oder aber die im Serum enthaltenen Antikörper in IgM und IgG aufgetrennt wurden (s. Kapitel „Trennung von Immunglobulinen").

Hämagglutinationshemmtest zum Nachweis von Antikörpern gegen Rötelnvirus (HAHT)

Reagenzien und Geräte

Rötelnvirusantigen (fertig zu erhalten)
Erythrozytensuspension (menschliche Erythrozyten Blutgruppe 0 oder Kükenerythrozyten; beide in stabilisierter Form zu kaufen)
Pufferlösung (fertig zu erhalten)
Kaolinsuspension
Positive Kontrolle mit hohem Titer
Positive Kontrolle mit niedrigem Titer (1:16 oder 1:32)
Negative Kontrolle
Mikrotiterplatten
Mikroverdünner 25 µl
Mikrotropfer 25 µl
Kolbenhubpipetten 25 µl, 200 µl, 600 µl
Zentrifuge
Wirbelmischer
Schüttelgerät für Mikrotiterplatten
Wasserbad 56 °C
Röhrchen und Ständer

Durchführung

A. Vorversuch zum Einstellen des Rötelnvirus-Antigens (Tab. 20)

(Mit dem Vorversuch wird festgestellt, bis zu welcher Verdünnung das für den Test benutzte Virusantigen die Erythrozyten agglutiniert).
1. In eine Reihe (quer) einer Mikrotiterplatte je 25 µl Puffer geben.
2. 25 µl Rötelnvirusantigen in Vertiefung 1 geben.
3. Mit dem Mikroverdünner bis Vertiefung 10 verdünnen, 25 µl aus Verdünnung 10 verwerfen.
4. Zu allen Vertiefungen je 25 µl Erythrozytensuspension geben (Erythrozyten vorher vorsichtig mischen, um eine gleichmäßige Suspension zu gewährleisten).
5. Auf dem Schüttler mischen und 3 Stunden bei Raumtemperatur stehen lassen.
6. Auf Hämagglutination ablesen: Die Kontrollen in 11 und 12 dürfen keine Agglutination zeigen. Dann den Titer des Virusantigens ablesen, d. h. diejenige Verdünnungsstufe, bei der sich gerade eine „Zellmatte" bildet.
7. Ergebnisse dokumentieren.

Bewertung:
Die abgelesene Verdünnungsstufe enhält eine hämagglutinierende Einheit des Virusantigens (HA-Einheit). Bei der Untersuchung von

Tabelle **20** Flußdiagramm Vorversuch HAHT

Je 25 µl Puffer in eine Reihe geben

25 µl Rötelnvirusantigen in Vertiefung 1 geben

Mit je 25 µl Verdünnungsreihe anlegen bis Vertiefung 10

Je 25 µl Erythrozytensuspension zugeben

3 Stunden bei Raumtemperatur inkubieren

Auf Hämagglutination ablesen

Patientenseren werden 4 HA-Einheiten pro Vertiefung benutzt, das Rötelnvirusantigen muß also entsprechend verdünnt werden. (Beispiel: Titer-Vorversuch 1:512 = 1 HA-Einheit; Verdünnung des Virusantigens für HAHT: 1:512×4 = 1:128.)

B. Durchführung HAHT (Tab. 21)

1. Je 200 µl Patientenserum, positives, niedrig positives und negatives Kontrollserum und 600 µl Kaolinsuspension in ein Röhrchen geben, mischen und 30 min bei Raumtemperatur stehen lassen.
2. Röhrchen 10 min bei 3000×g zentrifugieren, Überstand in ein anderes, entsprechend beschriftetes Röhrchen geben und alle Seren 30 min bei 56°C inkubieren.
3. In die Vertiefungen einer Mikrotiterplatte je 25 µl Puffer einfüllen (pro Serum eine Reihe, eine zusätzliche Reihe für die Antigenkontrolle), zwei zusätzliche Vertiefungen für die Erythrozytenkontrolle.
4. In Vertiefung 1 und 12 je 25 µl Patientenserum bzw. Kontrollserum einfüllen; in Vertiefung 1 der Antigenkontrolle 25 µl verdünntes Rötelnvirusantigen geben.
5. Mit Mikroverdünnern von Vertiefung 1 bis Vertiefung 11 eine Verdünnungsreihe anlegen. 25 µl aus Vertiefung 11 verwerfen.
6. Zu Reihen 1−11 mit Ausnahme der Antigenkontrolle und der Erythrozytenkontrolle je 25 µl verdünntes Rötelnvirusantigen zugeben, auf Schüttler kurz mischen, eine Stunde bei Raumtemperatur stehen lassen.
7. Zu allen Vertiefungen 25 µl Erythrozytensuspension geben, kurz mischen und 3 Stunden bei Raumtemperatur stehen lassen.
8. Auf Hämagglutination (Bildung von „Zellmatten") ablesen, Ergebnisse dokumentieren. (Abb. **29**)

Erwartete Werte

Die Untersuchung kann nur bewertet werden, wenn folgende Voraussetzungen erfüllt sind:

Tabelle **21**   Flußdiagramm HAHT

---

200 µl Serum oder Kontrollen mit 600 µl Kaolinsuspension mischen, 30 min inkubieren, zentrifugieren, Überstand inaktivieren

Je 25 µl in alle Vertiefungen der Platte einfüllen

In Vertiefung 1 und 12 je 25 µl Serum oder Kontrollen geben

Verdünnungsreihe mit 25 µl zwischen 1 und 11

Zu 1−11 je 25 µl Rötelnvirusantigen

Zu allen Vertiefungen 25 µl Erythrozytensuspension geben

3 Stunden bei Raumtemperatur inkubieren

Auf Hämagglutination ablesen

- Die positive und die schwach positive Kontrolle muß den angegebenen Titer ± eine Stufe erreichen,
- die negative Kontrolle darf die Agglutination nicht hemmen,
- die Antigenkontrolle muß 4 HA-Einheiten enthalten,
- die Erythrozytenkontrolle darf nicht agglutiniert sein,
- die Serumkontrolle (Vertiefung 12) darf keine Agglutination zeigen.

Der Titer der unbekannten Seren ist diejenige Verdünnungsstufe, bei der die Agglutination noch vollständig gehemmt wird.

Interpretation der Werte

Wie bei allen serologischen Methoden kann auch aus einer einmaligen Bestimmung der Antikörper gegen Rötelnvirus nicht sicher auf eine frische Infektion oder auf eine bestehende Immunität geschlossen werden.

Bei Nichtschwangeren wird bei einem Titer von 1:32 oder mehr eine Immunität angenommen. Bei Schwangeren oder bei der Fragestellung „frische Infektion" müssen zusätzlich IgM-Antikörper gegen Rötelnvirus bestimmt werden. IgM-Anti-Röteln können entweder mit einem IgM-spezifischen Enzymimmunoassay oder mit dem HAHT nach Trennung von IgG und IgM gemessen werden.

Fehlermöglichkeiten

1. Es sollte nur Serum und kein Plasma untersucht werden.
2. Findet sich bei der Serumkontrolle eine Agglutination, müssen die agglutinierenden Antikörper mit den beim HAHT verwendeten Erythrozyten absorbiert werden. Kommt es danach erneut zu ei-

negatives Serum

negatives Serum

negatives Serum

positives Serum,
1:64

positives Serum,
1:128

Kontrolle
schwach pos.

Kontrolle positiv

negative Kontrolle

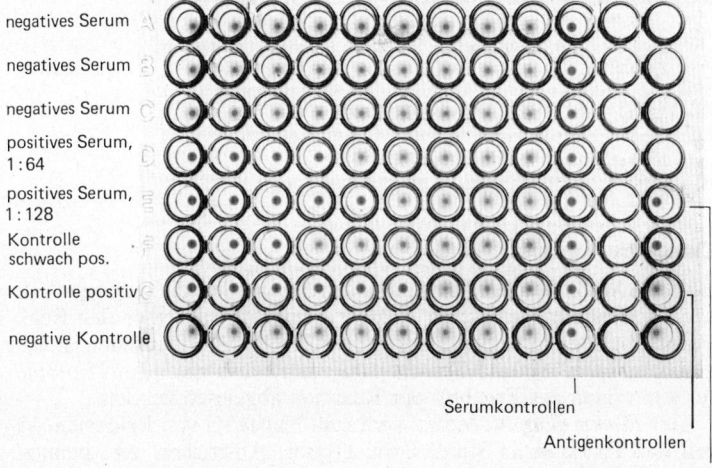

Serumkontrollen

Antigenkontrollen

Erythrozytenkontrollen

Abb. **29** Hämagglutinationshemmtest zum Antikörpernachweis gegen Röteln-
viren.

ner Agglutination der Serumkontrolle, sollten die Antikörper gegen Rötelnvirus mit einer anderen Methode (z. B. Enzymimmunoassay) bestimmt werden.
3. Bei einem HAHT-Titer von 1:8 oder 1:16 muß die Spezifität des
Befundes mit einer anderen Methode (Enzymimmunoassay, Hämolyse-im-Gel) abgesichert werden.
4. Beim positiven Nachweis von IgM-Antirötelnvirus mit dem
HAHT sollte die Spezifität ebenfalls mit einer anderen Methode
(z. B. IgM-Enzymimmunoassay) abgesichert werden, weil ein
derartiges Untersuchungsergebnis in der Frühschwangerschaft
eine Indikation zum Schwangerschaftsabbruch darstellt.

Direkte und indirekte Immunfluoreszenz

Zweck der Untersuchung

Bei den Methoden der Immunfluoreszenz werden die Antigen-Antikörper-Reaktionen dadurch sichtbar gemacht, daß einer der Reaktionsteilnehmer mit einem fluoreszierenden Farbstoff versehen ist. Mit einem entsprechenden Mikroskop oder mit einem speziellen Photometer kann dann das Ergebnis der Reaktion abgelesen werden.

Der *direkte Fluoreszenztest* wird zum Nachweis von Bakterien, Viren und Parasiten in Stuhl, Urin, Liquor, Abstrichen usw. benutzt. Durch die Entwicklung monoklonaler Antikörper gegen mikrobielle Antigene haben sich die Anwendungsmöglichkeiten dieser Methode in den letzten Jahren stark vermehrt (Nachweis von Chlamydien, Herpesviren, Mykoplasmen usw.). Weiter wird die Methode der direkten Immunfluoreszenz in zum Teil etwas modifizierter Form gebraucht, um Membranmarker auf Zellen sichtbar zu machen. Mit diesem Verfahren können z. B. die Zellen der lymphatischen Reihe in ihrer Entwicklung untersucht werden.

Mit der *indirekten Immunfluoreszenz* werden Antikörper gegen Bakterien, Viren, Pilze, Parasiten und vor allem gegen körpereigene Gewebe wie Zellkerne (antinukleäre Faktoren), Muskulatur, Drüsengewebe (z. B. Schilddrüse) nachgewiesen. Die IFT ist die einzige Routinemethode, mit der diese Autoantikörper (gegen körpereigene [griech.: autos = selbst] Antigene gerichtet) nachgewiesen werden können.

Beide Methoden der Immunfluoreszenz haben neben ihrer Empfindlichkeit den Vorteil, daß in den meisten Fällen durch die mikroskopische Ablesung genau beurteilt werden kann, an welchen Strukturen die Antigen-Antikörper-Reaktion stattfindet, so daß unspezifische Reaktionen weitgehend ausgeschlossen werden können.

Prinzip der direkten und indirekten Immunfluoreszenz

Grundlage beider Verfahren ist die Markierung von Antikörpern mit Fluoreszenzfarbstoffen (sog. Fluorochrome) (griech.: chroma = Farbe; das Phänomen selbst wurde zuerst bei Fluoridsalzen beobachtet).

Der meistbenutzte Farbstoff heißt Fluorescein, das als Fluoresceinisothiocyanat (FITC) zum Markieren der Antikörper benutzt wird. Andere Fluorochrome sind zum Beispiel Rhodamin, Phykoerythrin, Texasrot oder Akridinorange. Allen Fluorochromen ist gemeinsam, daß, wenn Licht einer bestimmten Wellenlänge auf sie trifft, sie einen Teil dieses Lichts absorbieren (lat.: absorbere = aufsaugen) und anschließend Licht von einer anderen Wellenlänge emittieren (lat.: emittere = herausschicken). Das emittierte Licht ist nach dem Gesetz von Sokes immer energieärmer, d. h. langwelliger als das aufgenommene Licht.

Jedes Fluorochrom hat typische Absorptions- und Emissionswellenlängen. Das in den meisten Fällen verwendete FITC absorbiert beispielsweise im Bereich von unter 300 nm Wellenlänge (ultraviolettes Licht) und bei etwa 500 nm.

Das emittierte Licht hat sein Maximum bei einer Wellenlänge von etwa 530 nm. Zur Betrachtung der Fluoreszenz benötigt man Mikroskope mit einer speziellen Lichtquelle und einer geeigneten Optik (Fluoreszenzmikroskope). Die meisten modernen Mikroskope können jedoch nachträglich durch den Einbau einer entsprechenden Lichtquelle umgebaut werden.

Bei Fluoreszenzmikroskopen unterscheidet man solche Geräte, bei denen das Licht entweder wie bei einem normalen Mikroskop von unten durch das Objekt hindurchtreten kann *(Durchlichtfluoreszenz)*, und Geräte, bei denen das Licht von oben auf das Untersuchungsmaterial trifft *(Auflichtfluoreszenz)*. In beide Mikroskoptypen sind jeweils zwei optische Filter eingebaut. Das erste Filter, *Erregerfilter* genannt, hat den Sinn, Licht der Wellenlänge herauszufiltern, das der Fluoreszenzfarbstoff maximal absorbiert.

Das zweite Filter, das als *Sperrfilter* bezeichnet wird, hat nun die Aufgabe, das vom Erregerfilter durchgelassene Licht wegzufiltern (zu sperren), weil nur das durch den Vorgang der Fluoreszenz entstandene Licht den Betrachter erreichen soll.

Die direkte Immunfluoreszenz, deren Ablaufschema in Abb. **30** dargestellt ist, dient vorwiegend zum Nachweis von Bakterien und Viren in verschiedenen Untersuchungsmaterialien (Urin, Liquor, Abstriche usw.). Hierbei wird das Untersuchungsmaterial auf einem Objektträger fixiert (durch Hitze, Trocknung oder chemisch befestigt). Anschließend wird der fluoreszenzmarkierte Antikörper, der gegen das gesuchte Antigen gerichtet ist, auf die Auftragsstelle gegeben. Nach kurzer Inkubation (meist 30 min) wird der markierte Antikörper abgewaschen und der Objektträger mit einem entsprechenden Mikroskop betrachtet. Um die Beurteilung zu vereinfachen, färbt man den fixierten Abstrich gering an (z. B. mit Evans Blau). Ohne diese Anfärbung sieht man bei einem *negativen Ergebnis* (d. h. kein fluoreszenzmarkierter Antikörper gebunden) in der heute üblichen Auflichtfluoreszenz nur ein schwarzes Gesichtsfeld.

Positive Reaktion

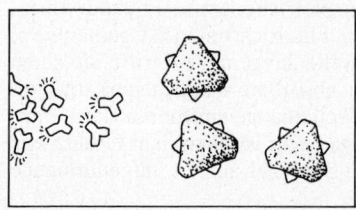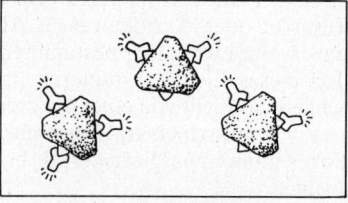

fluoreszeinmarkierter + Organismen mit = Bindung des markierten Antikörpers
Antikörper   Membranantigen = deutliche Fluoreszenz

Negative Reaktion

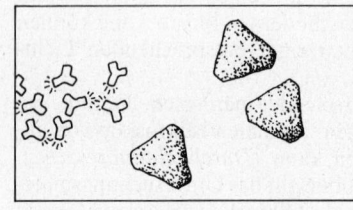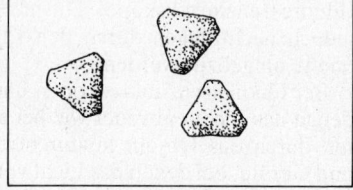

fluoreszeinmarkierter + Organismen ohne = keine Bindung des markierten
Antikörper   Membranantigen   Antikörpers
                                          = keine Fluoreszenz

Abb. **30** Schema der direkten Immunfluoreszenz.

Im *positiven Fall* sind die gesuchten Antigene durch den Antikörper markiert und erscheinen bei FITC-Markierung leuchtend apfelgrün.

Bei der *indirekten Immunfluoreszenz* ist ein weiterer Reaktionsschritt notwendig. Im Unterschied zur direkten Immunfluoreszenz dient diese Methode fast immer zum Nachweis von im Serum vorhandenen Antikörpern gegen bestimmte Antigene. Die Antigene sind meist fertig auf einem Objektträger fixiert. Es handelt sich um Gewebsschnitte von Organen, wenn Autoantikörper gegen körpereigene Antigene nachgewiesen werden sollen.

Sucht man nach Antikörpern gegen Bakterien, z. B. gegen Treponema pallidum, den Erreger der Lues, oder Parasiten, z. B. gegen Toxoplasma gondii, den Erreger der Toxoplasmose, sind diese Mikroorganismen auf dem Objektträger fixiert. Auf die fixierten Antigene wird nun das Patientenserum gegeben. Nach kurzer Inkubation wird

Positive Reaktion

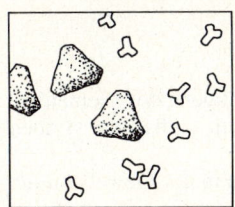 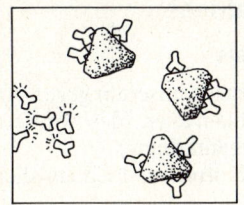 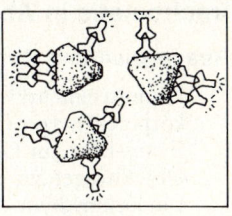

Antigen + Antikörper im + Zusatz von fluoreszein- = deutlich sichtbare
Serum markiertem Antihumanserum Fluoreszenz des
Antigens

Negative Reaktion

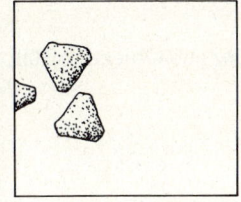 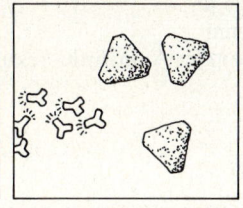 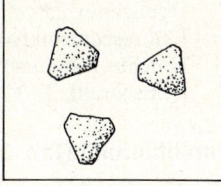

Antigen + keine Antikörper + Zusatz von fluoreszein- = keine Fluoreszenz
im Serum markiertem Antihumanserum des Antigens

Abb. **31** Schema der indirekten Immunfluoreszenz.

der nichtgebundene Teil wieder abgewaschen. In einem zweiten Schritt wird dann ein gegen menschliche Antikörper (IgG, IgA und IgM) gerichtetes tierisches Antiserum zugegeben, das mit Fluorochrom (meist FITC) markiert ist. Auch dieses Antiserum wird vom Objektträger abgewaschen und damit alle nicht gebundenen FITC-markierten Antikörper entfernt. Abschließend wird der Objektträger mit einem Fluoreszenzmikroskop betrachtet. Sind im untersuchten Serum keine Antikörper nachweisbar, ist keine Fluoreszenz zu sehen, das Gesichtsfeld bleibt dunkel. Bei nachweisbaren Antikörpern erscheinen die Strukturen, an die sich die Antikörper gebunden haben, leuchtend apfelgrün. Das Schema der indirekten Immunfluoreszenz ist in Abb. **31** dargestellt.

Direkte Immunfluoreszenz: Nachweis von Chlamydia trachomatis in Abstrichen

Reagenzien und Geräte

Fluoresceinmarkiertes Antiserum gegen Antigene der Elementarkörperchen von Chlamydien (das Antiserum enthält meist noch Evans-Blau zur Gegenfärbung)
Objektträger zur Kontrolle mit Chlamydien in der Gewebekultur
Eindeckmedium
Objektträger zur Entnahme des Abstrichs beim Patienten
Abstrichtupfer zur Entnahme der Abstriche
Aceton zum Fixieren der Abstriche
Phosphatgepufferte 0,85%ige NaCl-Lösung (PBS)
Färbeküvetten
Spritzflasche
Kolbenhubpipette 25 µl
Deckgläser 25×60 mm
Fluoreszenzmikroskop für Auflichtfluoreszenz und Objektiv ×100
Feuchte Kammer
Brutschrank 37°C

Durchführung (Tab. 22)

1. Abstriche beim Patienten entnehmen, sofort auf die Objektträger mit rollenden Bewegungen ausstreichen, mit einem Tropfen Aceton fixieren.
2. Im Labor die Objektträger sofort verarbeiten (maximale Lagerung bei 4°C: 24 Stunden, länger bei −20°C haltbar).
3. Objektträger vom Patienten und einen positiven Kontrollobjektträger Raumtemperatur annehmen lassen.
4. 25 µl FITC-markiertes Antiserum auf das jeweilige Feld geben.
5. 15 min bei 37°C in feuchter Kammer inkubieren.
6. Objektträger vorsichtig herausnehmen, überschüssiges Antiserum mit PBS (Spritzflasche) abspülen.
7. Objektträger in Färbeküvette mit PBS geben, 5 min spülen, dabei die Küvette leicht bewegen.
8. Objektträger herausnehmen und lufttrocknen lassen.
9. Einen Tropfen Eindeckmedium auf jeden Objektträger geben und vorsichtig mit einem Deckglas abdecken.
10. Nach Adaptierung ans Dunkel (mindestens 5 min) die Fluoreszenz der Objektträger ablesen, Vergrößerung 800- bis 1000fach mit Ölimmersion, gesamtes Feld durchmustern.
11. Bewertung: Chlamydien-Elementarkörperchen zeigen sich in und neben Zellen als stecknadelkopfgroße, intensiv apfelgrüne, runde Fluoreszenz.

Tabelle **22** Flußdiagramm direkte Immunfluoreszenz

Je 25 µl markiertes Antiserum auf fixierten Objektträger
und auf Kontrollobjektträger geben

15 min bei 37 °C in feuchter Kammer inkubieren

Abspülen, 5 min in PBS wässern, trocknen lassen

Einen Tropfen Eindeckmedium auf die Felder geben, mit Deckglas abdecken

Bei Vergrößerung 800−1000fach auf fluoreszierende
Elementarkörperchen untersuchen

Erwartete Werte

Die Untersuchung kann nur bewertet werden, wenn die positive Kontrolle eine starke Fluoreszenz zeigt.

Finden sich in einem Urethralabstrich mindestens 10 Elemetarkörperchen, wird die Probe als positiv beurteilt.

Interpretation

Der Nachweis von Chlamydia trachomatis hat Krankheitswert, die Mikroorganismen gehören nicht zur menschlichen Normalflora.

Fehlermöglichkeiten

1. Auf den Abstrichen müssen mindestens 20−40 Epithelzellen sein, sonst kann die Fluoreszenz nicht bewertet werden.
2. Große Mengen Schleim auf dem Abstrich können den Nachweis der Chlamydien hemmen.
3. Eine unspezifische Fluoreszenz wird häufig beobachtet; sie unterscheidet sich von den angefärbten Chlamydien-Elementarkörperchen dadurch, daß sie gelblich oder weißlich ist und eine andere Form hat. Der Vergleich mit der positiven Kontrolle hilft bei der Unterscheidung.
4. Die meisten angebotenen Testsätze enthalten als Stabilisator giftiges Natriumazid und als Gegenfärbung das möglicherweise karzinogene Evans-Blau. Jeder Kontakt der Reagenzien mit der Haut sollte daher vermieden werden.
5. Bei Augenabstrichen ist die Zahl der nachweisbaren Elementarkörperchen mitunter kleiner als 10 pro Ausstrich. Hier sollte besonders sorgfältig mit der positiven Kontrolle verglichen werden. Zwei unabhängig voneinander Ablesende für die Fluoreszenz sind empfehlenswert.
6. Die gefärbten Ausstriche sollten sofort nach Fertigstellung angesehen werden. Eine längere Lagerung ist auch bei 4 °C nicht empfehlenswert.

Indirekte Immunfluoreszenz: FTA-Absorptionstest zum Nachweis von Antikörpern gegen Treponema pallidum

Reagenzien und Geräte

Objektträger mit T. pallidum beschichtet

Fluoresceinkonjugiertes Antiserum gegen menschliche Immunglobuline (FITC-Konjugat)

Sorbent (Suspension von Treponemen des Reiter-Stammes zur Absorption von Antikörpern, die nicht gegen T. pallidum gerichtet sind)

Positives Kontrollserum

Schwach positives Kontrollserum

Negatives Kontrollserum

Unspezifisch positives Kontrollserum (enthält Antikörper gegen nichtpathogene Treponemen)

Phosphatgepufferte 0,85%ige NaCl-Lösung (PBS)

Destilliertes Wasser

Eindeckmedium

Kolbenhubpipetten 10 µl, 50 µl, 200 µl

Röhrchen mit Ständer

Wirbelmischer

Filterpapier

Färbeküvetten

Spritzflasche

Feuchte Kammer

Wasserbad 56°C

Brutschrank 37°C

Fluoreszenzmikroskop für Auflichtfluoreszenz

Pinzette

Deckgläser 24×60 mm

Durchführung (Tab. 23)

1. Alle Serumproben für 30 min bei 56°C inaktivieren.
2. 50 µl Serum und 200 µl Sorbent mischen.
3. 50 µl positive Kontrolle und 200 µl PBS mischen (Positiv-PBS).
4. 50 µl positive Kontrolle und 200 µl Sorbent mischen (Positiv-Sorbent).
5. 50 µl negative Kontrolle und 200 µl Sorbent mischen.
6. 50 µl unspezifisch positive Kontrolle und 200 µl PBS mischen (Unspezifisch-PBS).
7. 50 µl unspezifisch positive Kontrolle und 200 µl Sorbent mischen (Unspezifisch-Sorbent).
8. 50 µl schwach positive Kontrolle und 200 µl Sorbent mischen (schwach positiv).

Tabelle **23**   Flußdiagramm indirekte Immunfluoreszenz

Serumproben inaktivieren

50 µl Seren und Kontrollen mit 200 µl Sorbent bzw. PBS mischen

Pro Feld des Objektträgers 10 µl Kontrollen oder Seren aufgeben

30 min bei 37 °C in feuchter Kammer inkubieren

Abspülen, zweimal mit PBS wässern, trocknen lassen

Je 10 µl markiertes Antiserum auf jedes Feld geben

30 min bei 37 °C in feuchter Kammer inkubieren

Abspülen, zweimal mit PBS wässern

Pro Feld einen Tropfen Eindeck-Medium zugeben, mit Deckglas abdecken

Bei Vergrößerung ×400 auf fluoreszierende Treponemen ablesen

---

9. Objektträger Raumtemperatur annehmen lassen.
10. Auf jedes Feld je 10 µl Kontrollen oder unbekannte Proben aufgeben (Kontrollen: Positiv-PBS, Positiv-Sorbent, Negativ, Unspezifisch-PBS, Unspezifisch-Sorbent, schwach Positiv). Auf je ein Feld hinter den Kontrollen 10 µl PBS oder 10 µl Sorbent geben.
11. 30 min bei 37 °C in feuchter Kammer inkubieren.
12. Objektträger herausnehmen und vorsichtig mit Wasser (Spritzflasche) abspülen (Vorsicht: das Spülwasser darf nicht auf die anderen Felder des Objektträgers laufen).
13. Objektträger 5 min in PBS in einer Färbeküvette spülen, Küvette leicht bewegen, PBS einmal wechseln.
14. Objektträger vorsichtig mit Wasser abspülen (Spritzflasche), lufttrocknen lassen.
15. Auf jedes Feld 10 µl FITC-Konjugat geben.
16. 30 min bei 37 °C in feuchter Kammer inkubieren.
17. Objektträger vorsichtig mit Wasser (Spritzflasche) abspülen.
18. Objektträger 5 min in PBS in einer Färbeküvette spülen, Küvette vorsichtig bewegen, PBS einmal wechseln.
19. Objektträger leicht mit Wasser abspülen, überschüssige Flüssigkeit mit Filterpapier entfernen (Vorsicht: nicht die beschichteten Felder berühren).
20. Auf jedes Feld einen kleinen Tropfen Eindeckmedium geben, vorsichtig ohne Druck ein Deckglas auflegen.
21. Nach Adaptierung (mindestens 5 min) mit einem Fluoreszenzmikroskop (×400) ablesen.
22. Die Intensität der Fluoreszenz wird nach folgendem Schema beurteilt:

4 oder +++   = sehr helle Fluoreszenz aller Treponemen

3 oder ++   = helle Fluoreszenz aller Treponemen.

2 oder +   = schwache, aber deutliche Fluoreszenz der Treponemen (etwa gleiche Intensität wie Kontrolle
schwach positiv).

1 oder ±   = sehr schwache Fluoreszenz einzelner Treponemen.

0 oder −   = keine Fluoreszenz.

Erwartete Werte

Folgende Kriterien müssen vor der Bewertung eines Patientenserums
erfüllt sein:

Kontrollen Positiv-PBS, Positiv-Sorbent und Unspezifisch-PBS
müssen eine Fluoreszenz von 3 oder 4 zeigen.

Kontrolle schwach positiv muß eine Fluoreszenz von 1−2 zeigen.

Die Kontrollen Unspezifisch-Sorbent, negativ, PBS und Sorbent
müssen negativ sein.

Bei einer Fluoreszenzintensität von 4, 3 oder 2 wird das Serum als
positiv bewertet.

Bei einer Fluoreszenz von 1 muß die Untersuchung wiederholt
werden; bei gleichem Ergebnis wird das Serum als fraglich beurteilt.

Interpretation der Werte

Ein positives Ergebnis des FTA-Absorptionstests gibt an, daß der Patient Antikörper gegen Treponema pallidum besitzt. Die Reaktion gibt
keine Hinweise auf die entzündliche Aktivität oder die Behandlungsbedürftigkeit der Erkrankung.

Fehlermöglichkeiten

1. Es kann nur Serum und kein Plasma untersucht werden. Stark lipämische und hämolytische Seren sollten nicht untersucht werden.
2. Vor der Bewertung eines Feldes auf den Objektträgern muß mikroskopisch gesichert werden, daß das Feld Treponemen enthält.
3. Es kann in seltenen Fällen zu probenbedingt falsch positiven Ergebnissen kommen. Solche Reaktionen sind bei Infektionen mit
   verwandten Bakterien (z. B. Borrelia burgdorferi dem Erreger
   der Lyme-Krankheit), bei Leprakranken, bei Schwangeren und
   bei Patienten mit Erythematodes beschrieben worden.
4. Der Test ist keine Screening-Untersuchung auf Treponemenanti-
   körper, die Ergebnisse des FTA-Absorptionstests müssen daher
   immer in Zusammenhang mit anderen Untersuchungen bewertet
   werden.

5. Es sollten nur FITC-Konjugate benutzt werden, die speziell für den FTA-Absorptionstest zugelassen sind.
6. Die Ablesung der Fluoreszenz muß unmittelbar nach Fertigstellung der Präparate erfolgen.
7. Bei Diskrepanzen zwischen serologischen und klinischen Befunden sollten die serologischen Tests wiederholt werden, und ggf. nach den klinischen Befunden behandelt werden.

Modifikationen der Immunfluoreszenz

Bei der indirekten Immunfluoreszenz können neben markierten Antiseren gegen alle menschlichen Immunglobuline auch *monospezifische FITC-markierte Seren* benutzt werden.

Mit einem monospezifischem FITC-markierten Anti-Human-IgM ist es möglich, nur die IgM-Antikörper gegen ein bestimmtes Antigen nachzuweisen. Gleiches gilt für monospezifisches Anti-IgG oder Anti-IgA.

Um die Empfindlichkeit der indirekten Immunfluoreszenz zu vergrößern, werden neben markierten Antiseren gegen menschliche Immunglobuline auch markierte Antiseren gegen Komplementkomponenten benutzt, da bei vielen Antigen-Antikörper-Reaktionen auch Komplement mit gebunden wird. Diese Modifikation wird als *„komplementverstärkte Immunfluoreszenz"* bezeichnet.

Die Auswertung der Immunfluoreszenz kann auch maschinell durchgeführt werden. Werden beispielsweise Leukozyten mit der direkten Immunfluoreszenz typisiert (s. S. 177), sortieren Geräte, die man als *FACS (fluorescence activated cell sorter* = fluoreszenzaktivierter Zellsortierer) bezeichnet, markierte und unmarkierte Leukozyten voneinander. Diese Geräte, die zusammen mit einer elektronischen Datenverarbeitung eine Vielzahl von Zellen untersuchen können, sind für alle Anwendungen der Immunfluoreszenz geeignet, die an einzelnen Partikeln, wie Leukozyten oder Bakterien, stattfindet.

Eine weitere Möglichkeit zur Mechanisierung bieten spezielle Photometer, die als *Fluorometer* bezeichnet werden. Mit diesen Geräten können Immunfluoreszenztests auch quantitativ wie Enzym- oder Radioimmunoassays (s. dort) ausgewertet werden. Entsprechende Reagenziensätze werden zur Bestimmung von Hormonen und Medikamenten angeboten.

Anwendungen der Immunfluoreszenz

1. Direkte Immunfluoreszenz (mit Modifikationen)

Nachweis von Herpesviren
Nachweis von Chlamydia trachomatis
Nachweis von Bordetella pertussis
Nachweis von Mykoplasmen

Typisierung von menschlichen Leukozyten durch Oberflächenmarker
Funktionstests für menschliche Leukozyten
Nachweis von Malariaplasmodien in Erythrozyten

2. Indirekte Immunfluoreszenz (mit Modifikationen)

Nachweis von Antikörpern gegen:
Treponema pallidum,
Toxoplasma gondii,
Plasmodien (Malariaerreger),
Pilze,
Trypanosomen (Erreger der Chagas-Krankheit),
Viren (z. B. EBV, CMV, HSV),
Zellkernantigene (antinukleäre Faktoren; mit entsprechenden Modifikationen können hier über 20 verschiedene Antikörper nachgewiesen werden, die sich in ihrem Fluoreszenzmuster und in der Lokalisation im Schnitt unterscheiden),
Doppelsträngige DNA,
Mitochondrien (antimitochondriale Antikörper = AMA),
Glatte Muskulatur (ASMA = anti-smooth-muscle-antibodies),
Quergestreifte Muskulatur,
Herzmuskulatur,
Magenschleimhaut,
Basalmembran der Niere und der Lungen,
Schilddrüsengewebe,
Haut,
Speicheldrüsenausführungsgänge,
Nebennieren,
Ggf. weitere Organe.

Nichtkompetitive Immunoassays

Zweck der Untersuchung

Immunoassays (engl.: assay = Ansatz, Testverfahren) sind serologische Methoden, bei denen einer der Reaktionsteilnehmer mit einem Enzym (Enzymimmunoassay, EIA), einem radioaktiven Nuklid (Radioimmunoassay, RIA), einem Fluorochrom (s. Kap. Immunfluoreszenz; hier Fluoreszenzimmunoassay, FIA) oder einem Lumineszenzfarbstoff (lat.: lumen = Licht; Lumineszenzimmunoassay, LIA) markiert wird.

Ausgehend vom Radioimmunoassay, der 1956 von Yalow u. Mitarb. zur Messung von Insulin entwickelt wurde, sind in den letzten Jahren eine fast nicht mehr übersehbare Zahl von Immunoassays zur Bestimmung von Antikörpern, mikrobiellen Antigenen, Hormonen, Tumormarkern, Medikamenten und anderen biologisch wichtigen Stoffen in die Laborroutine eingeführt worden.

Aus methodischen Gründen unterscheiden wir kompetitive (lat.: competere = gemeinsam erstreben) Immunoassays und nichtkompetitive Immunoassays.

Zu den *nichtkompetitiven Assays* gehört vor allem der *Enzymimmunoassay*, der als *EIA* oder auch als *ELISA* (= enzyme linked immunosorbent assay) abgekürzt wird (engl.: linked = verbunden; immunosorbent = immunologisches Trennmittel). Mit dieser Methode lassen sich Antigene, Antikörper, unterteilt nach Immunglobulinklassen, Hormone, Medikamente und andere Stoffe in Körperflüssigkeiten bestimmen. Beim EIA sind keine strengen gesetzlichen Auflagen wie beim Radioimmunoassay zu beachten. Er bietet trotzdem die gleichen Vorteile, was Empfindlichkeit und Spezifität der Bestimmung angeht. Enzymimmunoassays werden sowohl in klinisch-chemischen, hämatologischen, mikrobiologischen und immunologisch-serologischen Labors durchgeführt. Seit kurzem werden auch ELISA angeboten, die außerhalb von Laboratorien durchgeführt werden sollen (Beispiel: Schwangerschaftstests).

Prinzip

Im ersten Schritt eines Enzymimmunoassays, wie auch bei fast allen anderen nichtkompetitiven Immunoassays, wird die gesuchte Substanz an einen Antikörper gebunden. Dieser Antikörper ist meist an eine feste Phase (engl.: solid phase) gebunden. Die feste Phase kann beispielsweise ein Röhrchen sein. Man spricht dann von einem beschichteten Röhrchen (engl.: coated tube). Als feste Phase kann aber auch eine Mikrotiterplatte, eine Kunststoffkugel oder ein sehr großes Molekül benutzt werden.

Nachdem dieser erste Reaktionsschritt (Bindung des Antigens an den Festphasenantikörper) abgeschlossen ist, wird das nicht gebundene Serum (bzw. Urin oder anderes Untersuchungsmaterial) entfernt.

In einem zweiten Reaktionsschritt wird dann ein zweiter Antikörper gegen das gleiche Antigen zugegeben. Dieser Antikörper ist mit einem Enzym markiert. Zum Markieren von Antikörper verwendet man entweder Peroxidase (EC 1.11.1.7) oder alkalische Phosphatase (EC 3.1.3.1).

Peroxidase spaltet H_2O_2 (Peroxid) zu Wasser und Sauerstoff. Der entstandene Sauerstoff wandelt z. B. das farblose o-Phenyldiamin (OPD) in einen braunroten Farbstoff um. Peroxidase wird meist aus Meerrettich gewonnen, kommt aber auch in vielen anderen Pflanzen (z. B. Braunwerden von Äpfeln) vor.

Die alkalische Phosphatase spaltet Phosphatreste von großen Molekülen ab, wobei sie ihr Reaktionsoptimum im alkalischen Bereich hat. Das Enzym kommt in vielen menschlichen und tierischen Geweben (Knochen, Leber usw., s. Lehrbücher der klinischen Chemie) vor, und wird für den Enzymimmunoassay meist aus dem Dünndarm von Tieren gewonnen.

Nach Bindung des zweiten Antikörpers an das Antigen, das seinerseits durch den ersten Antikörper an die Festphase gebunden ist, wird der überschüssige, nicht gebundene Anteil des zweiten Antikörpers entfernt. An der Festphase befindet sich nun ein aus der gesuchten Substanz und zwei Antikörpern gebildeter Komplex. Wegen dieses Aufbaus heißt diese Art Immunassay im Englischen auch „Sandwich"-Assay.

Um die abgelaufenen Immunreaktionen messen zu können, wird nun die Aktivität des gebundenen Enzyms bestimmt. Hierzu verwendet man die Standardreaktionen der klinischen Chemie zur Messung von Enzymaktivitäten.

Messungen mit Immunoassays können sowohl qualitativ als auch quantitativ ausgewertet werden.

Zur qualitativen Auswertung wird durch bekannt negative und positive Seren ein Grenzwert für die Absorption = Farbintensität ermittelt. Zeigt ein unbekanntes Serum eine höhere Absorption als der Grenzwert (engl.: cutoff), ist die untersuchte Substanz, z. B. HBs-Antigen, vorhanden. Bei Extinktionen (Absorptionen), die niedriger als der Grenzwert sind, ist das gesuchte Antigen nicht nachweisbar.

Positive Reaktion

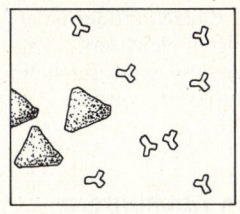 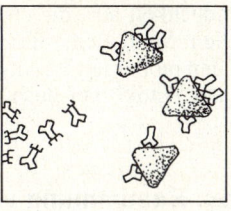 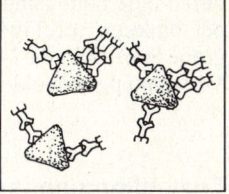

Antigen +	Antikörper	+ enzymmarkierter Antihumanantikörper	= viel gebundene Enzymaktivität

Negative Reaktion

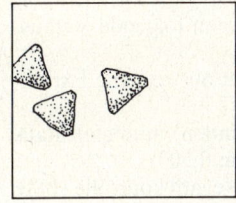 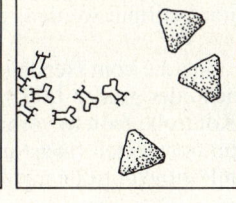 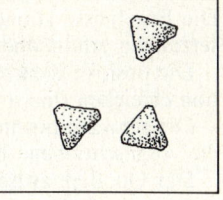

Antigen + kein Antikörper	+ enzymmarkierter Antihumanantikörper	= keine Enzymaktivität gebunden

Abb. **32** Schema des Enzymimmunoassay zum Antikörpernachweis.

Häufiger werden Enzymimmunoassays und alle anderen nichtkompetitiven Immunoassays quantitativ ausgewertet. Hierbei wird die Extinktion der unbekannten Probe mit der Extinktion einer Standardprobe verglichen.

Um einen großen Meßbereich untersuchen zu können, verwendet man mehrere Standards mit unterschiedlichen Konzentrationen, die zusammengenommen eine sog. Standardkurve ergeben. Im Gegensatz zu klinisch-chemischen Methoden verlaufen Standardkurven bei Immunoassays nicht linear. Die Kurvenform, eine Hyperbel, ergibt sich aus der nicht stöchiometrisch (im Verhältnis 1:1) ablaufenden Antigen-Antikörper-Bindung. In Abb. 32 ist das Prinzip eines Enzymimmunoassays dargestellt. Durch Vergleich der Exktinktion der unbekannten Probe mit der Standardkurve erhält man den Wert für die gesuchte Substanz in der Untersuchungsprobe. Ist die Extinktion der Probe größer als die des höchsten Standards, muß das Serum verdünnt werden. Liegt die Extinktion der Probe unterhalb des niedrigsten Standards, ist die gesuchte Substanz mit dieser Methode nicht nachweisbar.

Alle Immunoassays zeichnen sich gegenüber anderen Methoden durch eine hohe Empfindlichkeit aus, die etwa 100fach größer ist als bei anderen serologischen Methoden. Sie zeigen gleichzeitig eine große Spezifität, die bei den modernen Enzymimmunoassays durch die Verwendung monoklonaler Antikörper noch verbessert wurde.

Enzymimmunoassay: Bestimmung von Antikörpern gegen HIV

Die Durchführung richtet sich nach den Angaben des Herstellers.

Erwartete Werte

Die Ergebnisse können nur beurteilt werden, wenn folgende Voraussetzungen erfüllt sind:

Die positive Kontrolle muß die vom Hersteller angegebene Extinktion erreichen (meist gleich oder größer 1,000).

Die schwach positive Kontrolle (sofern vorhanden) muß gleichfalls die vorgeschriebene Extinktion zeigen (meist um 0,500).

Der Quotient zwischen Positivkontrolle und Negativkontrolle sollte mindestens 5 sein.

Aus den Extinktionen werden die Grenzwerte nach den Vorschriften des Herstellers errechnet. Meist wird ein Vielfaches der Extinktion der Negativkontrollen benutzt.

Zeigen die Seren eine Extinktion unterhalb des Grenzwertes, werden sie als negativ beurteilt.

Haben die Seren eine höhere Extinktion als der Grenzwert, schließt sich zur Bestätigung das in Tab. **37** (S.174) angegebene Verfahren an.

Fehlermöglichkeiten und Hinweise

1. Bei allen peroxidasemarkierten Konjugaten ist darauf zu achten, daß an keiner Stelle der Reaktion mit metallischen Gegenständen (Pinzetten und ähnliches) gearbeitet wird, da dies zu falsch positiven Reaktionen führen kann.
2. Die vom Hersteller vorgeschriebenen Inkubationszeiten und Inkubationstemperaturen müssen sehr genau eingehalten werden.
3. Das Waschen der Vertiefungen ist ein kritischer Punkt aller Enzymimmunoassays. Zwischen den einzelnen Waschvorgängen müssen die Vertiefungen vollständig leergesaugt werden. Ein Trocknen der Vertiefungen muß aber vermieden werden, da dies zu falsch positiven Ergebnissen führen kann. Manche Hersteller schreiben beim Waschen eine Einwirkungszeit (soak-time) vor, die genau eingehalten werden muß.

4. Wird zur Inkubation ein Wasserbad benutzt, muß sichergestellt werden, daß kein Wasser in die Vertiefungen kommt.

5. Nach dem Einfüllen von Seren oder Konjugat in die Vertiefungen kann man durch leichtes (!) Klopfen an die Platte die Flüssigkeit gleichmäßig verteilen.

6. OPD ist möglicherweise ein schwaches Karzinogen, es darf also nicht in Kontakt mit der Haut kommen oder verschluckt werden. Manche Kits enthalten als Konservierungsmittel das giftige Natriumazid, für das die gleichen Vorsichtsmaßnahmen gelten.

Modifikationen der Methodik

Es sind Methoden entwickelt worden, die alle beteiligten Partner in einem einzigen Schritt miteinander reagieren lassen.

Dies ist dadurch möglich, daß zwei monoklonale Antikörper benutzt werden, die unterschiedliche Epitope auf dem gesuchten Molekül erkennen. Auf diese Weise kann die Bindung beider Antikörper an das Molekül ungehindert verlaufen. Die Methode setzt eine gewisse Molekülgröße der gesuchten Substanz voraus.

Neben der Markierung des zweiten Antikörpers mit einem Enzym sind bei nichtkompetitiven Immunoassays eine Reihe anderer Substanzen zur Antikörpermarkierung geläufig.

Häufig wird der zweite Antikörper radioaktiv markiert (meist mit J^{125}). Die Menge des gebundenen Antikörpers wird dann durch die Messung der Radioaktivität ermittelt. Diese Art von Immunoassay wird als *immunoradiometrischer Assay (IRMA)* bezeichnet.

Eine andere Möglichkeit zur Markierung sind Fluorochrome, wie FITC oder Rhodamin. Zur Messung ist ein Fluorometer notwendig; die Auswertung erfolgt wie üblich über eine Standardkurve.

Als Ligand (lat.: ligare = anbinden) des zweiten Antikörpers ist auch eine Substanz namens Luminol zu gebrauchen. Luminol produziert in alkalischem Milieu bei Oxidation in Gegenwart eines Katalysators Licht, das mit einem entsprechenden Gerät gemessen werden kann. Diesen Vorgang bezeichnet man als Chemilumineszenz, die Methodik also als *Chemilumineszenz-Immunoassay* (LIA).

Ein weiterer Ligand ist ein kleines Vitaminmolekül namens *Biotin*, das recht einfach mit Antikörpern und anderen Proteinen gekoppelt werden kann. Biotin seinerseits bindet spezifisch und schnell an Avidin, ein Protein aus Bakterien und aus Eiklar. An Avidin kann nun ein Enzym gekoppelt sein, das zur Messung des gebundenen biotinmarkierten Antikörpers verwendet werden kann. Obwohl dieses Verfahren recht kompliziert aussieht, bietet es gegenüber üblichen Enzymimmunoassays gewisse Vorteile. Dies betrifft vor allem den Fortfall der sterischen (räumlichen) Behinderung der Antigen-Antikörper-Reaktion durch das große Enzymmolekül, das am Antikörper befestigt ist.

Nichtkompetitive Immunoassays werden neben ihrem Einsatz in der Labormedizin auch zunehmend in der Histologie verwendet. Man nennt diese Methode *Immunhistologie*, sie basiert auf der Bindung eines meist enzymmarkierten Antikörpers an ein Antigen auf der Zellmembran. Zur Verbesserung der Empfindlichkeit dieser Techniken sind eine Reihe von Modifikationen entwickelt worden, die dazu dienen, das eigentliche Meßsignal (also die Enzymaktivität am Antikörper) zu verstärken.

Aus der Vielzahl verschiedener Techniken und Liganden ist schon ersichtlich, daß es den idealen Liganden für alle Anwendungen bisher nicht gibt. Alle beschriebenen Methoden haben ihre eigenen Vor- und Nachteile bezüglich ihrer Empfindlichkeit, Haltbarkeit, Problemen im Umgang (Radioaktivität, karzinogene Farbstoffe bei Enzymen), Meßmethodik usw. Für jede einzelne Anwendung muß daher der optimal geeignete nichtkompetitive Immunoassay gesucht werden.

Kompetitive Immunoassays

Zweck der Untersuchung

Im Unterschied zum nichtkompetitiven Immunoassay konkurrieren beim kompetitiven Assay zwei gleiche Moleküle um die Bindung an den Antikörper.

Eines der beiden Moleküle ist markiert, damit es nach der Bindung an den Antikörper gemessen werden kann. Damit beide Moleküle gleiche Chancen für die Bindung an den Antikörper haben, muß aber die zur Markierung verwendete Substanz im Vergleich zur Molekülgröße klein sein. Dies erklärt, warum beim kompetitiven Immunoassay vorwiegend radioaktive Nuklide (z. B. J125 = Atomgewicht 127 Dalton) verwendet werden. Der kompetitive Immunoassay wird deshalb meist als *Radioimmunoassay* (RIA) bezeichnet. Durch die zunehmende Bedeutung nichtradioaktiver Immunoassays (Enzymimmunoassays usw.) wird der RIA heute vorwiegend zur Bestimmung von Hormonen benutzt. Im Vergleich von Spezifität und Empfindlichkeit ist die radioimmunologische Methodik mit anderen Immunoassays gleichzusetzen.

Prinzip

Der grundlegende Gedanke aller kompetitiven Immunoassays ist die Konkurrenz eines unmarkierten und eines radioaktiv oder anders markierten Antigens um die Bindungsstellen am Antikörper.

Benutzte man früher häufig β-Strahler (β-Strahler geben Elektronen als Strahlung ab) wie C^{14} oder H^3 zur Markierung, wird heute fast ausschließlich mit J125 markiert. J125 ist ein γ-Strahler (γ-Strahler geben energiereiche Strahlung in Form sog. γ-Quanten ab) mit einer Halbwertszeit von 60 Tagen. Das Nuklid läßt sich als Halogen gut in fast alle Moleküle einbauen und ist in Szintillationszählern (lat.: scintillare = Funken sprühen) gut meßbar.

In den meisten Reagenziensätzen ist heute nur eine sehr geringe Menge an Radioaktivität enthalten. In jedem Fall unterliegt aber der Umgang mit offener Radioaktivität, also mit Radioaktivität, die ungeschützt als Lösung verwendet werden kann, strengen gesetzlichen Bestimmungen.

Zur Messung pipettiert man den Antikörper, die Untersuchungsprobe bzw. den Standard und das markierte Antigen zusammen in ein Röhrchen. Das radioaktiv markierte Antigen wird auch „Tracer" (engl.: Spurenfinder) genannt. Enthält die untersuchte Probe viel Antigen, wird sich wenig radioaktiv markiertes gleiches Antigen an den Antikörper binden können. Enthält umgekehrt die unbekannte Probe wenig der gesuchten Substanz, wird sich viel radioaktives Antigen binden können.

Nach Ablauf der Inkubationszeit muß vor der Messung das an den Antikörper gebundene radioaktiv markierte Antigen vom nicht gebundenen Antigen getrennt werden. Diese Trennung von gebundenem und ungebundenem markierten Antigen ist der anfälligste Teil kompetitiver Immunoassays. Am einfachsten ist die Trennung, wenn sich der Antikörper an einer Festphase, zum Beispiel an einem Röhrchen befindet.

Eine weitere Möglichkeit besteht in der chemischen Fällung der entstandenen Antigen-Antikörper-Komplexe. Hierzu wird Polyäthylenglykol (PEG), Alkohol, aktivierte Holzkohle (charcoal) oder Ionenaustauscherharz (Resin) verwendet. Nach der Fällung wird das Röhrchen zentrifugiert und die Flüssigkeit bis auf den Bodensatz entfernt.

Eine dritte Möglichkeit besteht in der Präzipitation der Antigen-Antikörper-Komplexe durch einen zweiten, gegen den ersten Antikörper gerichteten Antikörper (Doppelantikörpertechnik). Ist der erste Antikörper zum Beispiel ein Ziegenantiserum gegen menschliches Insulin, benutzt man als zweiten Antikörper ein Kaninchenantiserum gegen Ziegenimmunglobuline. Nach Zentrifugation wird auch hier die Radioaktivität des Bodensatzes gemessen.

Genauso wie bei den nichtkompetitiven Immunoassays werden auch die kompetitiven Assays mit Hilfe von Standards ausgewertet. Hierbei ist die Form der Kurve ähnlich, also S-förmig. Die Kurve steigt jedoch nicht an, sondern fällt ab.

Bei Standardkonzentration „0" ist am meisten radioaktiver Tracer gebunden, bei der höchsten Standardkonzentration am wenigsten.

Analog zu anderen Immunoassays müssen auch beim Radioimmunoassay mehrere Kontrollen in verschiedenen Bereichen der Standardkurve mitgeführt werden. Seren, deren Konzentration an gesuchtem Antigen höher ist als die höchste Standardkonzentration, müssen verdünnt werden. Der schematische Verlauf einer derartigen Reaktion ist in Abb. **33** dargestellt.

Gesetzliche Vorschriften zum Umgang mit offener Radioaktivität

Alle Personen, die radioaktive Nuklide im Laborbereich benutzen wollen, benötigen hierzu eine Genehmigung der zuständigen Behörde. Ist die Genehmigung erteilt, unterliegt die Benutzung der Nuklide den Vorschriften der Strahlenschutzverordnung (StrlSchV), die auch die

Positive Reaktion

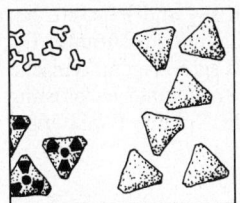 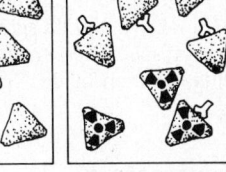 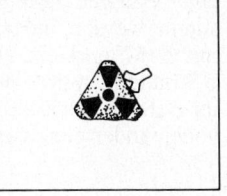

Antikörper
+ viel gesuchtes Antigen
+ markiertes Antigen

= Bindung an markiertes und
 unmarkiertes Antigen

= nur wenig gebundenes
 radioaktives Antigen

Negative Reaktion

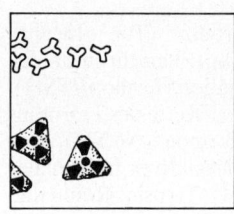 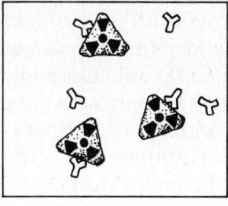 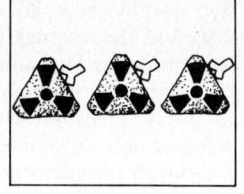

Antikörper
+ kein Antigen im Serum
+ markiertes Antigen

= Bindung nur an markiertes
 Antigen

= viel gebundenes
 radioaktives Antigen

Abb. **33** Radioimmunoassay (Konkurrenzreaktion).

Überwachung der mit der Radioaktivität umgehenden Personen, die Lieferung und Abgabe von Radioaktivität, die Entsorgung, die Meldepflicht usw. regelt.

Modifikationen der Methode

Außer mit J125 können die Antigene auch mit anderen Nukliden oder Enzymen markiert werden.

Soll beispielsweise die Konzentration des Vitamin B_{12} (Cobalamin) bestimmt werden, verwendet man als radioaktiven Tracer ein mit Co 57 markiertes Vitamin B_{12}, dessen zentrales Kobaltatom radioaktiv markiert wurde.

Bei Arbeiten mit Nukleinsäuren liegt es nahe, die Phosphorsäure der DNA oder RNA mit radioaktivem P 32 zu markieren.

Auch sind Doppelmarkierungen möglich: so kann zum Beispiel in einer einzigen Serumprobe gleichzeitig Vitamin B_{12} und Folsäure bestimmt werden, indem man die Folsäure mit J 125 und das Vitamin B_{12} mit Co 57 markiert. Da jedes radioaktive Nuklid seine eigene typische γ-Strahlung besitzt, ähnlich dem typischen Spektrum einer Farblösung im Bereich des sichtbaren Lichts, können beide Nuklide unabhängig voneinander gemessen werden.

Anwendungen des Radioimmunoassays

Bestimmung von Steroidhormonen:

Cortisol, Aldosteron, Dihydroepiandrostendion, Progesteron, Östriol, Östradiol, 17-β-Progesteron und weitere.

Messung von anderen Hormonen:

Tetrajodthyronin (Thyroxin = T_4), Trijodthyronin (T_3), Insulin, C-Peptid (Bruchstück bei der Insulinausschüttung), Parathormon, luteinisierendes Hormon (LH), follikelstimulierendes Hormon (FSH), Choriongonadotropin (HCG, meist wird nur die β-Kette des Hormons als β-HCG bestimmt), adrenokortikotropes Hormon (ACTH), Gastrin, andere intestinale Hormone wie VIP (vasoaktives intestinales Peptid), thyreoideastimulierendes Hormon (TSH), Trypsin, Renin und weitere.

Medikamente:

Digoxin, Digitoxin, Aminoglykosidantibiotika (wie Gentamycin, Amikacin), Theophyllin, Antiepileptika (wie Barbiturate).

Andere biologisch wichtige Substanzen:

„Tumormarker" wie CEA, TPA, CA 19-9 usw., Gallensäuren, Vitamin B_{12}, Folsäure, Vitamin D (und seine Metabolite, wie 25-OH-Vitamin D_3), Vitamin B_6, Vitamin E, Neopterin und weitere.

Trennung von Immunglobulinen

Der Nachweis einer frischen Infektion ist bei vielen serologischen Reaktionen durch die Bestimmung von IgM-Antikörpern gegen den in Frage kommenden Erreger möglich.

Bei vielen Enzymimmunoassays und auch bei indirekten Fluoreszenztests können IgM-Antikörper direkt aus dem Patientenserum bestimmt werden. Hierbei wird als zweiter Antikörper ein markiertes Anti-IgM verwendet.

Eine weitere Möglichkeit besteht darin, durch ein an die Festphase gebundenes Anti-IgM diese Antikörper aus dem Serum „herauszufangen". Diese Art des Testaufbaus wird daher auch „catch-assay" genannt.

Bei anderen serologischen Verfahren ist es nötig, vor der Durchführung die IgG-Antikörper im Serum von den IgM-Antikörpern zu trennen. Hierzu gibt es eine Reihe von Methoden, die je nach Fragestellung eingesetzt werden können.

1. Ultrazentrifuge

IgG-Antikörper und IgM-Antikörper werden nach ihrem Verhalten in der Ultrazentrifuge auch 7-S- und 19-S-Immunglobuline genannt. Die Ultrazentrifuge trennt die Proteine nach ihrem Molekulargewicht durch sehr schnelle ($100\,000\times g$ und mehr) Zentrifugation.

Neben großen Zentrifugen gibt es auch kleine, mit Druckluft betriebene Modelle, die zum Beispiel eine 100 µl-Probe zentrifugieren können und für serologische Labors durchaus brauchbar sind.

2. Gelfiltration

Bei der Gelfiltration werden IgG und IgM durch ein Molekularsieb (Gel) voneinander getrennt. Als Gele sind Sepharose, Sephadex oder auch kleine Glasteilchen brauchbar.

Das Gel wird in eine Säule gepackt und mit Puffer angefeuchtet. Anschließend wird die Serumprobe aufgegeben, die zusammen mit Puffer durch die Säule hindurchläuft oder hindurchgepumpt wird. Die voneinander getrennten Eiweiße (IgG und IgM und alle weiteren Serumproteine) werden in Portionen zu je 1−2 ml in Röhrchen gesammelt (Fraktionssammler). Zwischen der Säule und dem Fraktionssammler befindet sich ein Photometer, das die Menge der Eiweiße (bei 260 nm und 246 nm) mißt.

3. Ionenaustauschersäulen

Eine weitere Möglichkeit zur Trennung von IgG und IgM besteht darin, die Serumprobe in eine Ionenaustauschersäule zu geben. Diese Trennsäulen enthalten ein Kunststoffharz, das die Moleküle aufgrund ihrer Ladung voneinander trennt.

IgG und IgM besitzen unterschiedliche elektrische Ladungen und können so voneinander getrennt werden. Diese Säulen sind fertig konfektioniert zu erhalten.

4. Affinitätschromatographie

Bei diesem Verfahren werden auch Säulen benutzt, die aber mit einem Antikörper gegen IgM beschichtet sind. IgM wird damit vollständig aus dem Serum entfernt und kann anschließend aus der Säule ausgewaschen (eluiert) werden. Das Trennmaterial ist jedoch sehr teuer und die Technik selbst in der Durchführung schwierig.

5. Absorption durch Protein A

Ein Protein A genanntes Eiweiß auf der Membran von Staphylokokken bindet sich schnell und selektiv an IgG (Fc-Stück). Gibt man Protein-A-tragende Staphylokokken zu menschlichem Serum, wird etwa 95% des IgG an die Bakterien gebunden. Nur IgG der Subklasse 4 wird nicht gebunden. Im Überstand findet sich somit nur noch IgM, IgA und IgG_4. Diese einfache Trennung von IgM und IgG ist für bestimmte Techniken durchaus ausreichend.

Vor der Bestimmung der IgM-Antikörper muß bei allen Verfahren mit empfindlichen Methoden (Nephelometrie oder ähnliches) überprüft werden, daß sich in der IgM-Fraktion kein anderes Immunglobulin mehr befindet.

Werden Trennsäulen benutzt, ist das Serum mehr oder weniger stark mit Puffer verdünnt. Vor der Untersuchung muß es wieder auf die ursprüngliche Konzentration des IgM gebracht werden, was durch Einengen mit einer halbdurchlässigen Membran möglich ist. Fertige Kammern zum Konzentrieren biologischer Flüssigkeiten sind im Handel.

3. Anwendungen serologischer und immunologischer Methoden in der Labordiagnostik

Im folgenden Teil werden einige Anwendungen der beschriebenen Methoden dargestellt. Nachdem serologische und immunologische Tests zunächst ausschließlich für die Diagnostik von Infektionskrankheiten benutzt wurden, haben diese Methoden heute ein Anwendungsspektrum, das die gesamte Labormedizin umfaßt.

Der Abschnitt beginnt mit der nach wie vor wichtigen serologischen Diagnostik der Infektionskrankheiten, wobei die Teilung nach Bakterien, Viren und Parasiten beibehalten wurde.

Die immer bedeutsamer werdende Bestimmung des immunologischen Reaktionsvermögens des Organismus ist im zweiten Teil dargestellt.

Anschließend wird die Diagnostik der rheumatischen Erkrankungen, der Autoimmunkrankheiten und der Allergien beschrieben.

Der letzte Teil gibt einen kurzen Überblick über weitere Anwendungsmöglichkeiten der serologisch-immunologischen Diagnostik außerhalb der geschilderten Gebiete und beschreibt die Methoden der Immunhämatologie.

Bakterielle Erkrankungen

Treponema pallidum und andere Treponemen

T. pallidum ist der Erreger der Lues oder Syphilis, einer fast ausschließlich durch geschlechtliche Kontakte übertragenen Infektionskrankheit.

Neben T. pallidum gibt es aber auch einige andere, meist außerhalb von Mitteleuropa vorkommende Treponemen, die beim Menschen Krankheiten erregen. Diese Krankheitserreger sind in Tab. 24 zusammengefaßt.

Die in Mitteleuropa häufigste Treponemenerkrankung, die Lues, verläuft nach einer Inkubationszeit von 1−2 Wochen typischerweise in drei Phasen, die als Lues I, II und III (L I, L II, L III) bezeichnet werden:

1. L I: Primäraffekt – ein kleines schmerzloses Geschwür an der Eintrittspforte der Bakterien, also meist am Penis oder an der Vulva.

2. L II: Generalisation – eine Allgemeinerkrankung mit mehr oder weniger typischen Hautveränderungen und Lymphknotenschwellungen. Während dieser Phase können die Bakterien im Blut zirkulieren.

3. L III: Spätmanifestationen wie Neurolues oder Gefäßlues – eine Erkrankung des Zentralnervensystems oder von Arterien. Bei der Neurolues kommt es entweder zu einem Krankheitsbild wie bei einer Enzephalitis (Hirnentzündung), oder zu einer Tabes dorsalis (lat.: Rückenmarkstaubheit), die die sensiblen Zellen des Rückenmarks befällt.

Eine weitere Manifestation ist die progressive Paralyse, die die Zellen der Hirnrinde zerstört und so zu Persönlichkeitsveränderungen und Schwachsinn führt.

Bei den Gefäßerkrankungen ist meist die Aorta befallen, man nennt die Erkrankung Mesaortitis luetica.

Zwischen der ersten und zweiten Phase der Erkrankung vergehen einige Wochen, zwischen der zweiten und dritten Phase mehrere Jahre. Die Erkrankung wird zwischen L II und L III als Lues latens bezeichnet. Die Lues ist eine der anonym meldepflichtigen übertragbaren Geschlechtskrankheiten.

Nach Einführung der antibiotischen Therapie (Penicillin) ist die „klassische" Form der Lues seltener geworden. Häufig kommt es zu

Tabelle **24** Klassifikation menschlicher Treponemeninfektionen

Erkrankung	Synonyma	Erreger	Übertragung	Natürl. Wirt	Vorkommen
Syphilis	Lues	T. pallidum	venerisch	Mensch	weltweit
Endemische S.	Bejel u. a.	T. pallidum	nichtven.	Mensch	Afrika, Asien, Südeuropa
Frambösie	Yaws, Pian	T. pertenue	Kontakt	Mensch, Primaten	Afrika, Südamerika
Pinta	Mal del Pinto	T. careteum	Kontakt	Mensch	Südamerika

Tabelle **25** Serologische Untersuchungsmethoden zur Diagnostik der Syphilis

Testsystem	Antigen	Antikörper	Empfind-lichkeit	Spezifität	Befundung	Therapie-kontrolle
TPHA	T. pallidum an Erythrozyten	IgG und IgM / 3:1	sehr gut	sehr gut	qualitativ	nein
FTA-Abs.	Abget. T. pallidum	IgG und IgM	sehr gut	gut	qualitativ	nein
IgM-FTA	Abget. T. pallidum	IgM	sehr gut	gut	qualitativ	ja
CMFT	Cardiolipin	Autoantikörper	gut	mäßig	halbquantitativ	ja

untypischen Verlaufsformen, die man auch als „maskierte Syphilis" bezeichnet und deren Diagnostik entsprechend schwierig ist.

Serologische Diagnostik

T. pallidum kann bisher außerhalb des lebenden Organismus nicht angezüchtet werden. Daher ist die Lues neben der klinischen Symptomatik ausschließlich durch serologische Untersuchungen zu diagnostizieren. Das hat dazu geführt, daß der Nachweis von Lipoidantikörpern zur Diagnose der Syphilis lange Zeit die einzig wichtige serologische Reaktion überhaupt war: die nach einem der Erstbeschreiber benannte *Wassermannsche Reaktion*.

Folgende Methoden werden heute zum Nachweis von Antikörpern gegen T. pallidum benutzt (Tab. **25**):
 1. *Treponema-pallidum-Hämagglutinationstest (TPHA)*, ein passiver Hämagglutinationstest (s. passive Agglutinationen), bei dem Antigene von T. pallidum an Schaferythrozyten gebunden werden. Der TPHA ist eine empfindliche Methodik zum Nachweis treponemenspezifischer Antikörper und wird im Verlauf der Erkrankung nach etwa 2−6 Wochen positiv. Seine Empfindlichkeit für Antikörper der Klasse IgM ist geringer als für IgG. Nur in seltenen Fällen verschwinden die mit dem TPHA nachweisbaren Antikörper nach einer antibiotischen Behandlung. In den meisten Fällen bleibt die Reaktion jahrzehnte- oder lebenslang positiv. Bei sehr lange zurückliegender Erstinfektion mit T. pallidum kann mitunter nur der TPHA allein positiv bleiben.
 Aus dem Nachweis von Antikörpern gegen T. pallidum mit dem TPHA kann also nur geschlossen werden, daß der Patient irgendwann Kontakt zu den Bakterien gehabt hat. Die Reaktion gibt keine Auskunft über die entzündliche Aktivität oder die Behandlungsbedürftigkeit der Infektion. Die halbquantitative Auswertung des Tests, also das Feststellen eines Titers, bringt in den meisten Fällen keine zusätzlichen Informationen, so daß mit Ausnahme der Diagnostik der Neurosyphilis auf sie verzichtet werden kann.
 Der Test zeigt eine Empfindlichkeit von 95% im Vergleich zum FTA-Absorptionstest und eine Zuverlässigkeit (Spezifität) von 96%. Der TPHA ist als Screening-Test für Patientenseren sehr gut geeignet, weil er eine hohe Empfindlichkeit und Zuverlässigkeit besitzt und leicht durchzuführen ist.
 Seren, die mit dem TPHA eine positive Reaktion zeigen, sollten anschließend mit mindestens einer weiteren Methode zum Nachweis von Antikörpern gegen T. pallidum untersucht werden, um das Ergebnis zu sichern. Falsch positive Reaktionen kommen selten bei Patienten mit Autoimmunerkrankungen vor.

2. Der *Fluoreszenz-Treponemen-Antikörper-Test (FTA-Absorptions-test)* ist ein indirekter Fluoreszenztest (s. dort).

Die im Serum normalerweise vorkommenden Antikörper gegen andere Treponemen, die zum Beispiel zur Mundflora gehören, werden durch eine Vorinkubation mit sog. Reiter-Treponemen (nichtpathogenen Treponemen) absorbiert, daher heißt der Test FTA-Absorptionstest.

Die mit dem FTA-Absorptionstest nachweisbaren Antikörper sind nur gegen T. pallidum gerichtet. Der FTA-Absorptionstest wird bei Untersuchung von Patienten mit einer frischen Lues je nach dem benutzten Antihumanglobulin gleichzeitig oder etwas früher positiv als der TPHA.

Die Empfindlichkeit der Methode für Antikörper der Klassen IgM und IgG ist etwa gleich. Im Vergleich zu dem früher als Referenzmethode angesehenen Treponemen-Immobilisationstest (Nelson-Test) zeigt der FTA-Absorptionstest eine fast gleiche Spezifität und Empfindlichkeit.

Genau wie beim TPHA bleiben die mit dem FTA-Absorptionstest nachweisbaren Antikörper in den meisten Fällen lebenslang nachweisbar, so daß auch der FTA-Absorptionstest keine Aussage über die entzündliche Aktivität oder über die Behandlunsbedürftigkeit zuläßt.

Die Angabe der mit dem FTA-Absorptionstest nachweisbaren Antikörper erfolgt rein qualitativ.

Modifikationen der Methode erlauben es, IgM-Antikörper gegen T. pallidum nachzuweisen und so eine Aussage über die entzündliche Aktivität und über die Behandlungsbedürftigkeit zu machen. Spezifisches IgM kann nach der Trennung von IgM und IgG mit dem FTA-Absorptionstest auf übliche Weise nachgewiesen werden.

Eine andere Möglichkeit zum Nachweis von treponemenspezifischem IgM ist die Verwendung von fluoresceinmarkiertem Anti-IgM anstelle von Antihumanserum. Wegen der relativ großen Rate von falsch positiven Befunden, besonders bei Patienten mit Autoimmunerkrankungen, wird diese Technik jedoch nicht allgemein empfohlen.

Bei der Untersuchung von Patientenseren, die große Mengen von treponemenspezifischem IgG enthalten, kann bei dieser Methode ein falsch negatives Ergebnis gefunden werden. Denkbar ist diese Konstellation zum Beispiel bei einer Reinfektion, ein bei der Lues häufig vorkommendes Ereignis.

Die Seren von fast allen Patienten, die eine Infektion mit T. pallidum haben oder hatten, zeigen sowohl im TPHA als auch im FTA-Absorptionstest eine positive Reaktion.

Bei Infektionen mit anderen Bakterien der Gattung Spirochaetales, zu denen die Treponemen gehören, kommt es vereinzelt zu einem positiven Ausfall des FTA-Absorptionstests. Dies kann z. B. bei einer Infektion mit Ixodes-Spirochäten passieren, dem Erreger der Lyme-Krankheit (Ixodes-Spirochäten = Borrelia burgdorferi). Bei manchen Patienten muß auch an andere Treponemeninfektionen (Frambösie, Pinta) gedacht werden (s. Tab. **25**).

3. Der *Cardiolipin-Mikroflockungstest (CMFT)* ist eine Präzipitationsreaktion, die ein aus Rinderherzen gewonnenes Lipid (Cardiolipin) als Antigen benutzt. Der Test wird auch als VDRL-Test bezeichnet, eine Abkürzung, die vom Venereal Disease Research Laboratory, dem amerikanischen Forschungslabor für Geschlechtskrankheiten, abgeleitet ist.

Der CMFT weist keine treponemenspezifischen Antikörper nach, sondern einen Autoantikörper, der gegen ein sowohl bei Tieren (Cardiolipin) als auch beim Menschen vorkommendes Lipid gerichtet ist. Der Test ist daher bei verschiedenen Entzündungsreaktionen und nur bei etwa 70% aller Patienten mit Lues positiv. Den positiven Ausfall der Reaktion bezeichnet man bei diesem Test auch als „reaktiv".

Der diagnostische Wert des CMFT liegt in seiner Möglichkeit, eine Aussage über die entzündliche Aktivität und damit über die Behandlungsbedürftigkeit der Infektion zu machen.

Der CMFT wird halbquantitativ bewertet, d. h., es werden Antikörpertiter angegeben. Die mit dem CMFT nachweisbaren Antikörper verschwinden als Autoantikörper in den meisten Fällen nach einer erfolgreichen Behandlung. Zeigt ein Patient nach einer Behandlung und einem negativen CMFT erneut eine positive Reaktion, ist dies ein Hinweis auf eine Reinfektion.

Der CMFT kann aber diagnostisch nur im Zusammenhang mit dem TPHA und dem FTA-Absorptionstest bewertet werden. Ohne den Nachweis treponemenspezifischer Antikörper ist der Test wegen seiner geringen Empfindlichkeit und Richtigkeit nicht zu interpretieren. In manchen Ländern wird der CMFT mitunter noch als Screening-Untersuchung zum Ausschluß einer Lues eingesetzt.

4. Der *Treponemen-Immobilisationstest (TPI-Test)* (Methode nach Nelson und Mayer, daher auch *Nelson-Test*) beruht auf der Fähigkeit von Antikörpern gegen T. pallidum die Bewegung der Bakterien zu blockieren, d. h. sie immobil = unbeweglich zu machen.

Das Serum des Patienten wird hierbei zu lebenden Treponemen gegeben. Da die Reaktion komplementabhängig ist, muß noch Meerschweinchenserum zugefügt werden. Nach einer kurzen Inkubationszeit wird mikroskopisch die Beweglichkeit der Bakterien untersucht. Der Test ist treponemenspezifisch und wurde lange Zeit als Referenzmethode zum Nachweis von Antikörpern bei der Lues angesehen.

Neben Problemen des Untersuchungsmaterials (das Serum muß absolut antibiotikafrei sein) wird der Anwender der Methode durch die Benutzung lebender menschenpathogener Treponemen gefährdet. Da mit dem FTA-Absorptionstest eine gleichwertige Methode zur Verfügung steht, wird der TPI-Test fast nicht mehr durchgeführt.

5. Der *Rapid-Plasma-Reagin-Test (RPR-Test)* ist ein Präzipitationstest mit Cardiolipin als Antigen. Gegenüber dem in Empfindlichkeit und Spezifität fast gleichen CMFT bietet er den Vorteil leichterer Ablesbarkeit.

6. Die *Komplementbindungsreaktion mit sog. Pallida-Antigen* (Pallues) bietet gegenüber den oben beschriebenen Methoden keine diagnostischen Vorteile, ist aber schwieriger in der Durchführung und von geringerer Spezifität und Zuverlässigkeit als z. B. TPHA und FTA-Absorptionstest. Die Pallues-KBR, die lange als „klassische" Luesseroreaktion galt, hat daher in den vergangenen Jahren zunehmend an Bedeutung verloren.

7. Weitere serologische Methoden zum Nachweis von Antikörpern gegen T. pallidum sind beschrieben worden. Hierzu gehören zum Beispiel enzymimmunologische und radioimmunologische Methoden. Beide Tests haben sich bisher in der Routinediagnostik nicht durchsetzen können.

Wertigkeit und Interpretation der Reaktionen

Beim klinischen Verdacht auf eine Lues oder aber zur Ausschlußdiagnostik sollte zunächst als Screening-Test der TPHA durchgeführt werden. Bei positivem Reaktionsausfall sichert der FTA-Absorptionstest die Ergebnisse ab.

Die entzündliche Aktivität und damit die Behandlungsbedürftigkeit der Infektion können durch den Nachweis von spezifischem IgM mit dem IgM-FTA-Absorptionstest und mit dem CMFT beurteilt werden.

Ein Flußdiagramm zu einer stufenweisen serologischen Diagnostik der Syphilis ist in Tab. **26** dargestellt.

Zur Diagnostik der Neurolues ist die Bestimmung der treponemenspezifischen Antikörper in Liquor und Serum sinnvoll. Durch die gleichzeitige Messung von Immunglobulin G in beiden Materialien kann man einen Quotienten aus Serumtiter (TPHA) und IgG sowie aus Liquortiter und IgG bilden, der zur Beurteilung der Aktivität der Erkrankung wichtig ist.

Bei der Diagnostik der angeborenen Syphilis (Lues connata) ist besonders der Nachweis von spezifischem IgM mit dem IgM-FTA-Absorptionstest wichtig.

Zur Verlaufskontrolle während und nach einer Therapie eignet sich der Cardiolipintest (CMFT), dessen Titer bei erfolgreicher Behandlung rasch absinkt.

Tabelle **26** Flußdiagramm zur serologischen Diagnostik der Syphilis

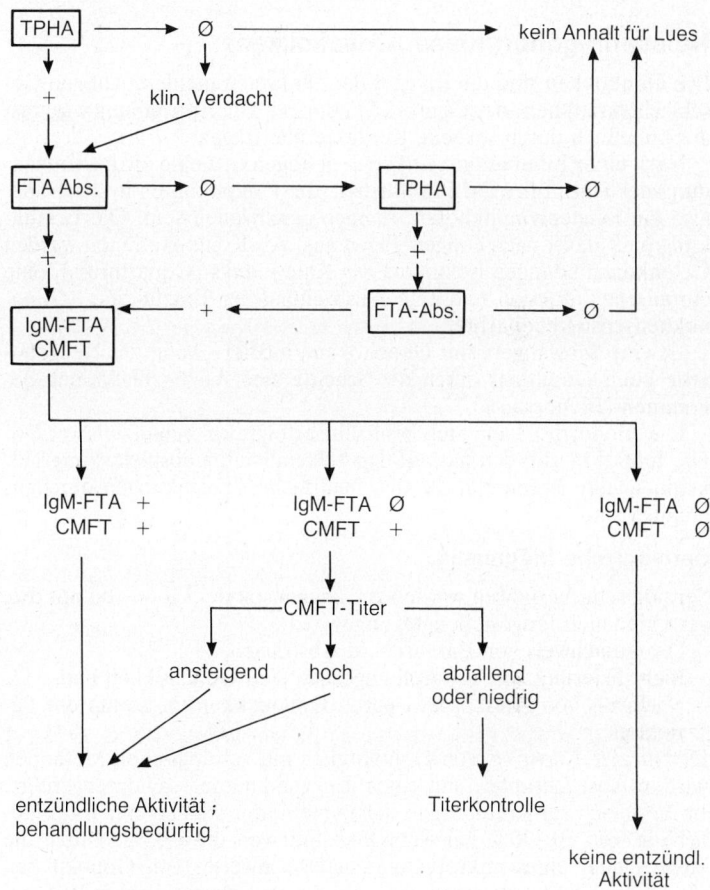

Wie bei allen anderen serologischen Reaktionen stellt der Nachweis von Antikörpern gegen T. pallidum nur eine Momentaufnahme einer immunologischen Auseinandersetzung mit den Bakterien dar. Bei Diskrepanzen zwischen dem klinischen Bild und dem Ausfall der serologischen Reaktionen sollte dem klinischen Bild der Vorrang eingeräumt werden. Unter Berücksichtigung der Funktionsfähigkeit des Immunsystems des Patienten sollten anschließend die Reaktionen wiederholt werden.

Neisseria gonorrhoeae (Gonokokken)

Die Gonkokken sind die Erreger der häufigsten meldepflichtigen Geschlechtskrankheit, der Gonorrhö (Tripper). Die Erkrankung wird fast ausschließlich durch sexuelle Kontakte übertragen.

Nach einer Inkubationszeit von 2−4 Tagen tritt eine eitrige Entzündung der Harnröhre auf (Urethritis). Die Lymphknoten in der Nähe, also die Leistenlymphknoten, können geschwollen sein. Die Erkrankung heilt meist nach einigen Tagen aus. Als Komplikationen werden Gelenkentzündungen besonders des Kniegelenks (Gonarthritis), eine chronische Infektion und eine Ausbreitung der Entzündung (Gonokokkensepsis) beobachtet.

Ist eine Schwangere mit Gonokokken infiziert, kann das Neugeborene beim Durchtritt durch die Scheide eine Augenentzündung bekommen (Blenorrhö).

Die Gonorrhö kann mit Penicillin erfolgreich behandelt werden. Die Infektion, die sich nur auf den Schleimhäuten abspielt, hinterläßt keine sichere Immunität, so daß mehrfache Erkrankungen durchaus möglich sind.

Serologische Diagnostik

Serologische Verfahren werden zur Diagnostik der Gonorrhö mit drei verschiedenen Fragestellungen angewandt:
− Direktnachweis von Bakterien in Abstrichen,
− Identifizierung von kulturell angezüchteten Gonokokken und
− Nachweis von Antikörpern gegen Gonokokken im Serum der Patienten.

Der *direkte Nachweis* von Gonokokken mit serologischen Methoden wird in Abstrichtupfern mit einem Enzymmimmunoassay durchgeführt. Im Vergleich zur Kultur ergab sich in mehreren Studien eine Empfindlichkeit von 80−90% bei einer Spezifität von etwa 95%. Durch die lange Dauer eines mikrobiologischen Nachweises von Gonokokken (3−4 Tage) findet der schnell (in 4 Stunden) durchführbare EIA zunehmend Verbreitung. Als Nachteil des Immunoassays ist vor allem der höhere Reagenzienpreis zu nennen. Eine optimale Gonorrhödiagnostik umfaßt sowohl den direkten als auch den kulturellen Nachweis der Gonokokken.

Serologische Methoden werden auch eingesetzt, um kulturell angezüchtete Gonokokken mit einem *Objektträgeragglutinationstest* zu identifizieren. Mehrere Reagenziensätze sind hierfür im Handel, die meist auf dem Prinzip der passiven Agglutination beruhen.

Die dritte Einsatzmöglichkeit serologischer Methoden bei Infektionen mit Gonokokken ist der *Nachweis von Antikörpern* im Patientenserum. Hier sind viele serologische Methoden beschrieben worden. Die üblichsten Verfahren sind die KBR, der indirekte Fluoreszenztest, die passive Hämagglutination und Enzymimmunoassays. Allen Methoden ist gemeinsam, daß ihre Empfindlichkeit je nach Methode und untersuchten Patienten nur zwischen 20% und 70% liegt. Werden Antikörper nachgewiesen, ist die Spezifität der Methoden allerdings sehr hoch (etwa 90−95%). Die geringe Empfindlichkeit des Antikörpernachweises, die besonders bei männlichen Patienten auffällt, ist vor allem dadurch bedingt, daß die Schleimhautinfektion Gonorrhö meist zu keiner starken Antikörperreaktion führt und früh antibiotisch behandelt wird. Aus diesen Gründen ist der Antikörpernachweis bei Gonorrhö nicht sehr verbreitet.

Streptokokkeninfektionen

Streptokokken sind grampositive Kettenkokken, die im menschlichen Körper an vielen Stellen (Mundhöhle, Haut, Darm) ihr normales Habitat (lat.: habitare = wohnen) haben.

Die Familie der Streptokokken wird in verschiedene Gruppen unterteilt, die mit Buchstaben A−G bezeichnet werden. Als Krankheitserreger kommen beim Menschen meist hämolysierende (genauer β-hämolysierende) Streptokokken vor, die den Gruppen A, B und C angehören. Diese Bakterien verursachen Hals- und Mandelentzündungen (Pharyngitis und Tonsillitis), Scharlach, Hautinfektionen (Impetigo, Erysipel) und andere Infektionen. Die Bakterien selbst lassen sich mikrobiologisch leicht diagnostizieren. Gefürchtet sind jedoch die im Abstand von 1−6 Wochen nach einer Infektion durch Streptokokken der Gruppe A (meist Tonsillitis) auftretenden Nachkrankheiten.

Zu diesen Nachkrankheiten gehören das akute rheumatische Fieber, das vorwiegend bei Kindern auftritt und durch eine schmerzhafte Entzündung der großen Gelenke (Knie-, Ellenbogen- und Schultergelenk) mit Fieber gekennzeichnet ist.

Eine weitere Nachkrankheit ist die akute Glomerulonephritis, eine Entzündung des Filterorgans (Glomerulus) der Niere. Bei dieser Erkrankung fallen vor allem Ödeme (Flüssigkeitsansammlungen in den unteren Körperteilen = „dicke Beine"), hoher Blutdruck und eine Proteinurie (Eiweißausscheidung mit dem Urin) auf.

Eine dritte Nachkrankheit nach einem Streptokokkeninfekt ist die rheumatische Endokarditis (Endokard = Herzinnenhaut), die allerdings meist erst später diagnostiziert wird. Die Erkrankung macht sich durch Herzklappenfehler (Insuffizienz = Undichtigkeit oder Stenose = Verengung) bemerkbar.

Eine weitere seltene Nachkrankheit nach einem Streptokokkeninfekt ist eine Chorea (Anfallsleiden; Veitstanz).

Serologische Diagnostik

Serologische Verfahren werden bei Streptokokkeninfektionen angewandt, um die Nachkrankheiten durch einen Anstieg von Antikörpern
zu diagnostizieren.

Ferner werden serologische Methoden eingesetzt, um Bakterien
nach der Anzüchtung im mikrobiologischen Labor zu typisieren.

Hämolysierende Streptokokken der Gruppe A geben während ihrer
Vermehrung im Körper eine Reihe von Produkten ab, gegen die der
menschliche Organismus Antikörper produziert. Die für die Diagnostik gebräuchlichsten extrazellulären Antigene von A-Streptokokken
sind das Streptolysin O, die Desoxyribonuclease B (DNAse) und die
Nicotinamid-adenin-dinucleotidase (NADase).

Andere Streptokokkenprodukte, gegen die gleichfalls Antikörper
gebildet werden, sind die Hyaluronidase und die Streptokinase
(Tab. 27). Neben diesen extrazellulären Produkten werden selbstverständlich während einer Streptokokkeninfektion auch Antikörper gegen Antigene des Bakterienkörpers gebildet. Hierbei sind Polysaccharidantigene der A-Streptokokken und das für jeden Typ Streptokokken spezifische sog. M-Protein besonders interessant.

Für die serologische Diagnostik der Streptokokkennachkrankheiten
werden in der Routine ausschließlich Antikörper gegen die extrazellulären Antigene der Streptokokken nachgewiesen. Bekanntester und
am häufigsten benutzter Antikörper ist das Antistreptolysin (s. Neutralisationsreaktionen), dessen Menge im Serum im Vergleich zu einem internationalen Referenzpräparat in Einheiten/ml angegeben
werden kann.

Nach einer Streptokokkeninfektion im Rachen kommt es bei mehr
als 80% der Patienten zur Bildung von Antistreptolysin O. Bei Hautinfektionen mit Streptokokken werden Antikörper gegen Streptolysin O
seltener beobachtet. Zur Diagnose einer akuten Infektion sind serologische Methoden nicht geeignet. Der eigentliche Wert der Bestimmung
von Antistreptolysin O (ASL, AST = Antistreptolysintiter) liegt in der
Diagnostik der Nachkrankheiten (rheumatisches Fieber, Glomerulonephritis, rheumatische Endokarditis). Ein sehr hoher Titer von Antistreptolysin O oder aber ein Titeranstieg um mehr als das Vierfache
sind zusammen mit der klinischen Symptomatik ein sicherer Hinweis
auf das Vorliegen einer Streptokokkennachkrankheit.

Die alleinige Bestimmung von Antistreptolysin O kann jedoch in einigen Fällen zur Diagnosestellung nicht ausreichend sein. Bei Glomerulonephritis nach einer Streptokokkeninfektion der Haut findet man
mitunter keinen Anstieg des ASL; bei rheumatischer Endokarditis ist
der Titer des ASL meist schon wieder normal. Weiter kann es bei bestimmten Lebererkrankungen zu falsch hohen Antistreptolysintitern
kommen.

Tabelle **27**   Produkte von Streptokokken der Gruppe A

Produkt/Toxin	Antikörpernachweis durch
Streptolysin O	Aufhebung der Hämolyse
	Latexagglutination
Streptolysin S	keine Antikörper nachweisbar
Streptokinase	Hemmung der Fibrinolyse
Hyaluronidase	Hemmung der Hyaluronsäurespaltung
Desoxyribonuklease B	Hemmung der DNA-Spaltung
NADase	Hemmung der NAD-Spaltung

Abkürzungen:
NAD = Nikotinsäure-Adenin-Dinukleotid

   In diesen Fällen ist es ratsam, Antikörper auch gegen Streptokok-
ken-DNAse B, gegen NADase und gegen Hyaluronidase bestimmen
zu lassen. Hierzu kann ein sog. Streptokokken-Enzym-Mischtest
durchgeführt werden.
   Antikörper gegen Streptokokkenenzyme können aber auch einzeln
gemessen werden. In allen Fällen ist das Meßprinzip eine Neutralisationsreaktion. Hierzu sind eine Reihe von zum Teil kommerziell erhältlichen Testkits entwickelt worden.
   Im Fall der DNAse B wird die Wirkung des Enzyms meist durch die
Abspaltung eines grünen Farbstoffs (Methylgrün) sichtbar gemacht.
   Beim Nachweis der Hyaluronidase benutzt man die Gerinnselbil-
dung, die durch das Enzym aufgehoben werden kann.
   Bei bestimmten Erkrankungen wird das von Streptokokken gebilde-
tete Enzym „Streptokinase" zur Therapie beim Menschen eingesetzt,
da es die Eigenschaft hat, durch Aktivierung des Plasminsystems
(s. Lehrbücher der klinischen Chemie) bereits vorhandene Gerinnsel
aufzulösen. Vor Beginn dieser Therapie muß jedoch bei den Patienten
der Antikörpertiter gegen Streptokinase bestimmt werden, da er Einfluß auf die Dosierung des Medikaments haben kann. In vielen Labors
ist die direkte Bestimmung des Antistreptokinasetiters nicht möglich.
Man benutzt statt dessen den Antistreptolysin-O-Titer oder aber den
Enzymmischtest.
   Eine weitere Anwendung serologischer Methoden bei Streptokokkeninfektionen ist die *Typisierung* der Bakterien nach der mikrobiologischen Isolierung. Diese Tests werden meist als passive Agglutination
mit Latexpartikeln oder mit Zellen von Staphylococcus aureus (s. passive Agglutinationen) durchgeführt.
   Die mit den Latexpartikeln oder mit den Staphylokokken verbunde-
nen Antikörper sind gegen die typspezifischen Polysaccharide der

Streptokokken gerichtet und erlauben eine Differenzierung der medizinisch wichtigen Gruppen A, B, C, D, F und G.

Eine weitere Anwendung serologischer Methoden ist der direkte Nachweis von Streptokokken der Gruppe A aus Rachenabstrichen ohne das Anlegen einer Kultur.

Hierbei wird entweder mit einem Latextest oder aber mit einer einfach zu handhabenden enzymimmunologischen Methode ein M-Protein der Streptokokken in den Rachenabstrichen nachgewiesen.

Während der Nachweis des Antistreptolysins O und die Typisierung von angezüchteten Streptokokken nur in entsprechend ausgerüsteten Labors möglich ist, kann der Direktnachweis der Bakterien z. B. auch in der Kinderarztpraxis durchgeführt werden. Ein Nachteil der direkten Nachweise ist ihre geringere Empfindlichkeit, so daß im negativen Fall auf eine bakteriologische Untersuchung nicht verzichtet werden kann.

Staphylococcus aureus

Staphylokokken sind die „klassischen" Eitererreger, deren Nachweis aus allen Untersuchungsmaterialien mit mikrobiologischen Methoden einfach möglich ist.

In seltenen Fällen kommt es nach einer Staphylokokkeninfektion, genau wie bei den Streptokokkeninfektionen, zu Nachkrankheiten. Von den verschiedenen extrazellulären Produkten von S. aureus ist vor allem das α-Hämolysin von diagnostischer Bedeutung. Gegen dieses Toxin werden bei Normalpersonen relativ gleichbleibende Antikörpertiter gefunden. Erhöhte Antikörperkonzentrationen können daher diagnostisch als Hinweis auf eine chronische Staphylokokkeninfektion (Osteomyelitis, Endokarditis) oder aber auf eine Gelenkerkrankung nach Staphylokokkeninfektion gewertet werden.

Serologische Diagnostik

Das Antistaphylolysin (AStaph) wird genau wie das Antistreptolysin O durch eine Neutralisationsreaktion bestimmt. Wie beim Streptolysin O gibt es zur Standardisierung des Antistaphylolysins ein internationales Referenzpräparat, so daß die Antikörper in E/ml angegeben werden können.

Meningokokken, Influenzabakterien

Sowohl Meningokokken (*Neisseria meningitidis*) als auch Influenzabakterien (*Haemophilus influenzae*) gehören zu den am häufigsten vorkommenden Erregern einer bakteriellen (eitrigen) Hirnhautentzündung (Meningitis).

Beide Bakterien werden bei einer Meningitis häufig im Blut gefunden (Sepsis), können aber auch andere Erkrankungen hervorrufen. Sie besitzen beide eine aus Polysaccharid gebildete Kapsel, die als Antigen wirkt und somit für diagnostische Zwecke benutzt werden kann. Aufgrund der Kapselantigene können die Meningokokken in verschiedene Gruppen eingeteilt werden, die als A, B, C, D, E, H, I, K, L, W 135, X, Y und Z bezeichnet werden. Beim Menschen kommen die Gruppen B, A, C, Y, W 135 in absteigender Häufigkeit vor.

Bei *H. influenzae* besteht die Kapsel aus einem einfachen linearen Polysaccharid, das aus Ribose, Ribitol und Phosphat zusammengesetzt ist und als PRP abgekürzt wird.

Der Nachweis von Antikörpern gegen Meningokokken oder Influenzabakterien ist zwar möglich, jedoch meist nur von epidemiologischer Bedeutung.

Serologische Methoden werden aber zunehmend benutzt, um die Bakterien durch ihre Polysaccharidkapsel direkt im Liquor nachzuweisen.

Serologische Diagnostik

Polysaccharidantigene von *Neisseria meningitidis* werden durch passive Agglutinationsreaktionen oder durch Überwanderungselektrophorese nachgewiesen.

In den vergangenen Jahren haben sich die passiven Agglutinationsreaktionen zunehmend durchgesetzt, wobei als Festphase entweder Latexpartikel oder Protein-A-tragende Zellen von S. aureus benutzt werden. Neuerdings ist ein monoklonaler Antikörper gegen das Polysaccharid der Gruppe B der Meningokokken kommerziell erhältlich. Gegen alle anderen Serotypen gibt es polyklonale Antiseren, die entweder gegen einen einzelnen Subtyp oder gemeinsame Epitope gerichtet sind.

Auch zum Nachweis von H. influenzae sind eine Reihe von ähnlichen Tests entwickelt worden. Es gibt Latexagglutinationen, Agglutination mit S. aureus durch Protein A oder Überwanderungselektrophoresen. In der Praxis werden wegen der leichten Durchführbarkeit meist die passive Agglutination mit Latexpartikeln oder mit S. aureus benutzt.

Bordetella pertussis

Das gramnegative Bakterium *Bordetella pertussis* ist der Erreger des Keuchhustens (Pertussis: lat. tussis = Husten). Die Bakterien, die ihren Namen zu Ehren ihres Entdeckers Bordet erhielten, sind während eines Keuchhustens nur während des als Katarrhalphase bezeichneten Anfangsstadiums der Krankheit in Nasenabstrichen nachweisbar. Die für die Krankheit typischen Hustenanfälle treten erst nach etwa 1–2 Wochen auf und werden wahrscheinlich durch ein von den Bakterien abgesondertes Gift, das Pertussistoxin, verursacht. Eine Behand-

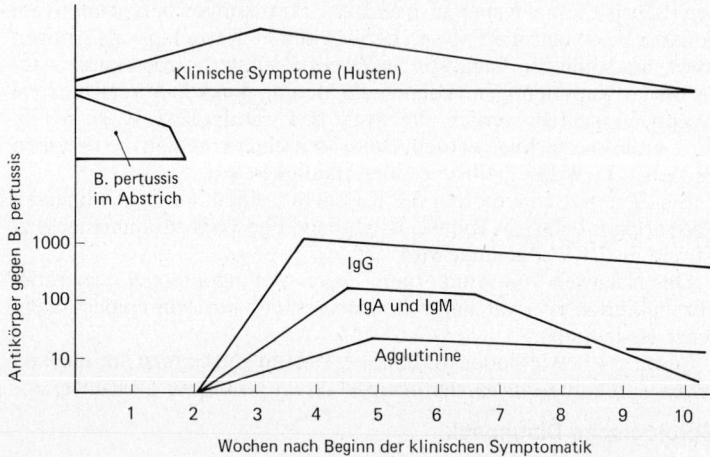

Abb. **34** Schematischer Verlauf der klinischen Symptomatik und des Erreger-nachweises bei Keuchhusten.

lung der Erkrankung durch Antibiotika, die während der Hustenan-fälle begonnen wird, kann zwar die Ausscheidung der Bakterien unter-binden, das Krankheitsbild aber nicht wesentlich bessern. Die Erkran-kung betrifft vor allem Säuglinge und Kleinkinder.

Serologische Methoden

Serologische Tests werden beim Keuchhusten mit zwei unterschied-lichen Fragestellungen angewandt.

Wie in Abb. **34** gezeigt, können in der Frühphase der Erkrankung die Bakterien im Nasenabstrich gefunden werden; es sind aber noch keine Antikörper gegen *B. pertussis* nachweisbar. Da die Anzucht der Bakterien lange dauert (4–7 Tage), versucht man, die Bakterien mit einer direkten Immunfluoreszenz in den Nasenabstrichen nachzuwei-sen. Die Methode hat jedoch Probleme bezüglich ihrer Empfindlich-keit und Spezifität, so daß im Vergleich zur Kultur etwa 20–30% falsch positive und 20–30% falsch negative Ergebnisse gefunden wer-den.

Im weiteren Verlauf des Keuchhustens können zur Differentialdia-gnose gegenüber anderen mit Hustenanfällen verlaufenden Erkran-kungen Antikörper gegen B. pertussis nachgewiesen werden. Abb. **34** zeigt, daß vor allem der Nachweis von IgA-Antikörpern, die nur nach einer natürlichen Infektion auftreten, einen Hinweis auf eine kürzliche Infektion geben kann.

Als Testverfahren kommen der Enzymimmunoassay und die indirekte Immunfluoreszenz in Betracht, wobei die enzymimmunologischen Verfahren empfindlicher sind. Alle Befunde von Antikörpernachweisen gegen B. pertussis sollten aber nur in Zusammenhang mit der entsprechenden Symptomatik interpretiert werden, da auch vereinzelt bei scheinbar Gesunden spezifische IgA-Antikörper gefunden werden können.

Corynebacterium diphtheriae

C. diphtheriae (Coryne = griech.: Keule, von der Form der Bakterien; griech.: diphtheria = Häutchen, von den bei Diphtherie auftretenden Belägen im Rachen) ist der Erreger der Diphtherie. Die Symptome der Erkrankung werden durch ein von den Bakterien abgesondertes Toxin, das Diphtherietoxin, verursacht. Die Bakterien bilden das Toxin nur dann, wenn sie mit einem bestimmten Bakteriophagen infiziert worden sind.

Bei der Diphtherie kommt es zur Bildung dicker Beläge (Membranen) auf der Schleimhaut des Rachens, des Kehlkopfs und der Luftröhre. Die Beläge können die Atmung erschweren oder sogar zum Ersticken führen. Die Infektion kann auch auf die Nasenschleimhaut begrenzt sein. Weiter kann es zu einer Wundinfektion durch C. diphtheriae kommen. Als Komplikationen können Entzündungen der Herzmuskulatur (Myokarditis) und zerebrale Krämpfe auftreten. Die Sterblichkeit beträgt etwa 5–10%. Gegen Diphtherie kann man mit einem chemisch gering veränderten Toxin (Toxoid), das keine Giftwirkung mehr hat, sehr erfolgreich aktiv schutzimpfen.

Trotz der Möglichkeit zur Schutzimpfung sind in den vergangenen Jahren wieder eine Reihe von Diphtheriefällen beobachtet worden, die meist als Gruppenerkrankungen in Schulen und Kinderheimen auftraten.

Serologische Diagnostik

Bei Verdacht auf Diphtherie können die Bakterien aus Rachenabstrichen angezüchtet werden. Zum Nachweis ihrer Toxinproduktion wird eine Doppeldiffusion in Agarmedium benutzt. Die Bakterien geben das gebildete Toxin in den Agar ab, auf den in einigem Abstand ein antitoxinhaltiger Papierstreifen gelegt wurde. Bei einer bestimmten Konzentration von Toxin und Antitoxin entsteht im Agar ein sichtbares Präzipitat. Die Methode wird nach ihrem Erstbeschreiber *Elek-Test* genannt.

Zum Nachweis von Antikörpern gegen das Diphtherietoxin (Antitoxin) sind verschiedene Methoden gebräuchlich. Das klassische Nachweisverfahren von Antitoxin bei Patienten ist der *Schick-Test*. Bei diesem Test wird dem Patienten in den Unterarm eine sehr kleine Menge

Toxin in die Haut gespritzt. Besitzt er Antitoxin, kommt es um die Injektionsstelle herum zu einer intensiven Rötung der Haut.

Antikörper gegen Diphtherietoxin können aber auch im Serum nachgewiesen werden. Als Testmethode kann eine passive Hämagglutination benutzt werden, bei der Schaferythrozyten mit Diphtherietoxoid gekoppelt wurden.

Andere Verfahren zum Nachweis von Antitoxin, wie enzymimmunologische, radioimmunologische Tests, passive Latextests und Überwanderungselektrophorese, sind gleichfalls beschrieben worden.

Da die Impfung gegen Diphtherie weit verbreitet ist, stellt sich im klinischen Routinelabor die Frage nach der Bestimmmung des Diphtherieantitoxins relativ selten.

Clostridium tetani

Tetanusbakterien erregen den Wundstarrkrampf, der auftreten kann, wenn sich die Bakterien in einer Wunde vermehren und dabei ein Exotoxin, das Tetanustoxin, absondern.

Die Erkrankung zeigt sich durch sehr schmerzhafte Muskelkrämpfe, vor allem der Hals- und Gesichtsmuskulatur. Die Sterblichkeit bei Tetanus beträgt etwa 30-90%. In unterentwickelten Ländern ist der Tetanus der Neugeborenen eine der häufigsten Ursachen für die hohe Säuglingssterblichkeit.

Gegen Tetanus kann sehr erfolgreich mit einem chemisch gering veränderten Toxin (Toxoid) aktiv schutzgeimpft werden. Bei Verdacht auf Wundinfektion bei ungeimpften Personen kann weiter mit einem menschlichen Antitoxin vorübergehend ein passiver Impfschutz aufgebaut werden.

Serologische Untersuchungen

Im klinischen Labor stellt sich die Frage des Nachweises von Tetanustoxin oder Tetanusantitoxin relativ selten. Als Referenzmethode zum Antitoxinnachweis gilt der Mäuseschutzversuch, ein Neutralisationstest, bei dem die Wirkung des Toxins auf Mäuse als Indikator benutzt wird. Zum Nachweis von Tetanusantitoxin sind aber auch passive Hämagglutinationsmethoden, enzymimmunologische oder radioimmunologische Tests sowie Überwanderungselektrophoresen beschrieben worden.

Antitoxin und Toxin sind nicht kommerziell erhältlich, bei Bedarf wende man sich an den Impfstoffhersteller.

Clostridium botulinum

C. botulinum produziert in infizierten Lebensmitteln ein Gift, Botulismustoxin, das zu den wirksamsten bekannten Giften zählt. Wird es vom Menschen mit dem Lebensmittel aufgenommen, bewirkt es Übelkeit, Erbrechen, Doppelsehen und eine schlaffe Lähmung. Die Sterblichkeit der Vergiftung liegt bei etwa 20%.

Serologische Diagnostik

Der Nachweis des Botulismustoxins aus Serum, Mageninhalt, Erbrochenem oder Lebensmitteln wird durch einen Neutralisationstest mit dem entsprechenden Antitoxin durchgeführt. Als Indikator für die neutralisierte Toxinwirkung dienen Mäuse, die für sehr geringe Mengen des Toxins empfindlich sind. Die Untersuchung wird im allgemeinen nur von spezialisierten Labors durchgeführt, da besonders die Aufarbeitung von Lebensmitteln und Erbrochenem schwierig ist.

Bei Fragen zum Toxinnachweis wende man sich an spezialisierte Medizinaluntersuchungsämter oder an Veterinäruntersuchungsämter.

Mycobacterium tuberculosis

Die von Robert Koch entdeckten Mykobakterien sind die Erreger der Tuberkulose. Obwohl die Bedeutung der Erkrankung seit Beginn dieses Jahrhunderts deutlich zurückging, ist die Lungentuberkulose in vielen Ländern nach wie vor eine häufige Erkrankung. Der Ausgang der Erkrankung ist wesentlich vom Immunsystem der Patienten abhängig. Je nach Abwehrreaktion kommt es nach einer Infektion mit Mykobakterien entweder zu keiner klinisch faßbaren Erkrankung, zu einer Lungentuberkulose, zu einer Tuberkulose anderer Organe (Nieren, Geschlechtsorgane, Knochen, Haut) oder aber zu einer Ausbreitung der Tuberkulose im ganzen Organismus.

Serologische Diagnostik

Mycobacterium tuberculosis gehört zu den sogenannten fakultativ intrazellulären Erregern. Diese Mikroorganismen, zu denen auch die Brucellen, die Typhusbakterien, die Listerien und die Toxoplasmen gezählt werden, sind in der Lage, in phagozytierenden Zellen wie Monozyten und Makrophagen zu überleben und sich dort zu vermehren.

Obwohl im Verlauf einer Infektion Antikörper gegen Antigene von *Mycobacterium tuberculosis* gebildet werden, haben diese keinen Einfluß auf den Verlauf der Infektion und die Ausheilung der Erkrankung. Entscheidend für die Abwehrreaktion gegen Mykobakterien sind neben den Makrophagen, in denen sich die Bakterien aufhalten, die T-Lymphozyten. Diese T-Lymphozyten aktivieren über Interleukine die Makrophagen, so daß diese Zellen die Bakterien abtöten können. Konsequenterweise werden also bei der serologischen Diagnostik der Tuberkulose nicht die Antikörper gegen die Mykobakterien bestimmt, sondern mit einem Hauttest die Reaktion der Makrophagen und T-Lymphozyten untersucht.

Dieser Hauttest wird mit einem Extrakt von Tuberkelbakterien durchgeführt, den man als *Tuberkulin* bezeichnet. Das Tuberkulin wird in verschiedener Dosierung mit einem kleinen Stempel in den Unterarm des Patienten injiziert. Nach 24–72 Stunden entwickelt sich eine mindestens 5 mm große Rötung und Schwellung um die Injektionsstelle herum. Die Patienten mit einer solchen Rötung werden als „tuberkulinpositiv" bezeichnet. Eine derartige Reaktion kann bei einer Tuberkulose beobachtet werden, bei Patienten, die früher eine subklinische Infektion mit Tuberkelbakterien durchgemacht haben, und bei Personen, die mit *BCG-Impfstoff* gegen Tuberkulose geimpft worden sind. BCG ist ein aus lebenden abgeschwächten Tuberkelbakterien bestehender Impfstoff, der nach den Entdeckern als *„Bacille Calmette-Guérin"* (= BCG) bezeichnet wird.

Neben dem Tuberkulintest können von wenigen Speziallabors auch im Serum Antikörper gegen Mycobacterium tuberculosis nachgewiesen werden, deren Bedeutung für die Erkrankung und ihre Prognose jedoch umstritten ist.

Brucellen – Listerien

Brucella abortus, Brucella melitensis

Beide Arten von Bakterien sind fakultativ intrazelluläre Parasiten, die sich nach Eindringen in den Organismus in den phagozytierenden Zellen vermehren.

Brucella abortus, der Erreger der *Bangschen Erkrankung* (Morbus Bang) und *Brucella melitensis*, der Erreger des *Malta-Fiebers* (Mittelmeerfieber, Febris undulans) haben als natürliche Wirte Rinder, Ziegen, Schafe und Schweine. Eine Übertragung auf den Menschen erfolgt durch Kontakt mit Tieren, durch Ausscheidungen der Tiere oder auch durch rohe Milch oder Käse.

Nach unterschiedlicher Inkubationszeit kommt es zu nicht sehr typischen Krankheitszeichen, wie Fieber, Abgeschlagenheit, Kopfschmerzen, Gewichtsverlust usw. Die Erkrankung kann Wochen bis Jahre dauern, wobei Entzündungen von Knochen, Geschlechtsorganen und inneren Organen die Brucellose komplizieren können. Im akuten Stadium ist ein Nachweis der Brucellen aus Blut, Knochenmark oder Gewebe möglich. Länger verlaufende Erkrankungen können vielfach nur durch serologische Methoden diagnostiziert werden. Die Erkrankung kann mit Tetracyclin oder anderen Antibiotika erfolgreich behandelt werden.

Serologische Diagnostik

Die Abwehrreaktion gegen Brucellen umfaßt sowohl eine zelluläre Immunantwort wie auch die Bildung von Antikörpern. Obwohl die zellvermittelte Immunität für die Überwindung der Erkrankung größere Bedeutung hat, wird der Antikörpernachweis mit Agglutinationsreaktionen und Komplementbindungsreaktionen zur Diagnostik benutzt. Die Agglutinationsreaktion ist am ehesten zum Ausschluß einer Brucellose geeignet. Titer von mehr als 1:160, bzw. ein mindestens vierfacher Titeranstieg in zwei Serumproben gelten als dringender Hinweis auf eine frische Infektion. Bei der Brucellose kommt es mitunter zur Bildung „blockierender" Antikörper. Dies sind IgG-Antikörper, die nicht in der Lage sind, Brucellaantigen in einem NaCl-Milieu zu agglutinieren. Um die Anwesenheit solcher „blockierender" Antikörper nachzuweisen, benutzt man, wie in der Immunhämatologie (s. dort) ein Antihumanglobulin, dessen Zusatz die an das Brucellaantigen gebundenen IgG-Antikörper zur Agglutination bringt.

Die Komplementbindungsreaktion bringt nur bei chronischen Brucellainfektionen eine zusätzliche diagnostische Aussage. Ansonsten ist der Nachweis agglutinierender Antikörper zur serologischen Diagnostik ausreichend, obwohl auch andere Methoden, wie indirekte Immunfluoreszenz oder Enzymimmunoassay, beschrieben worden sind.

Listeria monocytogenes

Listerien kommen, wie Brucellen, vorwiegend bei Tieren (Schweinen, Rindern, Schafen) vor und sind sehr weit verbreitet. Wie Brucellen sind sie fakultativ intrazelluläre Parasiten, die beim Menschen je nach Alter der Patienten unterschiedliche Krankheitsbilder hervorrufen.

Beim Neugeborenen verursachen sie eine Sepsis (Granulomatosis infantisepticum), bei älteren Kindern und abwehrgeschwächten Erwachsenen eine Meningitis und/oder Sepsis.

Der Nachweis der Bakterien kann durch Anzucht aus dem Liquor, Blut oder Abstrichen erfolgen. Eine serologische Diagnostik ist zwar möglich, aber wenig verläßlich. Behandelt wird die Erkrankung mit Ampicillin oder einem anderen Antibiotikum.

Serologische Diagnostik

Zur Messung der Antikörper werden fast ausschließlich Agglutinationsreaktionen benutzt, obwohl auch Enzymimmunoassays oder passive Hämagglutinationsreaktionen beschrieben wurden. Die Verläßlichkeit des Antikörpernachweises ist im positiven Fall (Titer über 1:100) relativ groß, im negativen Fall kann eine Listeriose nicht ausgeschlossen werden.

Leptospiren

Leptospiren (griech.: lepta = schlank; lat.: spira = Windung) sind spiralenförmige Bakterien, die zur Familie der Spirochätalen gehören, wie z. B. auch Treponema pallidum. Sie kommen bei vielen Tieren entweder als Krankheitserreger oder als normale Begleitflora vor. Nach Kontakt, z. B. durch Biß, Verletzung, Tierurin usw., können Leptospiren eine Reihe von Erkrankungen beim Menschen hervorrufen, die von leichten grippeähnlichen Symptomen über Meningitis bis zu einer schweren Entzündung von Leber, Nieren und Muskeln reicht. Das letztere Krankheitsbild wird auch als *Weilsche Erkrankung* (Morbus Weil) bezeichnet. Der Erreger ist *Leptospira interrogans*, von dem es 20 Serogruppen mit mehr als 180 Serovariationen gibt. Die häufigsten Serovariationen heißen icterohaemorrhagica (Ikterus = Gelbsucht; haemorrhagia = Blutung), canicola (lat.: canis = Hund), grippotyphosa (von Grippe und Typhus) und autumnalis (lat.: autumnus = Herbst)

Die Bakterien können in der ersten Krankheitswoche aus dem Blut und anderen Materialien nachgewiesen werden. Danach ist die Diagnose nur noch serologisch zu stellen. Antikörper gegen Leptospirenantigene werden ab der ersten Krankheitswoche produziert, so daß eine zu Beginn der Symptome entnommene Blutprobe noch keine Antiköper enthalten muß. Die Behandlung der Erkrankung wird mit Tetracyclinen, Penicillinen oder anderen Antibiotika durchgeführt.

Serologische Diagnostik

Untersuchungen zum Nachweis von Antikörpern gegen Leptospirenantigene werden häufiger in der Veterinärmedizin als in der Humanmedizin eingesetzt. Als Methoden zum Nachweis werden Mikroagglutinationen, Objektträgeragglutinationen, Enzymimmunoassays und Komplementbindungsreaktionen angewendet. Im serologischen Routinelabor wird der Nachweis von Leptospirenantikörpern verhältnismäßig selten vorkommen. Daher scheint als Ausschlußdiagnostik der Objektträger-Agglutinationstest ausreichend.

Hierbei wird eine Antigenmischung verschiedener Serotypen von Leptospiren mit dem Patientenserum vermischt und auf Agglutination untersucht. Im positiven Fall muß die Spezifität des Ergebnisses weiter abgeklärt werden, was z. B. durch eine Mikroagglutinationsreaktion möglich ist. Diese Untersuchungen sind jedoch meist Speziallabors (z. B. Veterinäruntersuchungsämtern) vorbehalten.

Salmonellen

Bakterien der insgesamt mehr als 2 000 Spezies umfassenden Gattung Salmonella erregen beim Menschen und bei Tieren im wesentlichen zwei unterschiedliche Krankheitsbilder:
– schwere Allgemeininfektionen, die man als Typhus und Paratyphus bezeichnet (engl.: typhoid fever), oder
– lokale Infektionen des Dünn- und Dickdarms, also eine infektiöse Enteritis (daher auch die seuchengesetzliche Bezeichnung „Enteritis infectiosa").

In beiden Fällen werden die Bakterien durch Schmierinfektion, durch Lebensmittel, durch Wasser oder durch direkten Kontakt übertragen.

Typhus und Paratyphus sind schwere Allgemeininfektionen, bei denen die Bakterien (S. typhi, S. paratyphi A, B und C) in den Organismus eindringen und sich dort vermehren. Nach einer Inkubationszeit von 1–3 Wochen kommt es zu hohem Fieber (morgens und abends etwa gleich hoch = kontinuierliches Fieber), Leber- und Milzschwellungen, Bronchitis und einem Ausschlag. Durchfall oder Verstopfung kommen etwa gleich häufig vor. Das Blutbild zeigt eine unerwartete Leukopenie, mit relativer Vermehrung der Lymphozyten. Beim unbehandelten Typhus treten anschließend Geschwüre im Dünndarm auf, die durch ihre Komplikationen zur Sterblichkeitsrate der Erkrankung (in Endemiegebieten um 10%) beitragen.

Bei der Salmonellaenteritis kommt es 1-3 Tage nach Infektion zu Durchfall, Übelkeit, Kopfschmerzen, krampfartigen Schmerzen im Unterbauch und Fieber. Nach einigen Tagen ist die Erkrankung in den meisten Fällen beendet. Obwohl Salmonellosen meist auf den Darm begrenzt sind, kann es bei Kindern, bei alten Patienten und bei Abwehrgeschwächten zu einer Ausbreitung der Infektion kommen.

Serologische Diagnostik

Agglutinationsreaktionen werden bei Salmonellosen mit sehr unterschiedlichen Fragestellungen benutzt.

Die häufigste Verwendung serologischer Methoden besteht in der Typisierung von Bakterien, die aus dem Stuhl oder anderen Untersuchungsmaterialien angezüchtet wurden. Hierzu können tierische Antiseren gebraucht werden, die gegen die einzelnen *O-(Körper-)* und *H-(Geißel-)Antigene* der Bakterien gerichtet sind. Die Typisierung der verschiedenen Spezies innerhalb der Gattung „Salmonella" beruht auf dieser serologischen Unterscheidung. Nach einem Schema, das nach seinen Erfindern *Kauffmann-White-Schema* genannt wird, können alle Angehörigen der Gattung nach ihren O- und H-Antigenen typisiert werden. Hierbei sind die O-Antigene mit Zahlen, die H-Antigene entweder mit Buchstaben (sog. erste Phase der Geißelantigene) oder mit Zahlen (zweite Phase der Geißelantigene) bezeichnet. Von dieser Regel gibt es einige Ausnahmen, z. B. ein Körperantigen von S. typhi, das „Vi" (Virulenz) heißt.

Die Bakterien werden nach ihren O-Antigenen in Gruppen eingeteilt. Da die Häufigkeit der einzelnen Salmonellen als Enteritiserreger von Land zu Land unterschiedlich ist, reicht es meist aus, etwa 50 der häufigsten Bakterienspezies typisieren zu können.

Als Nachweismethode dient die Objektträgeragglutination. Praktischerweise bestimmt man zunächst die O-Antigene, um die Gruppenzugehörigkeit festzulegen. Einen kleinen Ausschnitt aus dem Kauff-

Tabelle **28**   Häufig vorkommende Salmonellen

Name	Gruppe	Antigenformel O-Antigene	H-Antigene Phase 1	Phase 2
S. typhimurium	B	1, 4, (5), 12,	i	1, 2
S. panama	D1	1, 9, 12	l, v	1, 5
S. enteritidis	D1	1, 9, 12	g, m	(1), (7)
S. infantis	C1	6, 7, 14	r	1, 5
S. bovis morbificans	C2	6, 8,	r	1, 5
S. hadar	C2	6, 8	z_{10}	e, n, x
S. derby	B	1, 4, (5), 12	f, g	(1), (2)
S. agona	B	1, 4, 12	f, g, s	—
S. heidelberg	B	1, 4, (5), 12	r	1, 2

( ) = das Antigen wird nicht immer gefunden

| S. typhi | D1 | 9, 12, (Vi) | d | — |
| S. paratyphi B | B | 1, 4, (5), 12 | b | 1, 2 |

mann-White-Schema mit den O- und H-Antigenen der häufigsten Salmonellen gibt Tab. **28**.

Als weitere serologisch-diagnostische Methode wird die Bestimmung der agglutinierenden Antikörper gegen Salmonellaantigene durchgeführt. Dieser Test ist jedoch nur bei typhösen Krankheitsbildern sinnvoll, da es nur hier regelmäßig zu einer Allgemeininfektion und damit zu einer meßbaren Antikörperbildung kommt. Die agglutinierenden Antikörper gegen S. typhi und S. paratyphi sind etwa ab der zweiten Krankheitswoche nachweisbar. Beweisend für eine Infektion ist eine Serokonversion.

Der Nachweis dieser Antikörper ist eine der ältesten serologischen Reaktionen und wird auch als *Widal-Reaktion* bezeichnet, während die unten beschriebene Typisierung der Bakterien mit spezifischen O- und H-Antiseren auch *Grubersche Reaktion* genannt wird. Die serologische Diagnostik des Typhus ist jedoch nur als zusätzliche Maßnahme zu empfehlen, wenn der direkte mikrobiologische Nachweis der Bakterien aus Blut (erste Krankheitswoche), Stuhl, Urin (spätere Krankheitsstadien) oder auch aus Knochenmark (ggf. bei antibiotischer Therapie) nicht gelingt.

Antikörper werden nur in etwa der Hälfte aller Fälle mit einem gesicherten Typhus gefunden. Andererseits können bei anderen septischen Erkrankungen, die nicht durch S. typhi erregt wurden, und bei Autoimmunkrankheiten deutliche Titeranstiege in der Widal-Reaktion beobachtet werden, ohne daß dies als ein Hinweis auf eine akute Infektion gewertet werden kann.

Objektträgeragglutination zur Typisierung von Salmonellen

Reagenzien und Geräte

Objektträger
Bunsenbrenner
Bakteriologische Ösen
Einmalstäbchen zum Mischen (oder umgebogene bakteriologische Nadeln)
Abwurfbehälter mit Desinfektionsmittel
Schwarzer Hintergrund mit indirekter Beleuchtung
Omnivalentes Antiserum
Monospezifische Antiseren gegen O- und H-Antigene von Salmonellen
0,9%ige NaCl-Lösung

Durchführung

Untersuchung verdächtiger Kolonien

1. Einen Tropfen omnivalentes Antiserum und einen Tropfen NaCl-Lösung nebeneinander auf einen Objektträger geben.
2. Verdächtige Einzelkolonie mit der Öse teilweise (!) aufnehmen und jeweils einen Teil *neben* den Tropfen auf den Objektträger tupfen.
3. Mit dem Rührstäbchen (oder der Öse) Flüssigkeit und Bakterien zu einer regelmäßigen Suspension vermischen.
4. Etwa 1 min vor einem schwarzen Hintergrund auf Agglutination prüfen.
5. Objektträger mit der Bakteriensuspension in einem Abwurfbehälter mit Desinfektionsmittel entsorgen.

Ergebnis:
− NaCl-Kontrolle nicht agglutiniert, omnivalentes Antiserum agglutiniert: Verdacht auf Salmonellen, weiter wie unten beschrieben.
− NaCl-Kontrolle agglutiniert: Ergebnis nicht zu verwerten, Untersuchung mit einer anderen Kolonie wiederholen, falls erneut NaCl-Agglutination, sollten die verdächtigen Kolonien auf ihre biochemischen Leistungen hin untersucht werden (z. B. Kligler).
− NaCl-Kontrolle nicht agglutiniert, omnivalentes Antiserum nicht agglutiniert: Die untersuchte Kolonie besitzt keine Antigene der Gattung Salmonella (unter Umständen auf Shigellaantigene, Campylobacter o. ä. untersuchen).

Typisierung von Salmonellen

O-Antigene:
1. Von der verdächtigen Kolonie einen Nährboden (z. B. SS-Agar, Endo-Agar, McConkey-Agar) zur Reinkultur beimpfen. Gleichzeitig von der Kolonie eine „bunte Reihe" zur Prüfung der biochemischen Leistungen anlegen.
2. Je einen Objektträger mit jeweils einem Tropfen NaCl und einem Tropfen Anti-OVi, Anti-O4,5, Anti-O6,7, Anti-O9 und Anti-O12 beschicken.
3. Auf jedem Objektträger wie oben beschrieben eine Bakteriensuspension mit NaCl und dem Antiserum herstellen.
4. Auf Agglutination prüfen.
5. Alle Objektträger in einem Abwurf mit Desinfektionsmittel entsorgen.

Ergebnis: Falls die NaCl-Kontrolle agglutiniert, muß die Untersuchung wiederholt werden. Die Gruppenzugehörigkeit der Bakterien anhand des Kauffmann-White-Schemas feststellen.

H-Antigene:
1. Je einen Objektträger mit einem Tropfen NaCl und einem Tropfen Antiserum gegen die in der Gruppe vorkommenden H-Antigene (erste Phase) beschicken.
2. Suspensionen wie oben beschrieben herstellen.
3. Auf Agglutination prüfen (mindestens 1 Minute).
4. Objektträger im Abwurf mit Desinfektionsmittel entsorgen.
5. Je nach Ergebnis einen Schwärmagar zur besseren Ausbildung der Geißelantigene anlegen (z. B. Agar nach Gard, s. Lehrbücher der Mikrobiologie).
6. Am nächsten Tag die Typisierung wie beschrieben vom Schwärmagar mit den Antiseren gegen die in der Salmonellen-Gruppe vorkommenden H-Antigene (zweite Phase) durchführen.

Ergebnis: Die Agglutination kann nur bei vollständig negativer NaCl-Kontrolle bewertet werden.

Je nach dem Ergebnis der Agglutination ist die Spezies der Salmonella jetzt vorläufig typisiert (z. B. Salmonella O: 4,5; Salmonella H: i,1,2 = Verdacht auf S. typhi-murium).

Zur Sicherung der Diagnose muß aber erneut von der angelegten Reinkultur eine Objektträgeragglutination für alle O-Antigene und vom Schwärmagar eine Objektträgeragglutination für alle H-Antigene (beide Phasen) durchgeführt werden. Eine serologische Typisierung der Bakterien kann nur dann bewertet werden, wenn auch die biochemischen Reaktionen typisch für Bakterien der Gattung Salmonella sind.

Können die Bakterien trotz typischen biochemischen Verhaltens nicht eindeutig typisiert werden, sollten Speziallabors eingeschaltet werden (z. B. Salmonella-Zentrale im Hygienischen Institut der Hansestadt Hamburg, Gorch-Fock-Wall, 2000 Hamburg).

Salmonellainfektionen sind meldepflichtig; daher sollte der Verdacht auf eine Infektion dem Einsender der Probe telefonisch dann mitgeteilt werden, wenn folgende Voraussetzungen erfüllt sind:
1. Typische biochemische Leistungen, typisches Wachstum.
2. Agglutination mit omnivalenten Seren.
3. Typisierung aller O-Antigene und mindestens einer Phase der H-Antigene.

Andere Erreger von Darmkrankheiten

Neben den Salmonellen gibt es andere Erreger von infektiösen Darmerkrankungen, die jedoch wesentlich seltener als Salmonellen vorkommen.

Yersinia enterocolitica und *Yersinia pseudotuberculosis* sind vorwiegend bei Kindern und jungen Erwachsenen vorkommende Erreger einer Dickdarmentzündung (Kolitis), die mitunter von einer schweren Allgemeininfektion mit Gelenkentzündungen begleitet sein kann. Im Verlauf der Erkrankung können mit einer Röhrchenagglutination Antikörper gegen O-Antigene beider Bakterien nachgewiesen werden. Titer von größer 1:160 geben einen Hinweis auf eine kürzliche Infektion und sollten durch die Untersuchung eines zweiten Serums abgesichert werden.

Infektionen durch Bakterien der Gattung *Shigella* werden als bakterielle Ruhr bezeichnet und durch direkten Nachweis der Erreger im Stuhl gesichert. Shigellen können, ähnlich wie Salmonellen, durch typspezifische Antiseren mit der Objektträgeragglutination typisiert werden. Eine serologische Diagnostik zum Antikörpernachweis hat keine praktische Bedeutung.

Insbesondere bei Kindern kommen häufig Darmerkrankungen durch sog. *enteropathogene Escherichia coli* oder enterotoxinbildende E.-coli-Stämme vor. Serologische Methoden, die es gestatten, das Gift dieser Stämme von E. coli nachzuweisen, werden zur Zeit entwickelt. Ein Nachweis der Antikörper bei diesen Erkrankungen ist diagnostisch ohne Bedeutung.

Infektionen durch Bakterien der Gattung *Campylobacter* (C. fetus oder C. fetus subspezies jejuni) nehmen gleichfalls zu. Auch hier steht die mikrobiologische Sicherung der Diagnose im Vordergrund. Der Nachweis der Antikörper kann mit Agglutinationsreaktionen, mit einer KBR, einer passiven Hämagglutination oder EIA erfolgen, was für die Diagnostik von Gelenkerkrankungen in Zusammenhang mit der Infektion Bedeutung hat.

Bei manchen Infektionen durch *Pseudomonas aeruginosa* kann es wichtig sein, den Serotyp der Bakterien herauszufinden. Auch für diese meist als Röhrchenagglutination durchgeführte Methode stehen kommerziell erhältliche Antiseren zur Verfügung.

Mykoplasmen

Mykoplasmen sind zellwandlose Bakterien, die beim Menschen vorwiegend in der Mundhöhle und auf der Schleimhaut des Genitaltrakts vorkommen.

Einige dieser Bakterien, die wegen ihrer fehlenden Zellwand fast ausschließlich innerhalb anderer Zellen überleben können, verursachen Erkrankungen beim Menschen. Am häufigsten ist eine Infektion durch *Mycoplasma pneumoniae*, die sich klinisch als sog. atypische Pneumonie (Lungenentzündung) bemerkbar macht. Die Bakterien sind für etwa 25% aller Lungenentzündungen verantwortlich und kommen sehr häufig bei Kindern vor.

Die anderen beiden als Krankheitserreger in Frage kommenden Mykoplasmen heißen *Mycoplasma hominis* und *Ureaplasma urealyticum*. Beide sind normale Bewohner der Schleimhaut der Geschlechtsorgane. Wenn sie aber ihr normales Habitat verlassen, können sie eine Harnröhrenentzündung (Urethritis), eine Prostatitis oder andere Entzündungen verursachen.

Serologische Diagnostik

Zur serologischen Diagnostik der durch Mycoplasma pneumoniae erregten Lungenentzündungen wird fast immer die KBR mit einem Lipidantigen der Bakterien benutzt.

Ein vierfacher Titeranstieg oder aber ein von vornherein hoher Titer (1:160 und mehr) sind ein verläßlicher Hinweis auf eine frische Infektion. Die Antikörper sind verhältnismäßig lange nachweisbar, so daß nicht in jedem Fall der Antikörpernachweis gleichbedeutend mit Erkrankung ist.

Andere serologische Tests, wie Enzymimmunoassays sind gleichfalls beschrieben worden.

Die serologische Diagnostik der Infektionen durch Mycoplasma hominis und Ureaplasma urealyticum ist unbefriedigend. Erstens kommen beide normalerweise beim Menschen vor, zweitens verursachen sie meist nur Schleimhautentzündungen, so daß es zu keiner sehr starken, im Serum nachweisbaren Antikörperproduktion kommt.

Chlamydien

Beim Menschen kommen vor allem zwei Chlamydien als Krankheitserreger vor:

Chlamydia trachomatis ist für Entzündungen der Geschlechtsorgane, für Bindehautentzündungen, für Lungenentzündungen bei Kindern und für das in südlichen Ländern häufig vorkommende Trachom (eine Augenkrankheit) verantwortlich. Die Entzündung von Harnröhre (Urethritis) oder Gebärmutter (Zervizitis) durch Chlamydien

unterscheidet sich kaum von der Gonorrhö (Tripper). Die Erkrankung wird daher auch als „Nicht-Gonokokken-Urethritis" (NGU) bezeichnet.
Die andere menschenpathogene Chlamydie heißt *Chlamydia psittaci* (von Psittaca = Papagei). Sie wird durch Kontakt mit erkrankten Ziervögeln übertragen. Die Erkrankung ist die Psittakose oder Ornithose. Sie zeigt sich durch allgemeines Krankheitsgefühl und eine Entzündung der Atemwege. Die Symptome sind relativ mild, verglichen mit dem „dramatischen" Befund von Röntgenaufnahmen der Lunge. Beide Infektionen sind mit Antibiotika gut zu behandeln.

Serologische Diagnostik

Chlamydia trachomatis kann in verschiedenen Materialien durch einen direkten Fluoreszenztest (s. dort) nachgewiesen werden. Der Direktnachweis ist auch mit einem Enzymimmunoassay möglich.
Antikörper gegen Chlamydien können mit der KBR (besonders Chlamydia psittaci), mit der Immunfluoreszenz oder mit einem Enzymimmunoassay gemessen werden.
Die Suche nach Antikörpern ist bei Psittakose und bei Pneumonien sinnvoll, während man beim Trachom und bei den Genitalinfektionen selten Antikörper findet.

Rickettsien

Die Rickettsien sind eine von anderen Bakterien unterscheidbare Gruppe von Krankheitserregern. Beim Menschen sind sie vor allem für *Fleckfieber* und *Q-Fieber* verantwortlich.
Fleckfieber wird durch Läuse übertragen und zeigt sich durch Hauterscheinungen, hohes Fieber und schweres Krankheitsgefühl. Die Krankheit heilt meist nach einigen Wochen aus. Die Erreger können aber auch im Organismus bleiben und für häufig wiederkehrende Fieberattacken verantwortlich sein (*Brill-Zinsser-Krankheit*).
Q-Fieber (Query-Fieber von engl.: query = Fragezeichen), dessen Erreger *Coxiella burneti* heißt, wird von Tieren (Rindern, Schafen, Ziegen, Pferden) auf den Menschen übertragen. Die Krankheit zeigt sich durch Fieber, Bronchitis und Schmerzen im Brustraum, sie heilt fast immer nach 2–3 Wochen aus.
Alle Rickettsieninfektionen können erfolgreich durch Tetracycline behandelt werden.

Serologische Diagnostik

In der Routinediagnostik werden Antikörper gegen Rickettsien meist mit der KBR nachgewiesen. Daneben gibt es Agglutinationsreaktionen, die mit verschiedenen Stämmen von Proteusbakterien (OX19, OX2, OXK) durchgeführt werden (*Weil-Felix-Reaktion*).

In Ländern mit endemischen Infektionen können Antikörper mit der indirekten Immunfluoreszenz, mit passiver Hämagglutination, mit Latexagglutination oder mit Enzymimmunoassays nachgewiesen werden.

Infektionen durch Parasiten

In zunehmendem Maß wird es auch in Mitteleuropa notwendig, parasitäre Erkrankungen sicher zu diagnostizieren. Dies betrifft nicht nur „einheimische" Parasiten, wie *Toxoplasma gondii*, sondern auch „exotischere" Krankheitserreger, wie *Leishmanien,* die Erreger der Chagas-Krankheit, *Echinokokken*, die Leberzysten und Hirnzysten (Hydatidzysten) verursachen können, *Amöben*, die die Amöbenruhr hervorrufen, oder *Plasmodien*, die Erreger der Malaria.

Toxoplasma gondii wird durch Kontakt zu Haustieren (Katzen) oder durch den Genuß von rohem Fleisch übertragen. Obwohl die Infektion meist symptomlos verläuft, kann es auch zu Lymphknotenschwellungen, einem allgemeinen Krankheitsgefühl oder anderen Symptomen kommen. Die Toxoplasmose ist besonders während der Schwangerschaft gefährlich, weil durch die Protozoen Mißbildungen oder eine Infektion des Embryos hervorgerufen werden können.

Bei allen genannten Erkrankungen kann eine serologische Diagnostik mitunter die einzige Möglichkeit sein, eine Infektion nachzuweisen und so die Indikation für eine entsprechende Behandlung zu stellen.

Serologische Diagnostik

Tab. **29** stellt einige Tests zur serologischen Diagnose von Parasiteninfektionen zusammen.

Die häufigste Fragestellung dürfte die Diagnostik der Toxoplasmose betreffen. Antikörper gegen T. gondii können mit einem indirekten Immunfluoreszenztest, mit der passiven Hämagglutination oder mit einem Enzymimmunoassay nachgewiesen werden.

Zu berücksichtigen ist, daß, je nach Alter, zwischen 30 und 80% der Untersuchten Antikörper gegen T. gondii besitzen. Die Antikörpertiter, die mit der passiven Hämagglutination gefunden werden, sind im allgemeinen etwas höher als die der indirekten Immunfluoreszenz. Eine frische Infektion kann durch den Nachweis von IgM-Antikörpern gegen die Protozoen gesichert werden. Dies kann nach Trennung der Immunglobuline mit dem IFT und der passiven Hämagglutination oder mit einem speziellen Enzymimmunoassay erfolgen.

Für die meisten anderen parasitären Erkrankungen stehen gleichfalls

Tabelle **29**   Auswahl serologischer Tests bei Parasiteninfektionen

Erreger	Erkrankung	Serologische Tests
Toxoplasma gondii	Toxoplasmose	IFT, PHA, ELISA, KBR
Echinokokken	Echinokokkose	PHA, IFT, ELISA, KBR
Leishmanien	Kala-Azar	PHA, LA
Plasmodien	Malaria	IFT
Entamöben	Amöbenruhr	PHA, IFT, KBR
Trichinellen	Trichinose	IFT, LA
Schistosomen	Bilharziose	PHA, IFT, ELISA

Abkürzungen:
PHA = passive Hämagglutination; IFT = indirekte Immunfluoreszenz;
KBR = Komplementbindungsreaktion; LA = Latexagglutination

passive Hämagglutinationstests zur Verfügung. Für das Routinelabor dürfte diese Methode ausreichen. Bei Problemfällen empfiehlt es sich, weitere serologische Untersuchungen in spezialisierten Labors in tropenmedizinischen Instituten durchführen zu lassen.

Viruskrankheiten

Der folgende Abschnitt behandelt die serologische Diagnostik von Viruskrankheiten. Dieser Teil der Infektionsimmunologie ist eine besondere Domäne serologischer Tests, weil Viren, im Gegensatz zu Bakterien, nicht mit einfachen Mitteln außerhalb des lebenden Organismus nachgewiesen werden können.

Ein Vorteil für die serologische Diagnostik von Viruskrankheiten besteht darin, daß es bei den meisten Virusinfektionen, im Gegensatz zu vielen bakteriellen Infektionen, zu einer gut meßbaren Antikörperbildung kommt. Im Vergleich zu Bakterien haben Viren ferner untereinander selten gemeinsame Antigene, so daß der Nachweis der Antikörper recht spezifisch ist.

Nachdem man früher meist eine frische Infektion nur durch eine Serokonversion oder durch einen Titeranstieg beweisen konnte, sind in der modernen Serologie Tests entwickelt worden, die den Nachweis von IgM-Antikörpern gegen viele Viren erlauben. Damit ist es möglich, durch die Untersuchung eines einzelnen Serums eine Aussage darüber zu machen, ob der Patient eine frische Infektion mit dem betreffenden Virus hat, ob er noch nie mit dem Virus in Kontakt gekommen ist oder ob er gegen das Virus immun ist. Zur Interpretation der Befunde kann es jedoch wichtig sein, zu wissen, wie lange IgM-Antikörper gegen einzelne Viren nachweisbar sind. In Tab. **30** ist daher die Dauer der IgM-Immunantwort gegen verschiedene Viren dargestellt.

Herpes-simplex-Virus

Von den auf der ganzen Welt verbreiteten Herpes-simplex-Viren sind zwei Typen bekannt *(HSV 1 und HSV 2)*. Beide Viren haben die Tendenz, lange im Körper zu bleiben und wiederkehrende Entzündungen zu verursachen.

Eine Infektion mit HSV 1 kann entweder subklinisch verlaufen, nur leichte Krankheitserscheinungen, wie Fieber, Unwohlsein und Bläschen in der Mundschleimhaut, verursachen oder zu einer gefährlichen Hirnentzündung (Meningoenzephalitis) führen. Eine Reaktivierung der Infektion erfolgt meist durch andere Erkrankungen oder durch

Tabelle **30**   Nachweisdauer von spezifischem IgM bei Virusinfektionen

Virus	IgM-Nachweis	Dauer in Monaten
Rötelnvirus	IgM-ELISA	Erwachsene: 1 − 3
		Neugeborene: 6 − 12
	HAHT-IgM	Erwachsene: 1 − 2
		Neugeborene: 4 − 8
Zytomegalovirus	IgM-ELISA	Erwachsene: 2 − 9
		Neugeborene: 4 − 12
Herpes-simplex-Virus	IgM-IFT	1 − 5
Epstein-Barr-Virus	IgM-IFT	1 − 3
Varizella-Zoster-Virus	IgM-IFT	1 − 2
Hepatitis A-Virus	IgM-ELISA	4 − 12
Hepatitis B_c-Antigen	IgM-ELISA	5 − 20
Masernvirus	IgM-ELISA	1 − 3
Mumpsvirus	IgM-ELISA	1 − 2

Abkürzungen:
ELISA = Enzymimmunoassay; IFT = indirekter Immunfluoreszenztest;
HAHT = Hämagglutinationshemmtest

psychische Faktoren. Diese reaktivierten Herpesvirusinfektionen der Mundschleimhaut werden auch als *„Fieberbläschen"* beschrieben.

HSV 2 verursacht bläschenförmige Entzündungen der Genitalschleimhaut. Das Virus wird meist durch geschlechtliche Kontakte übertragen. Neugeborene, die das Virus beim Durchtritt durch die Scheide aufnehmen, können eine lebensbedrohliche Infektion mit HSV 2 bekommen. Man nimmt an, daß HSV-2-Infektionen bei Frauen ein Risikofaktor bei der Entstehung eines Gebärmutterkrebses sind.

Serologische Diagnostik

Antikörper gegen HSV 1 und HSV 2 können relativ leicht mit der KBR gemessen werden. Mit der indirekten Immunfluoreszenz, die auch die Möglichkeit zum IgM-Nachweis bietet, steht eine weitere Methode zur Verfügung.

IgM-Antikörper können nur bei Erstinfektionen, meist aber nicht bei reaktivierten Infektionen gefunden werden.

Eine sichere serologische Unterscheidung zwischen Antikörpern gegen HSV 1 und HSV 2 ist nicht möglich.

HSV 1 und HSV 2 können mit direkter Immunfluoreszenz oder mit einem ELISA aus Bläschenflüssigkeit, Abstrichen und anderen Materialien direkt nachgewiesen werden.

Varicella-Zoster-Virus

Der Erreger der Windpocken (Varizellen) ist ein DNA-Virus, das den Herpesviren nah verwandt ist (Humanes α-Herpesvirus 3).

Die Viren werden entweder durch direkten Kontakt oder durch Tröpfchen übertragen. Die Ansteckungsrate ist sehr hoch. Die *„Windpocken"* (engl.: chickenpox) zeigen sich nach einer Inkubationszeit von 2−3 Wochen durch geringes Fieber, Unwohlsein und einen typischen Hautausschlag in Form kleiner flüssigkeitsgefüllter Pusteln. Verschiedene Reifungsstadien der Pusteln werden gleichzeitig beobachtet. Die Erkrankung heilt fast immer komplikationslos aus, wobei auch subklinische Verläufe ohne Pusteln beobachtet werden. Bei Neugeborenen und bei Patienten mit einem gestörten Immunsystem kann die Infektion untypisch verlaufen, länger andauern und mitunter lebensbedrohlich sein.

Zoster (auch Herpes zoster) ist eine spezielle Form einer Infektion mit VZV, die bei älteren Kindern und vor allem bei Erwachsenen auftritt. Man nimmt an, daß der Zoster durch eine Aktivierung von in Nervenzellen befindlichen Viren auftritt oder daß es sich um eine Zweitinfektion nach mangelhafter Immunität gegen VZV handelt.

Klinisch kommt es beim Zoster zu den gleichen bläschenförmigen Pusteln wie bei den Windpocken. Die Pusteln sind aber nicht über den ganzen Körper verteilt, sondern treten lediglich im Gebiet eines einzelnen sensiblen Rückenmarksnerven auf. Gefürchtet ist ein Zoster im Bereich des Auges (Zoster ophthalmicus), der zu Erblindung führen kann.

Serologische Diagnostik

Die serologische Diagnostik bei Windpocken und bei Zoster hat wegen des meist eindeutigen klinischen Bildes keine große Bedeutung. In unklaren Fällen kann sie jedoch hilfreich sein und unter Umständen die Empfänglichkeit von Patienten für VZV klären. In den meisten Fällen werden die Antikörper gegen VZV mit der Komplementbindungsreaktion bestimmt. Die KBR zeigt bei klinischen Fällen von Windpocken und Zoster ein positives Resultat (Titer meist größer als 1:20). Zur Beurteilung einer Empfänglichkeit gegenüber VZV ist die KBR weniger geeignet, da die Antikörper vielfach einige Zeit nach überstandener Infektion verschwinden. Hierfür bietet sich die Bestimmung von Antikörpern gegen VZV mit einem Enzymimmunoassay oder mit indirekter Immunfluoreszenz an.

Zytomegalovirus

Das Zytomegalovirus (CMV) (griech.: megalo = groß) erhielt seinen Namen wegen der Riesenzellen, die mitunter als Entzündungsreaktion auftreten. Das Virus gehört zu den Herpesviren (humanes β-Herpesvirus 5) und ist ein DNA-Virus.

Eine Infektion mit CMV führt nur selten zu einer Erkrankung, wenn der infizierte Patient ein funktionsfähiges Immunsystem besitzt. Bei abwehrgeschwächten Patienten können CMV-Infektionen eine Vielzahl von klinischen Symptomen verursachen. Besonders gefährdet sind Neugeborene, die meist bereits in der Gebärmutter (intrauterin) infiziert werden. Klinisch macht sich eine CMV-Infektion bei Neugeborenen durch eine schwere Allgemeininfektion mit Beteiligung des Zentralnervensystems, der Leber und der Lunge bemerkbar. Bei älteren Kindern und jungen Erwachsenen können CMV-Infektionen wie eine Mononukleose (s. Epstein-Barr-Virus) erscheinen. Zytomegaloviren können ferner bei Abwehrgeschwächten, z. B. bei Patienten nach einer Nierentransplantation oder bei AIDS-Patienten, eine schwere Allgemeininfektion verursachen. Da die Viren auch durch Blutkonserven übertragen werden können, bemüht man sich, gefährdeten Patienten ausschließlich Konserven von Spendern zu geben, die noch keinen Kontakt mit CMV gehabt hatten. Chronische Infektionen mit CMV können besonders bei Patienten mit Störungen des Immunsystems und bei Kleinkindern auftreten.

Serologische Diagnostik

Zur Diagnostik können mit verschiedenen Methoden Antikörper gegen CMV nachgewiesen werden.

Die in der KBR gefundenen komplementbindenden Antikörper sind vor allem IgG-Antikörper. Für die Diagnose einer kürzlichen Infektion ist aber der Nachweis von spezifischen IgM-Antikörpern erforderlich, der mit der KBR nicht durchgeführt werden kann. IgM-Antikörper und IgG-Antikörper gegen CMV können nach Trennung des Serums der indirekten Immunfluoreszenz nachgewiesen werden. Bei der Immunfluoreszenz werden meist mit CMV infizierte Fibroblasten (Bindegewebszellen) benutzt. Die Zellen haben den Nachteil, daß sie nach CMV-Infektion Rezeptoren für das Fc-Stück der Immunglobuline tragen können, so daß es zur unspezifischen Bindung von Antikörpern und damit falsch positiven Reaktionen kommen kann.

Für die Routinediagnostik werden Antikörper gegen CMV meist mit enzymimmunologischen Tests nachgewiesen. Auch hierbei kann bei verschiedenen Testkits zwischen IgG und IgM unterschieden werden.

Als weitere Testsysteme sind ein passiver Hämagglutinationstest und ein Virusneutralisationstest in der Gewebekultur beschrieben worden.

Die Bestimmung von Antikörpern gegen CMV hat in den vergangenen Jahren besonders bei Blutbanken, in der Intensivmedizin und bei der Betreuung von Tumorpatienten an Bedeutung gewonnen.

Epstein-Barr-Virus

Das Epstein-Barr-Virus, das nach seinen beiden Erstbeschreibern (1964) benannt wurde, gehört zu den Herpesviren und ist ein DNA-Virus (humanes γ-Herpesvirus 4). Das Virus mißt etwa 150−200 nm im Durchmesser und kann in menschlichen B-Lymphozyten und Lymphoblasten kultiviert werden.

Das Virus ist weltweit verbreitet. Bei Kleinkindern im Alter unter 5 Jahren verläuft eine EBV-Infektion meist subklinisch oder in Form einer harmlosen Allgemeinerkrankung mit leichtem Unwohlsein und einer Rachenentzündung. Werden ältere Kinder oder junge Erwachsene infiziert, was in hochentwickelten Industrieländern häufig vorkommt, verursacht das EBV ein als *„infektiöse Mononukleose"* bezeichnetes Krankheitsbild. Die Erkrankung ist vor allem durch Fieber, eine Halsentzündung, Schwellung mehrerer Lymphknoten (Achsel, Hals, Leiste) und durch eine leichte Leberentzündung gekennzeichnet. Ihren Namen erhielt die Erkrankung, die nach ihrem Erstbeschreiber auch als *„Pfeiffersches Drüsenfieber"* bezeichnet wird, durch die typischen Veränderungen des peripheren Blutbildes. Bei einer Infektion mit EBV, das die B-Lymphozyten infiziert und transformiert (lat.: transformare = umwandeln [zu aktivierten Zellen]), können im peripheren Blut oft mehr als 50% monocytoide Lymphozyten gefunden werden.

Eine Infektion mit EBV heilt in den meisten Fällen nach 3−8 Wochen komplikationslos aus, allerdings können die Patienten noch längere Zeit Träger des Virus sein. Es wird geschätzt, daß etwa 15−20% aller Erwachsenen, die Antikörper gegen EBV besitzen, auch das Virus in ihrer Mundschleimhaut beherbergen.

In bestimmten Ländern und bei verschiedenen Bevölkerungsgruppen ist eine Infektion mit EBV mit zwei verschiedenen bösartigen Tumoren assoziiert: dem *Burkitt-Lymphom* und dem *nasopharyngealen Karzinom*.

Das Burkitt-Lymphom ist ein bösartiger Tumor von B-Lymphozyten, der vorwiegend Kinder in Afrika und Neuguinea befällt. Man nimmt an, daß eine gleichzeitige Malariainfektion bei der Entstehung des Tumors eine Rolle spielt. Der durch EBV verursachte Tumor kann aber auch in Europa bei abwehrgeschwächten Patienten, z. B. nach Nierentransplantation, bei AIDS-Patienten usw., auftreten.

Das durch EBV verursachte nasopharyngeale Karzinom (Krebs der Nasenschleimhaut und des Schlunds) kann weltweit auftreten, kommt aber in Südostasien, in Ostafrika und in der Arktis am häufigsten vor. Besonders betroffen sind Erwachsene zwischen 20 und 40 Jahren.

Serologische Diagnostik

Beim serologischen Nachweis von EBV-Infektionen steht die Diagnostik der infektiösen Mononukleose im Vordergrund. Bei dieser Erkrankung kommt es typischerweise zur Bildung von Antikörpern, die Schaferythrozyten agglutinieren. Man nennt diese Antikörper, die fremde Erythrozyten erkennen, *heterophile Antikörper* (griech.: heteros = fremd; philein = lieben).

Heterophile Antikörper werden bei der infektiösen Mononukleose von älteren Kindern und jungen Erwachsenen in etwa 85% gebildet, von Kleinkindern deutlich weniger (etwa 30−50%). Die Nachweismethodik dieser heterophilen Antikörper wird auch als *Paul-Bunnell-Test* oder als *Hanganatziu-Deicher-Test* bezeichnet.

Antikörper gegen Epitope auf „fremden" Erythrozyten werden allerdings nicht nur bei der infektiösen Mononukleose gebildet. Sie können auch als Antikörper gegen das sog. *„Forssmann-Antigen"* auftreten, ein Antigen, das sowohl auf tierischen als auch auf pflanzlichen Zellen vorhanden ist.

Ferner werden heterophile Antikörper bei der *Serumkrankheit* gebildet, die nach der mehrmaligen Injektion von tierischem Serum auftreten kann.

Eine Unterscheidung zwischen den bei EBV-Infektionen gebildeten und den anderen heterophilen Antikörpern ist dadurch möglich, daß sich die durch EBV-Infektion gebildeten Antikörper mit Meerschweinchennierenzellen nicht absorbieren lassen. Man bezeichnet diese heterophilen Antikörper als „M-Typ", der nur bei Mononukleose vorkommt. Die bei der Serumkrankheit beobachteten Antikörper, die sich mit Rindererythrozyten absorbieren lassen, werden heterophile Antikörper vom „S-Typ" genannt. Es gibt auch Nachweisverfahren für heterophile Antikörper mit nativen und enzymbehandelten Erythrozyten, die eine Absorption mit verschiedenen Geweben überflüssig machen.

Die heterophilen Antikörper sind während der infektiösen Mononukleose, je nach Alter des Patienten, ab der ersten Krankheitswoche nachweisbar, erreichen ihren höchsten Titer in der 2.−3. Woche und fallen danach im Lauf von etwa 4−8 Wochen bis unter die Nachweisbarkeitsgrenze ab.

Neben dem Nachweis heterophiler Antikörper, mit dem sich die Diagnose der EBV-Infektion in etwa 80% stellen läßt, können auch Antikörper gegen Antigene des EBV selbst nachgewiesen werden. Tab. **31** zeigt verschiedene Antigene des EBV, die zum Antikörpernachweis herangezogen werden können. Die Antikörper werden meist mit der indirekten Immunfluoreszenz nachgewiesen, wobei zwischen IgG-, IgM- und IgA-Antikörpern unterschieden werden kann.

IgM-Antikörper gegen das *Viruscapsidantigen* (VCA) sind während einer EBV-Infektion meist ab der ersten Krankheitswoche nachweis-

Tabelle **31**   Diagnostische Bedeutung der Antigene des Epstein-Barr-Virus

Antigen	Methode	Einsatz
Viruscapsid (VCA)	IFT-IgG, IgM, IgA	Diagnostik der infektiösen Mononukleose, Malignome
Early-Antigen	IFT-IgG, IgA	frische Infektionen, chronische Infektionen
Nuclear-Antigen (EBNA)	IFT-IgG, IgA	überstandene Infektion

Abkürzungen:
IFT = indirekter Immunfluoreszenztest

bar und verhalten sich in ihrem Verlauf ähnlich wie die heterophilen Antikörper.

Antikörper gegen das Zellkern-("Nuclear"-)Antigen des EBV kommen vorwiegend als Ausdruck einer überstandenen EBV-Infektion vor. Bei der Diagnostik der bösartigen, mit EBV assoziierten Tumoren werden mit der indirekten Immunfluoreszenz extrem hohe Antikörpertiter gegen EBV gefunden (1:10 000 und höher).

Beim nasopharyngealen Karzinom scheinen IgA-Antikörper gegen das Viruscapsidantigen eine diagnostische Bedeutung zu haben, so daß sie in bestimmten Ländern als Vorsorgeuntersuchung benutzt wurde.

Rötelnvirus

Das Rötelnvirus (Rubellavirus) erregt eine bei Kindern und Erwachsenen meist harmlos verlaufende Erkrankung. Bei Röteln tritt typischerweise ein punktförmiger Hautausschlag auf, der der Krankheit ihren Namen gab. Weitere Zeichen der durch Tröpfchen übertragbaren Krankheit sind Fieber, Abgeschlagenheit und Lymphknotenschwellungen. Bei Kindern verläuft mehr als die Hälfte der Infektionen ohne Hautausschlag. Eine durchgemachte Rötelnerkrankung hinterläßt eine lebenslange Immunität.

Besondere medizinische Bedeutung hat das Rötelnvirus dadurch, daß die Erstinfektion einer Schwangeren mit Rötelnvirus zu Mißbildungen des Kindes führen kann. Die Mißbildungen treten vor allem auf, wenn die Infektion im ersten Drittel der Schwangerschaft erfolgt. Auch innerhalb der ersten drei Schwangerschaftsmonate ist das Risiko um so größer, je früher es zu einer Infektion des Fetus durch die Plazenta kommt. Das Krankheitsbild nennt man *Rötelnembryopathie*. In vielen Fällen kommt es nach einer Rötelninfektion des Fetus zum Kindstod in der Gebärmutter oder zu einer Fehlgeburt. Kommt das

Kind lebend zur Welt, kann es folgende Mißbildungen aufweisen: Taubheit, Blindheit durch Linsentrübung (die Katarakt), Herzfehler, Unterentwicklung des Gehirns, fleckförmige Blutungen (Purpura), eine Vergrößerung von Leber und Milz (Hepatosplenomegalie) und andere seltenere Abnormitäten, die alle entweder einzeln oder in Kombination auftreten können.

Um der Rötelnembryopathie vorzubeugen, versucht man, alle Mädchen vor der Pubertät gegen Röteln zu impfen. Weiter werden bei allen Schwangeren im Rahmen der Vorsorgeuntersuchungen Antikörper gegen Rötelnvirus bestimmt. Trotzdem muß häufig durch serologische Untersuchungen geklärt werden, ob bei einer Schwangeren nach Kontakt mit einem an Röteln erkrankten Kind eine Gefahr für den Embryo besteht. Kann eine Gefahr für den Fetus nicht ausgeschlossen werden, kommt unter Umständen ein Abbruch der Schwangerschaft in Frage.

Serologische Diagnostik

Zur Messung der Antikörper gegen Rötelnvirus sind eine Vielzahl von serologischen Methoden beschrieben worden, von denen sich besonders der Hämagglutinationshemmtest (HAHT, s. dort), enzymimmunologische Tests und die Hämolyse-im-Gel durchgesetzt haben.

Die Fragestellung an das untersuchende Labor kann sehr unterschiedlich sein:

- bei nichtschwangeren Frauen und Mädchen soll meist lediglich untersucht werden, ob eine Immunität gegen Rötelnvirus besteht.
- bei Schwangeren soll dieselbe Frage beantwortet, gleichzeitig aber eine frische Erstinfektion ausgeschlossen werden.
- bei Kindern wird die Antikörperbestimmung vielfach zur Differentialdiagnose von Hautausschlägen benutzt.
- bei Neugeborenen soll eine Rötelninfektion in der Gebärmutter entweder ausgeschlossen oder nachgewiesen werden.

Für jede diagnostische Fragestellung sind einzelne Methoden oder aber eine Kombination verschiedener Nachweisverfahren besonders geeignet:

1. Die mit dem *HAHT* nachweisbaren Antikörper gehören sowohl der Klasse IgG als auch IgM an. Die Empfindlichkeit des HAHT für IgM ist jedoch geringer als für IgG. Dieser Test ist, auch wegen seiner einfachen und preiswerten Durchführbarkeit, besonders als Screening-Test zur Feststellung des Immunstatus geeignet. Um eine Differenzierung zwischen IgM-Antikörpern und IgG-Antikörpern mit dem HAHT durchzuführen, müssen die Immunglobuline vorher durch Gelfiltration, Ultrazentrifugation oder ein anderes Verfahren voneinander getrennt werden. Der Nachweis spezifischer IgM-Antikörper gegen Rötelnvirus ist als Hinweis auf eine kürzliche Infektion zu werten.

Wie bei allen Hämagglutinationstests ist auch beim Röteln-HAHT die Wahl der Erythrozyten von besonderer Bedeutung. Üblicherweise werden Kükenerythrozyten, Taubenerythrozyten oder menschliche rote Blutkörperchen benutzt. Bei der Feststellung einer Immunität gegen Rötelnvirus sollte mindestens ein Antikörpertiter von 1:32 nachweisbar sein. Bei niedrigeren Titern muß das Ergebnis durch eine Zweituntersuchung, wenn möglich mit einer anderen Methode, abgesichert werden. Bei einem Titer von ≤1:8 kann keine sichere Immunität angenommen werden. Aus der Bestimmung eines einzelnen Antikörperertiters ohne Unterscheidung zwischen IgM- und IgG-Antikörpern kann auch bei hohen Titern (1:2048 und höher) kein Schluß auf eine frische Erstinfektion gezogen werden.

Wie bei allen Hämagglutinationshemmtests ist gerade beim Nachweis von Antikörpern gegen Rötelnvirus die Entfernung der unspezifischen Hemmstoffe der Hämagglutination von besonderer Bedeutung. Hierbei hat sowohl die $MnCl_2$-Heparin-Vorbehandlung der Seren wie auch die Absorption mit Kaolin eigene Vorteile bezüglich Empfindlichkeit und Spezifität.

2. *Enzymimmunologische Tests* zum Nachweis von Rötelnvirus können aufgrund ihrer Konstruktion zwischen IgM- und IgG-Antikörpern unterscheiden. Beim Nachweis von IgM-Antikörpern gegen Rötelnvirus bedient man sich verschiedener Methoden, um Störungen der Reaktion, zum Beispiel durch Rheumafaktoren, auszuschließen.

   Bei sog. Catch-Assays (engl.: catch = fangen) werden zunächst die IgM-Antikörper durch ein an der Festphase befindliches Anti-μ aus dem Serum gebunden. Anschließend wird Rötelnvirusantigen zugesetzt und nach Inkubation wieder abgewaschen. Ein zweiter, gegen Rötelnvirus gerichteter, enzymmarkierter Antikörper dient dann zur Feststellung, ob spezifisches IgM gegen Rötelnvirus vorhanden ist. Obwohl diese Tests sehr spezifisch sind, benötigen sie mehrere Reaktionsschritte. Einfacher ist es, durch geeignete Absorption (zum Beispiel durch Protein A von Staphylococcus aureus) die im Serum möglicherweise enthaltenen Rheumafaktoren zu entfernen.

3. Bei der *passiven Hämagglutination* ist Rötelnvirusantigen an stabilisierte Erythrozyten gebunden. Der passive Hämagglutinationstest ist gleichfalls leicht durchführbar, hat aber gegenüber dem HAHT den Nachteil einer geringeren Empfindlichkeit.

4. Komplementbindende Antikörper gegen Rötelnvirus können mit der standardisierten *KBR-Methodik* gemessen werden. Die mit der KBR nachweisbaren Antikörper sind kein verläßlicher Indikator für eine Immunität, da sie 1–2 Jahre nach der Infektion meist wieder verschwinden. Andererseits treten sie während einer In-

Tabelle **32**   Indikationen für serologische Untersuchungen bei Rötelnvirusinfektionen

Fragestellung	Methodik	Positives Ergebnis
Immunität gegen Rötelnvirus?	HAHT, ELISA, HIG, IFT	Antikörper nachweisbar
Frische Infektion?	IgM-ELISA, HAHT nach Trennung von IgM und IgG, IgM-IFT	IgM-Antikörper nachweisbar
Rötelnkontakt in der Schwangerschaft, Erstinfektion?	IgM-ELISA; HAHT nach Trennung von IgG und IgM, IgM-IFT	IgM-Antikörper nachweisbar
Intrauterine Infektion?	IgM-ELISA, IgM-IFT	IgM-Antikörper nachweisbar

Abkürzungen: HAHT = Hämagglutinationshemmtest; ELISA = Enzymimmunoassay, IFT = Immunfluoreszenztest; HIG = Hämolyse-im-Gel-Test

fektion nicht sehr früh auf, so daß sie für die Diagnose einer frischen Infektion nur als Zusatzinformation benutzt werden können.

5. Beim *Hämolyse-im-Gel-Test* werden mit Rötelnvirusantigen beschichtete Erythrozyten in ein Agarosegel gegossen. Das Patientenserum wird zusammen mit Komplement in kleine Löcher des Gels eingefüllt. Enthält das Serum Antikörper, werden die Erythrozyten lysiert. Dabei ist die Größe des Hämolysehofes ein Maß für die Menge der im Serum enthaltenen Antikörper.

6. Der modifizierte *indirekte Immunfluoreszenztest* kann zusammen mit einem Fluorometer fast vollmechanisiert durchgeführt werden (FIAX). Bei der Bewertung dieses Tests wird ähnlich verfahren wie beim HAHT, so daß Titer zwischen 5 und 7 als negativ gelten, zwischen 8 und 10 als fraglich und Titer von über 11 bis mehrere hundert als Nachweis einer Immunität gegen Rötelnvirus anzusehen sind.

In Tab. 32 sind Methoden angegeben, die die einzelnen Fragestellungen an das diagnostische Labor am besten beantworten können.

Influenzaviren, Parainfluenzaviren und andere im Respirationstrakt vorkommende Viren

Influenzaviren erregen die als Virusgrippe bezeichnete Erkrankung, die meist in Form größerer oder kleinerer Epidemien abläuft.

Tabelle **33**   Häufige Erreger viraler Infektionen der Atemwege

Name	Typen	Erkrankung	Serol. Diagnostik
Influenzaviren	A,B	Virusgrippe	KBR, HAHT, ELISA
Parainfluenzaviren	1,2,3,4	Bronchiolitis Pneumonie	KBR, HAHT
RS-Viren		Bronchiolitis	KBR, ELISA Direktnachweis mit ELISA
Adenoviren	1−3,5,7	Pharyngitis	(KBR)
Adenoviren	4,5,7,21	Bronchitis Pertussiformes Syndrom	(KBR)
Coxsackie-Viren	A: 23; B: 6	Pharyngitis Herpangina	NAK
ECHO-VIREN	(31)	Pharyngitis Pneumonie	NAK
Rhinoviren	(100)	Schnupfen	keine
Koronaviren		Schnupfen Pharyngitis	keine

Abkürzungen:
HAHT = Hämagglutinationshemmtest; ELISA = Enzymimmunoassay;
KBR = Komplementbindungsreaktion; NAK = neutralisierende Antikörper in
der Gewebekultur

Die Influenzaviren können aufgrund ihres Aufbaus in verschiedene Typen unterteilt werden, von denen Typ A und B besonders wichtig sind. Nach weiteren Membranantigenen, die *Hämagglutinine* und *Neuraminidaseantigen* heißen, können eine Vielzahl von Stämmen unterschieden werden.

Neben den Influenzaviren gibt es eine Menge anderer Viren, die als Erreger der häufigen grippeartigen Erkrankungen des Respirationstrakts vorkommen. In Tab. **33** sind ein Teil dieser Viren mit der entsprechenden serologischen Diagnostik zusammengestellt.

Die *RS-Viren* („respiratory syncytial" von lat.: syncytium = Netzwerk aus Zellen) und die *Parainfluenzaviren* sind besonders bei Kindern als Erreger einer Entzündung der kleinen Bronchien (Bronchiolitis) häufig.

Von den *Adenoviren* ist bekannt, daß sie neben den Infektionen der Atemwege je nach Serotyp auch eine Hornhautentzündung (Keratitis, Serotyp 8, 9, 37), eine Harnblasenentzündung (Zystitis, Serotyp 11), eine Durchfallerkrankung (Serotyp 31, 40, 41) oder eine Meningitis verursachen können (Serotyp 7).

Die *Rhinoviren*, von denen mehr als 100 Serotypen bekannt sind, verursachen Schnupfen.

Von den *Coxsackie-Viren*, die zur Gruppe der Enteroviren gehören, ist bekannt, daß sie relativ häufig eine Entzündung des Herzmuskels auslösen (Myokarditis). Die Coxsackie-Virus-Infektionen auf den Schleimhäuten von Mund und Rachen zeigen sich meist als bläschenförmige Entzündungen (Herpangina, vesikuläre Stomatitis).

Wegen der Vielfalt der in Frage kommenden Erreger und der relativ leichten Erkrankung wird in den meisten Fällen auf eine serologische Diagnostik bei respiratorischen Erkrankungen verzichtet.

Serologische Diagnostik

Wie in Tab. **33** dargestellt, ist bei vielen respiratorischen Infektionen der Nachweis komplementbindender Antikörper gegen den jeweiligen Erreger möglich. Hierbei sind Einzeluntersuchungen, unabhängig von der Höhe des Titers, meist sinnlos. Eine intensive Diagnostik empfiehlt sich bei kleineren oder größeren Epidemien. Der Nachweis einer durchgemachten Infektion mit Rhinoviren oder Coxsackie-Viren durch serologische Routinemethoden ist nicht möglich. Hier muß zum Ausschluß einer Infektion das Serum auf neutralisierende Antikörper in einer Gewebekultur untersucht werden.

Neben der KBR sind zum Nachweis von Antikörpern gegen die in Tab. **33** beschriebenen Viren eine Reihe anderer Methoden entwickelt worden.

Bei den Influenzaviren, die über spezielle Hämagglutinine verfügen, bietet sich der Hämagglutinationshemmtest an. Dieses Verfahren wurde vor längerer Zeit als sog. *Hirst-Test* beschrieben, hat sich aber in der Routinediagnostik der Influenzavirusinfektion nicht durchgesetzt. Bei fast allen beschriebenen Viren sind auch enzymimmunologische Meßverfahren entwickelt worden, die spezifisches IgM gegen das jeweilige Virusantigen messen können. Gleiches gilt für indirekte Immunfluoreszenztests.

Eine weitere serologische Diagnostik der Viren des Respirationstrakts besteht im direkten Antigennachweis aus Rachenspülwasser oder aus Abstrichmaterial. Hier wurden in den vergangenen Jahren Tests auf der Basis des Enzymimmunoassays und der direkten Immunfluoreszenz entwickelt.

Mumpsvirus und Masernvirus

Beide Viren gehören zur Familie der *Paramyxoviren* und erregen typische Kinderkrankheiten.

Das Mumpsvirus ruft die als Parotitis epidemica, Mumps oder Ziegenpeter bezeichnete Krankheit hervor, die vor allem die Ohrspeicheldrüse (Parotis) befällt. In den meisten Fällen heilt Mumps komplikationslos aus, mitunter kommt es jedoch zu einer Meningitis oder zu einer Entzündung des Hodens (Orchitis). Seit der Einführung einer aktiven Schutzimpfung gegen Mumps ist die Zahl der Erkrankungen stark zurückgegangen.

Das *Masernvirus* ist ein sehr leicht durch Tröpfchen übertragbares Virus. Bei Masern (engl.: measles) kommt es zunächst zu Fieber, Unwohlsein und einer Pharyngitis, anschließend tritt der typische Hautausschlag auf. Als Komplikation der Erkrankung können Mittelohrentzündungen (Otitis media), Lungenentzündungen (Pneumonie) und Gehirnentzündungen (Enzephalitis) auftreten. Kinder, die zu einem frühen Zeitpunkt mit Masernvirus infiziert wurden, können selten eine Spätfolge, die subakute sklerosierende Panenzephalitis, eine schwere Hirnerkrankung, entwickeln. Ein Zusammenhang zwischen einer Maserninfektion und dem Auftreten von multipler Sklerose wird diskutiert.

Seit der Einführung der aktiven Schutzimpfung gegen Masernvirus ist die Häufigkeit der Erkrankung und ihrer Komplikationen deutlich zurückgegangen.

Serologische Diagnostik

Bei klinisch eindeutigen Fällen von Masern und Mumps ist eine serologische Diagnose überflüssig. Vielfach kann es jedoch, gerade nach der Einführung der aktiven Schutzimpfung gegen beide Viren, zu untypischen Verlaufsformen kommen. Durch serologische Methoden soll also entweder die klinische Verdachtsdiagnose bestätigt oder aber die Frage einer Immunität gegen die Viren geklärt werden.

Antikörper gegen beide Viren können entweder mit der Hämagglutinationshemmung (HAHT), mit dem Enzymimmunoassay (ELISA) oder mit der KBR gemessen werden.

Der HAHT ist der einfachste Test, benötigt aber zum Nachweis von Antikörpern gegen Masernvirus Affenerythrozyten. Antikörper gegen Mumpsvirus können beim HAHT mit Erythrozyten verschiedener Spezies (Vögel, Affen, Menschen) nachgewiesen werden. Nach der Trennung von IgG und IgM vermag der HAHT zwischen frischen und älteren Infektionen zu unterscheiden.

Gleiches gilt für den ELISA, der zur Messung von Antikörpern gegen Masernvirus als Antigen entweder Virusproteine oder das Hämagglutinin des Virus benutzt. Sowohl bei Masern als auch bei Mumps kann der Nachweis spezifischer IgM-Antikörper eine kürzliche Infektion diagnostizieren helfen.

Das klassische Verfahren des Nachweises von Antikörper gegen Mumpsvirus und Masernvirus ist die KBR, bei der ein Titeranstieg einen Hinweis auf eine frische Infektion gibt. Werden nicht extrem hohe Antikörpertiter gefunden (1:320 und höher), besteht der Nachteil der KBR darin, daß zwei Seren untersucht werden müssen, um die Diagnose einer frischen Infektion zu stellen.

Hepatitis-A-Virus

Das Hepatitis-A-Virus (HAV) wird den RNA-Viren zugeordnet und ist mit 27–32 nm sehr klein. Es gehört zur Familie der Picorna-Viren (pico = klein; RNA = Ribonukleinsäure). Innerhalb dieser Familie gehört es zu den Enteroviren (Enterovirus Typ 72).

Die Viren werden typischerweise durch Schmierinfektion, durch Lebensmittel (Milch, Eis, Eiprodukte, Pasteten usw.), aber auch durch Wasser übertragen. In vielen Ländern Südeuropas und in fast allen tropischen und subtropischen Gebieten ist HAV endemisch.

Nach Infektion sind verschiedene Verlaufsformen möglich. Kinder unter 5 Jahren machen eine HAV-Infektion in etwa 90% aller Fälle subklinisch, d. h. ohne Gelbsucht, durch. Bei Erwachsenen und älteren Kindern beträgt die Rate der nur subklinisch Infizierten immerhin noch 30-50%. Im Fall einer Erkrankung kommt es nach einer Inkubationszeit von 14–40 Tagen zu einer Gelbsucht, Fieber und einem Anstieg der Aktivität der Aminotransferasen (Transaminasen) im Serum. Der Stuhl der Patienten ist zunehmend entfärbt, während der Urin dunkelbraun wird. Bereits etwa 2 Wochen vor der Erkrankung scheidet der Patient das Virus mit dem Stuhl aus, während bei Beginn der Symptomatik vielfach kein Virus mehr im Stuhl gefunden wird. Nach einigen Wochen heilt die Krankheit meist komplikationslos aus. Chronische Verlaufsformen sind nicht bekannt.

Serologische Diagnostik (Tab. 35)

Bereits eine Woche vor Beginn der klinischen Symptome kommt es zur Bildung von Antikörpern gegen HAV. Wie bei anderen Immunantworten werden auch hier zunächst IgM-Antikörper gegen HAV und anschließend IgG-Antikörper gegen das Virus gebildet. Während die IgM-Antikörper nur kurzfristig vorhanden sind (etwa 2 Monate), bleiben die IgG-Antikörper jahrzehntelang bis lebenslang nachweisbar.

Bei Verdacht auf Hepatitis A kann also sehr schnell mit serologischen Methoden entschieden werden,
– ob es sich um eine frische Infektion handelt (IgM- und IgG- bzw. nur IgM-Antikörper nachweisbar),
– ob nie eine Infektion mit HAV stattgefunden hat (keine Antikörper),
– oder ob eine Immunität gegen HAV besteht (nur IgG-Antikörper nachweisbar).

Zum Nachweis der Antikörper sind verschiedene Reagenziensätze im Handel, die alle auf dem Prinzip des Enzym- oder Radioimmunoassay beruhen. Es gibt Kits sowohl zum Nachweis von Antikörpern gegen HAV ohne Differenzierung in IgG und IgM als auch zum Nachweis von spezifischem IgM.

Der Direktnachweis von HAV in Stuhlproben ist gleichfalls mit radioimmunologischen oder enzymimmunologischen Methoden möglich. Dieser Virusnachweis ist zur Diagnostik nur eingeschränkt verwendbar.

Hepatitis-B-Virus

Das Hepatitis-B-Virus (HBV) ist ein DNA-Virus mit einer Größe von etwa 42 nm. Es gehört zu einer neuen Familie von Viren, die man als Hepadna-Viren (von Hepatitis und DNA) bezeichnet.

Das Virus hat eine doppelte Hülle. Die äußere Hülle wird *Hepatitis-B-surface-Antigen* (engl.: surface = Oberfläche) genannt (HBs-Ag). Für diesen Virusteil, der 17–25 nm groß ist und auch einzeln vorkommt, gibt es mehrere Synonyme: Man bezeichnete HBs-Ag auch als Australia-Antigen, als SH-Antigen (von Serumhepatitis, der früheren Bezeichnung der Hepatitis B) oder als Hepatitis-assoziiertes Antigen (HAA).

Weiter kann man vier verschiedene Subtypen von HBs-Ag unterscheiden, die mit den Buchstaben *adw, adr, ayw* und *ayr* bezeichnet werden. Die Bestimmung dieser Subtypen ist in der Routinediagnostik nicht üblich. In Europa kommen vorwiegend die Subtypen *adw* und *ayw* vor.

Die innere Hülle des Virus enthält zwei Antigene, die als *Hepatitis-B-core-Antigen* (engl.: core = Kern) (HBc-Ag) und als *Hepatitis-Be-Antigen* (der nächste Buchstabe im Alphabet, da B-, C- und D-Antigene bereits vergeben waren) (HBe-Ag) bezeichnet werden. Im Innern des Virus ist die Nukleinsäure untergebracht und ein Enzym, das die Vervielfältigung der Nukleinsäure gewährleistet, die *DNA-Polymerase*.

Die verschiedenen Antigene des HBV, ihre Antikörper und ihre Synonyma sind in Tab. **34** zusammengestellt.

Das HBV wird durch Blut, Blutprodukte und Sekrete wie Speichel, Sperma und Schweiß übertragen. Die Übertragung durch Blut und Sperma steht im Vordergrund. Eine Ausscheidung des HBV mit dem Stuhl kommt nicht vor. Besonders gefährdet sind Mitarbeiter im medizinischen Labor wegen ihres häufigen Kontakts zu unterschiedlichen Blutproben. Eine weitere Risikogruppe sind Drogenabhängige.

Nach einer Infektion mit HBV erkranken nicht alle Infizierten. Die Rate der subklinisch, also ohne Krankheitszeichen, durchgemachten HBV-Infektionen wird bei Kindern auf etwa 50–70%, bei Erwachsenen auf etwa 20–30% geschätzt.

Schon während der Inkubationszeit kann das Virus (HBs-Ag und HBe-Ag) im Blut nachgewiesen werden. Kommt es zur Erkrankung, die nach einer langen Inkubationszeit von 30–180 Tagen auftritt, sind die Symptome einer Leberentzündung zu beobachten: Abgeschlagenheit, Appetitlosigkeit, Braunfärbung des Urins, Entfärbung des Stuhls, Hautjucken, anschließend Gelbsucht.

Tabelle **34**   Nomenklatur der Antigen-Antikörper-Systeme des
Hepatitis-B-Virus

Antigen	Abkürzung	Synonyma
B$_{SURFACE}$-Antigen	HBs-Ag	Australia-Antigen, SH-Antigen hepatitisassoziiertes Ag
B$_{CORE}$-Antigen	HBc-Ag	
Be-Antigen	HBe-Ag	
Antikörper gegen HBs-Ag	Anti-HBs	Australia-Antikörper
Antikörper gegen HBc-Ag	Anti-HBc	
Antikörper gegen HBe-Ag	Anti-HBe	
Hepatitis-B-Virus	HBV	Dane-Partikel

Die Erkrankung dauert je nach Abwehrreaktion des Patienten
3–10 Wochen. Im Gegensatz zur Hepatitis A verlaufen etwa 10% der
Fälle von Hepatitis B chronisch. Die chronische Hepatitis kann jahrelang bis lebenslang andauern und führt vielfach zu einer Leberzirrhose.

Bei einer Infektion mit HBV gibt es unter bestimmten Umständen
die Möglichkeit, zum Virusträger zu werden, das heißt, HBs-Ag und
mitunter auch HBe-Ag ohne größere Leberveränderungen im Blut
und in der Leber zu beherbergen. Träger des HBs-Ag neigen dazu, ein
Leberzellkarzinom zu entwickeln, das in bestimmten Ländern einer
der häufigsten bösartigen Tumoren ist.

Serologische Diagnostik

Im Verlauf einer Infektion mit HBV kommt es zunächst zur Virämie,
die durch den Nachweis von *HBs-Ag* und *HBe-Ag* im Blut bestätigt
wird. Etwas später bildet der Organismus auch Antikörper gegen die
drei genannten Antigene des HBV, und zwar jeweils zunächst IgM-
Antikörper und anschließend IgG-Antikörper.

Als erstes werden Antikörper gegen das HBc-Antigen gebildet,
während das Antigen selbst mit Routinemethoden nicht nachweisbar
ist. *Anti-HBc* kann man meist schon vor Beginn der klinischen Symptomatik finden. Mit Besserung des klinischen Bildes verschwindet das
HBe-Ag aus dem Blut, und fast gleichzeitig werden *Antikörper gegen
HBe-Ag* nachweisbar. Etwas später ist auch das HBs-Ag nicht mehr zu
finden. Danach kommt es jedoch nicht sofort zur Bildung von *Anti-
HBs*. Dieser Antikörper kann mitunter erst Monate nach einer abgelaufenen Hepatitis B auftreten. Im Anschluß an eine überstandene
Hepatitis B ist der Patient gegen eine erneute Infektion immun.

Abb. **35** zeigt das Schema des Antigen- und Antikörpernachweises
in Zusammenhang mit den Krankheitszeichen während einer normal
verlaufenden Hepatitis B.

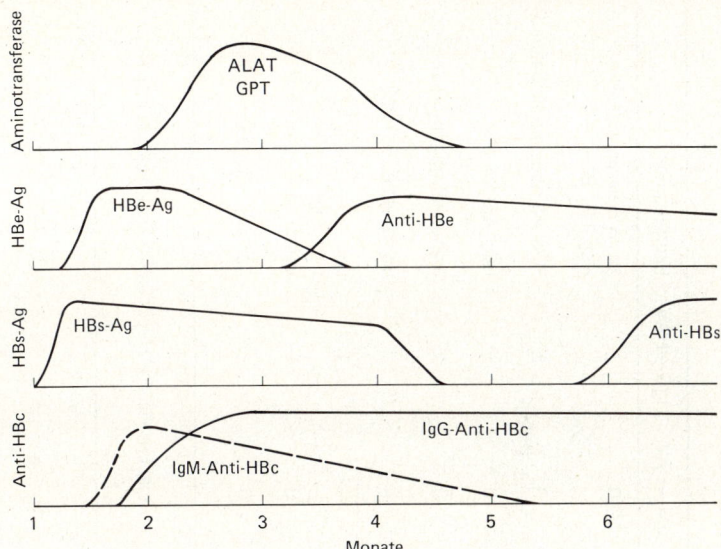

Abb. **35** Schematischer Verlauf einer Infektion mit Hepatitis-B-Viren.

HBs-Ag und HBe-Ag werden routinemäßig durch radioimmunologische und enzymimmunologische Verfahren nachgewiesen. Alle anderen Methoden, wie passive Hämagglutination, Latexagglutination
oder Überwanderungselektrophorese, sind zu unempfindlich und daher nicht zu empfehlen.

Antikörper gegen HBc-Ag, HBe-Ag und HBs-Ag können gleichfalls durch radio- oder enzymimmunologische Tests nachgewiesen werden. Auch hierbei sind andere serologische Techniken wegen ihrer zu
geringen Empfindlichkeit nicht geeignet. Besondere Bedeutung
kommt dem Nachweis von IgM-Antikörpern gegen HBc-Ag zu, die ein
Anzeichen für eine aktive Entzündung sowohl bei einer akuten als
auch bei einer chronischen Hepatitis sind. Während Anti-HBc und
Anti-HBe nur qualitativ bestimmt werden (nachweisbar / nicht nachweisbar), führt man die Bestimmung des Anti-HBs quantitativ durch.
Die Menge der Antikörper wird in Einheiten (mU/ml) angegeben, da
es ein internationales Referenzpräparat gibt.

Bei der chronisch aktiven Hepatitis bleiben HBs-Ag, HBe-Ag und
IgM-Anti-HBc im Blut nachweisbar.

Bei Patienten mit Tumoren der Lymphozyten (z. B. Morbus Hodg-
kin) kann es zu einer Virämie ohne Antikörperbildung und ohne
Leberentzündung kommen.

Tabelle **35** Befundkonstellationen bei Hepatitis A und B

HBs-Ag	HBe-Ag	→HBc	IgM→HBc	→HBe	→HBs	IgM→HAV	IgG→HAV	Interpretation
+	+	+	+	0	0	0	±	akute oder chronische Hepatitis B
0	0	+	+	0	0	0	±	HBs-Ag negative Hepatitis B
+	0	+	0	+	0	0	±	HBs-Ag-Träger
0	0	+	0	+	+	0	±	Immunität gegen HBV
0	+	0	0	0	+	0	±	unplausibler Befund
0	0	±	0	±	±	+	+	frische Hepatitis A
0	0	±	0	±	±	0	+	Immunität gegen HAV
0	0	0	0	0	+	0	±	Zustand nach Hepatitis-B-Impfung

Abkürzungen:
0 = nicht nachweisbar; + = nachweisbar; ± = ohne Einfluß auf die Interpretation; HBV = Hepatitis-B-Virus; HAV = Hepatitis-A-Virus; → = Antikörper gegen

Tabelle **36**   Empfehlenswerte serologische Diagnostik bei Virushepatitiden

Klinische Fragestellung	Basisprogramm	Zusatzprogramm
Akute Hepatitis?	HBs-Ag Anti-HBc IgM-Anti-HAV	Anti-HBs HBe-Ag IgM-Anti-HBc Anti-HBe Antikörper gegen andere Viren
Chronische Hepatitis?	HBs-Ag Anti-HBc Anti-HBs	HBe-Ag Anti-HBe IgM-Anti-HBc
Infektiosität?	HBs-Ag HBe-Ag	Anti-HBs Anti-HBe
Immunität gegen HBV?	Anti-HBs HBs-Ag	Anti-HBc
Immunität gegen HAV?	IgG-Anti-HAV	

Das Virus ist während der Geburt von der Mutter auf das Neugeborene übertragbar. Das Kind bekommt, wenn es nicht geimpft wird, dann meist eine chronische HBV-Infektion.

Patienten, die Virusträger sind (HBs-Ag nachweisbar), können gleichzeitg eine Hepatitis A durchmachen, eine Konstellation, die die Interpretation der serologischen Befunde schwierig macht.

In Tab. **35** sind eine Reihe von möglichen und nicht möglichen serologischen Befunden bei Verdacht auf Hepatitis A und B zusammen mit ihrer klinischen Interpretation aufgeführt.

Tab. **36** gibt eine Entscheidungshilfe zur Durchführung verschiedener serologischer Tests bei Verdacht auf Hepatitis A und B.

Seit einiger Zeit ist es möglich, mit einem gereinigten oder gentechnologisch hergestellten HBs-Ag gegen Hepatitis B zu impfen. Der Impferfolg wird durch die Bestimmung des Anti-HBs überwacht. Wenn der Titer des Anti-HBs unter 10 mU/ml sinkt, sollte erneut geimpft werden.

Andere Hepatitisviren

Hepatitis-δ-Virus

Das Hepatitis-δ-Virus (Delta-Virus, HDV) ist ein etwa 35−37 nm großer virusähnlicher Partikel, dessen äußere Hülle vom Hepatitis-B-Virus stammt (HBs-Ag) und dessen Kern das δ-Antigen mit einer eigenen RNA als genetische Information ist.

Um zur Leberzelle zu gelangen, braucht das HDV jedoch unbedingt als äußere Hülle das HBs-Ag. Infektionen mit HDV sind daher ausschließlich bei solchen Patienten möglich, die Träger des HBs-Ag sind oder aber eine chronische Hepatitis B haben.

Die Symptome einer Infektion mit HDV unterscheiden sich nicht von denen einer Hepatitis B. Infektionen mit δ-Virus werden in Europa vorwiegend in Italien und anderen Mittelmeerländern beobachtet.

Serologische Diagnostik

Mit einem kommerziell erhältlichen Radio- oder Enzymimmunoassay können Antikörper gegen δ-Virus nachgewiesen werden. Eine Modifikation dieses Testsystems gestattet es weiter, auch δ-Antigen selbst nachzuweisen. Die Bestimmungen sind aber nur bei Patienten sinnvoll, bei denen HBs-Ag im Blut nachweisbar ist.

Viren der Non-A-non-B-Hepatitis

Ist bei Patienten mit den klinischen Symptomen einer Hepatitis durch serologische Tests weder eine Hepatitis A noch eine Hepatitis B nachweisbar, muß zunächst ausgeschlossen werden, daß die Erkrankung durch andere Viren (Epstein-Barr-Virus, Zytomegalovirus, Herpesviren, s. jeweils dort) oder durch andere Mikroorganismen (Leptospiren, Brucellen usw.) erregt wird.

Ist dies, wie auch eine durch Medikamente verursachte Erkrankung, ausgeschlossen, kann angenommen werden, daß der Patient an einer Non-A-non-B-Hepatitis leidet. Wie der Name bereits zeigt, kann die Diagnose nur durch Ausschluß gestellt werden. Bei dieser Erkrankung, die nicht selten durch Bluttransfusionen verursacht werden soll, kann man annehmen, daß als Erreger ein Virus oder mehrere Viren in Frage kommen. Diese Erreger können bei Schimpansen von Tier zu Tier übertragen werden, es gibt aber bislang keine für die Routinediagnostik brauchbaren serologischen Tests für diese Form der Virushepatitis.

Rotavirus

Das Rotavirus ist ein mittelgroßes RNA-Virus, das zur Familie der Reoviren gehört. Rotaviren verursachen bei Säuglingen und Kleinkindern eine Gastroenteritis. Rotaviren sind in der Gewebekultur nur schwer anzüchtbar, so daß man schon früh nach anderen Nachweismethoden gesucht hat.

Serologische Diagnostik

Rotaviren können mit Hilfe enzymimmunologischer Verfahren direkt im Stuhl der erkrankten Kinder nachgewiesen werden. Das Verfahren des ELISA ist relativ empfindlich und sehr spezifisch. Es erreicht in etwa die gleichen Ergebnisse, die mit der methodisch schwierigen Elektronenmikroskopie beschrieben wurden.

Eine weitere Möglichkeit zur Diagnostik besteht im Nachweis von Antikörpern gegen Rotavirus im Serum. Neben dem ELISA, der zwischen IgM- und IgG-Antikörpern unterscheiden kann, können auch komplementbindende Antikörper gefunden werden.

Der diagnostische Einsatz des direkten Tests (Rotavirus im Stuhl) und des indirekten (Antikörper im Serum) Tests ist unterschiedlich. Bei einzelnen Fällen von Durchfallerkrankungen müssen neben bakteriellen Erregern auch Rotaviren nachgewiesen oder ausgeschlossen werden. Bei Gruppenerkrankungen, zum Beispiel in Krankenhäusern, und für epidemiologische Untersuchungen kann mit dem Antikörpernachweis eine durchgemachte Infektion bewiesen werden.

Humane Retroviren (HIV, HTLV)

Die Gruppe der menschlichen Retroviren ist nach einem speziellen Enzym, der *reversen Transkriptase*, und wegen ihrer Fähigkeit, Tumoren zu erzeugen, also onkogen zu wirken, so benannt worden. Zu dieser Gruppe von Viren gehören HTLV I und II (humane T-lymphozytotrope Viren) und das zunächst als HTLV III bezeichnete Virus, das die Erkrankung AIDS (engl.: acquired immune deficiency syndrome = erworbenes Immundefektsyndrom) erregt. Dieses Virus, das auch als Lymphadenopathievirus (LAV) bekannt war, wird nach allgemeiner Übereinkunft heute HIV 1 (humane immunsuppressive Viren) genannt. Es gibt von diesem Virus mehrere Typen, die HIV 1, HIV 2 usw. heißen. HIV 2 kommt bisher vorwiegend in Westafrika vor und scheint eine etwas milder verlaufende Form der Erkrankung hervorzurufen. Wie der ursprüngliche Name zeigt, haben alle diese Viren eine besondere Neigung zu T-Lymphozyten, wobei das HIV 1, soweit bekannt, vorwiegend T4-Lymphozyten, also T-Helferzellen, und Makrophagen infiziert.

Nach einer Infektion mit HIV kommt es im Erkrankungsfall zu einer langsamen, aber stetigen Abnahme von T4-Lymphozyten im Blut bis unter die Nachweisbarkeitsgrenze. Durch den Verlust dieser größten Zellgruppe des spezifischen Immunsystems funktioniert die Abwehr gegen eine Vielzahl von Erregern nicht mehr. Das Krankheitsbild AIDS ist also dadurch gekennzeichnet, daß die Patienten an Infektionen durch normalerweise wenig pathogene Erreger erkranken oder einen sonst sehr seltenen Tumor entwickeln, das Kaposi-Sarkom.

Die Infektion mit HIV erfolgt durch geschlechtliche Kontakte, durch Blut, Blutprodukte oder durch unsaubere Kanülen. Besonders gefährdete Gruppen sind Homosexuelle und Drogenabhängige. Die Infektion breitet sich aber auch zunehmend in der Gesamtbevölkerung aus, so daß die Erkrankung mangels einer spezifischen Therapie eine große Bedrohung darstellt.

Das Risiko, nach einer Infektion mit HIV an AIDS zu erkranken, kann bisher nur geschätzt werden, wobei die Zahlen zwischen 30 und 90% schwanken. Man unterstellt eine Latenzphase, die zwischen einigen Monaten und mehr als 10 Jahren schwankt.

Mit dem Nachweis der Antikörper gegen HIV, der etwa 6−20 Wochen nach Infektion gelingt, ist auch anzunehmen, daß der Patient das HIV selbst in seinen Lymphozyten beherbergt, also infektiös ist. Diese Infektiosität bleibt, wie bei anderen Retroviren, wahrscheinlich lebenslang erhalten. Bisher existiert weder eine aktive Schutzimpfung noch eine Behandlungsmöglichkeit für AIDS. Die Sterblichkeit für ein klinisch manifestes AIDS kann gleichfalls nur geschätzt werden und dürfte zwischen 60 und 90% liegen.

Neben der Erkrankung AIDS sind andere, gleichfalls durch HIV verursachte Krankheitsbilder beschrieben worden, die wahrscheinlich Vorstufen des AIDS darstellen. Bei diesen Vorstufen spricht man von einem „AIDS-related-complex" (engl.: AIDS-verwandter Symptomenkomplex) oder abgekürzt von ARC.

Serologische Diagnostik

Die Verdachtsdiagnose „AIDS" oder „ARC" wird durch serologische Methoden, also den Nachweis der Antikörper gegen HIV, bestätigt. Zum Nachweis dieser Antikörper werden in der Routinediagnostik fast ausschließlich enzymimmunologische Methoden benutzt (s. Kapitel „Nichtkompetitive Immunoassays"). Neben der Untersuchung von Patientenseren kommt dem Screening von Blutspendern besondere Bedeutung zu, um eine Übertragung des HIV durch Blutkonserven soweit wie möglich auszuschließen.

Als Antigen für den Enzymimmunoassay benutzt man meist in Lymphozyten angezüchtetes Virusmaterial. Es sind auch durch gentechnologische Methoden gewonnene Antigene im Handel. Der Test ist sehr empfindlich und ausreichend spezifisch. In wenigen Fällen kann es durch Antikörper gegen Lymphozytenantigene (HLA-Antigene) oder durch andere, bisher nicht genau bekannte Faktoren zu falsch positiven Reaktionen kommen.

Zur Sicherung der für den Patienten sehr schwerwiegenden Diagnose ist aber in jedem Fall die Durchführung weiterer serologischer Tests notwendig.

Meist wird hierzu die Methode des *Western-Blots* benutzt, mit der Antikörper gegen einzelne Proteinantigene des HIV nachgewiesen werden können. Der Western-Blot oder Immunoblot (so genannt, weil er die immunologische Modifikation eines in der Genetik als Southern-Blot benutzten Tests ist) beruht auf folgendem Prinzip:

Die Proteine des HIV werden mit einer speziellen Elektrophorese

(Natriumdodecylsulfat-Polyacrylamid-Gel-Elektrophorese, abgekürzt: SDS-PAGE) aufgetrennt. Anschließend werden sie von dem Elektrophoresegel auf eine Art Filterpapier übertragen (engl.: blot = abklatschen). Inkubiert man diesen Filterpapierstreifen mit einem Patientenserum, das Antikörper gegen HIV-Proteine enthält, binden sich die Antikörper an die Antigene auf dem Filterpapier. Mit einem enzymmarkierten Antihumanimmunglobulin wird, genau wie bei enzymimmunologischen Methoden, die Reaktion auf dem Filterpapierstreifen sichtbar gemacht.

Ferner gibt es einen modifizierten Enzymimmunoassay, der ein Envelope-(Hüll-) und ein Core-(Kern-)Protein von HIV als Antigen benutzt. Diese Antigene werden heute mit Hilfe gentechnologischer Verfahren in Escherichia-coli-Bakterien erzeugt, daher sind falsch positive Reaktionen sehr selten.

Antikörper gegen HIV können auch mit einer indirekten Immunfluoreszenz nachgewiesen werden, eine Methode, die meist als zusätzlicher Bestätigungstest benutzt wird.

In naher Zukunft wird eine direkte Nachweismethode für HIV zur Verfügung stehen, während bei den bisherigen Tests immer vom Nachweis der Antikörper auf das Vorhandensein von Virus geschlossen werden mußte.

Zum Direktnachweis der Viren sind Methoden auf der Basis eines Enzymimmunoassays entwickelt worden.

Eine weitere Technik beruht auf dem Nachweis von Virus-Nukleinsäuren mit Hilfe einer Nukleinsäuren-Sonde. Diese Methodik wird auch als Hybridisierung bezeichnet.

Eine andere Entwicklung der serologischen Diagnostik dieser sich schnell ausbreitenden Infektionskrankheit ist der Nachweis von Antikörpern gegen HIV 2, das bisher besonders in Westafrika vorkommt.

Ein Vorschlag zu einer stufenartigen serologischen Diagnostik bei Verdacht auf Infektion mit HIV ist in Tab. **37** dargestellt.

Mit Rücksicht auf die schlechte Prognose der Erkrankung und die gesellschaftliche Ächtung der HIV-infizierten Patienten sollte eine derartige serologische Diagnostik mit größtmöglicher Sorgfalt und unter Verwendung der empfindlichsten und spezifischsten Methoden erfolgen.

Für Laborpersonal besteht bei sachgemäßem Umgang mit infektiösen Blutproben (Handschuhe, kein Kontakt, kein Pipettieren mit dem Mund) nur ein minimales Infektionsrisiko. HIV ist gegen fast alle gängigen Desinfektionsmittel sehr empfindlich. Serumproben, die für 30 Min. auf 56 °C erhitzt wurden (Inaktivierung) enthalten kein infektiöses HIV mehr.

Tabelle **37**   Diagnostik bei Infektionen mit HIV

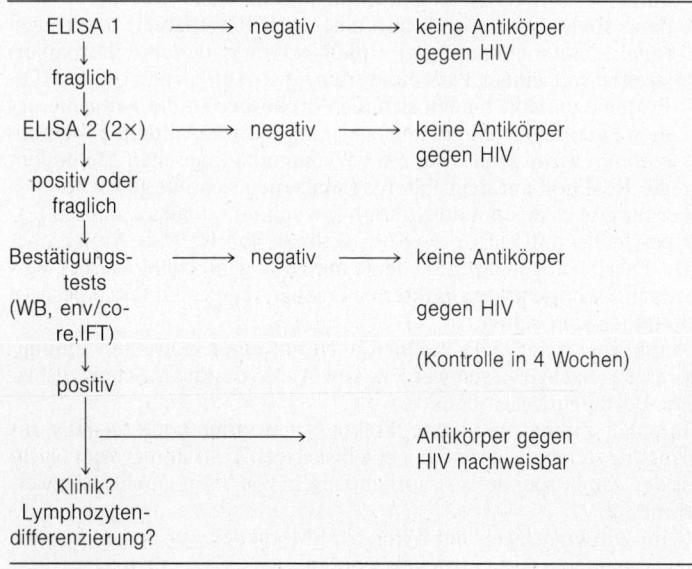

Abkürzungen:
ELISA = Enzymimmunoassay; WB = Western Blot; env/core = Antikörper
gegen envelope und core-Proteine von HIV; IFT = Immunfluoreszenz

Im Anschluß an den Antikörpernachweis, der die Infektion beweist, kann die Überwachung am besten durch die Bestimmung der verschiedenen *Lymphozytenpopulationen* erfolgen (s. Kapitel „Komponenten des Immunsystems"). Bei der Bewertung der Zahl von T-Helferzellen und T-Suppressorzellen ist sowohl die absolute Zahl der T4-Lymphozyten wie auch das Verhältnis von Helfer- und Suppressorzellen von Bedeutung (T4/T8-Quotient). Bei der Interpretation dieser Werte muß aber berücksichtigt werden, daß auch andere Krankheiten, wie Virusinfektionen, rheumatische Erkrankungen, Drogenabhängigkeit usw., die Zahl der T-Lymphozyten und das T4/T8-Verhältnis beeinflussen können. Aussagekräftig ist daher neben der klinischen Symptomatik vor allem eine Verlaufsbeobachtung über längere Zeit.

Komponenten des Immunsystems

Messung der Konzentration von Immunglobulinen

Die Bestimmung der Konzentration von Immunglobulinen gehört heute zur Routinediagnostik im medizinischen Labor. Wurde die Messung der Antikörper bis vor wenigen Jahren vorwiegend nach ihrem Anteil in der Serumelektrophorese durchgeführt (γ-Globuline), bestimmt man heute die Konzentration der Immunglobuline getrennt voneinander mit Hilfe serologischer Methoden.

Die Indikationen zur Bestimmung sind dabei sehr unterschiedlich, da es bei einer Vielzahl von Erkrankungen zu Erhöhungen oder Erniedrigungen von Immunglobulinen kommen kann. Besonders wichtig ist die Bestimmung der Immunglobuline bei Verdacht auf Antikörpermangelsyndrome, bei Verdacht auf Paraproteine (hier zusammen mit Immunelektrophorese und Immunfixation) und bei chronischen Entzündungen.

Serologische Methodik

Die Bestimmung von IgG, IgA und IgM wird entweder mit der radialen Immundiffusion nach Mancini (s. Kapitel „Präzipitationsreaktionen") oder mit Nephelometrie bzw. Turbidimetrie durchgeführt.

Bei der *Immundiffusion* benutzt man fertige Agaroseplatten, die Antikörper gegen IgG, IgA oder IgM enthalten. Die *Nephelometrie* und *Turbidimetrie* wird mit entsprechenden Meßgeräten und spezifischen präzipitierenden Antiseren gegen IgA, IgG oder IgM durchgeführt. Die jeweilige Konzentration der einzelnen Immunglobuline wird im Vergleich zu Standardseren anhand einer Standardkurve bestimmt.

Zur Messung des IgE, das bei Allergien eine Rolle spielt (s. Kapitel „Allergiediagnostik") werden wegen der geringen Konzentration des IgE ausschließlich radioimmunologische und enzymimmunologische Verfahren benutzt. Das IgD schließlich, das weitgehend zellgebunden vorkommt, wird nur selten im Serum gemessen.

Normwerte

Tabelle **38**   Altersabhängige Normwerte der Immunglobuline (nach Uffelmann u. Mitarb.: Clin. chim. Acta 28 [1970] 185)

Alter	IgG g/l	IgA g/l	IgM g/l
Erwachsene	7,7−15,0	1,3−3,0	0,6−2,0
Neugeborene	7,7−15,0	nicht nachw.	0,1−0,3
1−6 Monate	2,7−8,6	0,05−1,0	0,1−1,2
7−12 Monate	3,5−11,8	0,3−1,6	0,3−1,1
bis 5 Jahre	5,0−14,4	0,5−2,2	0,4−2,0

Komplement

Bei bestimmten Erkrankungen (Tab. **39**) kann es diagnostisch wichtig sein, einzelne Komplementkomponenten und/oder die Aktivität des gesamten Komplementsystems zu messen.

Bei der Analyse von *Einzelkomponenten* benutzt man fast immer die in der größten Konzentration vorkommenden Komplementkomponenten C3 und C4.

Die funktionelle Aktivität des Komplementsystems als Gesamtheit wird meist mit der sog. *CH-50-Methode* gemessen. Hierbei wird diejenige Serumverdünnung bestimmt, die in der Lage ist, 50% einer Erythrozytensuspension aufzulösen. Dieses Meßprinzip der 50%-Hämolyse gab der Methode ihren Namen. Die Durchführung ist prinzipiell die gleiche wie beim Komplementvorversuch der KBR (s. dort), mit dem Unterschied, daß Patientenserum statt Meerschweinchenkomplement verwendet wird, und daß der Grad der Hämolyse mit dem Photometer bestimmt wird.

Die Messung der Komplementkomponenten C3 und C4 erfolgt genau wie die Messung der Immunglobuline entweder mit der radialen

Tabelle **39**   Erkrankungen mit einer Verminderung des Komplementsystems

Angeborener Komplementdefekt
Angioneurotisches Ödem
Akute und chronische Glomerulonephritis
Rheumatoide Arthritis
Erythematodes (SLE)
Gefäßentzündungen, z. B. Panarteriitis nodosa
Taubenzüchterlunge
Endotoxinschock

Immundiffusion oder mit nephelometrischen bzw. turbidimetrischen Methoden.

Darüber hinaus können Regulationsproteine des Komplementsystems, wie der C1-Esterase-Inhibitor, auch mit der radialen Immundiffusion gemessen werden.

Die Analyse der weiteren Komponenten des C-Systems (C1, C2, C5 usw.) wird nur in Speziallabors durchgeführt. Prinzipiell wird auch bei diesen Analysen meist die Hämolysefähigkeit des C-Systems bestimmt, wobei mit Mangelseren dem Komplement einzelne Faktoren entzogen werden.

Normalwerte

Gesamthämolytische Komplementaktivität (CH50):
je nach benutzter Methode unterschiedlich, meist 35−50 Einheiten/ml

C3: 80−150 mg/100 ml
C4: 12−40 mg/100 ml

Typisierung von Lymphozyten und anderen Leukozyten

Neben der morphologischen Untersuchung hat sich in den vergangenen Jahren die serologische Typisierung von Leukozyten immer mehr durchgesetzt.

Diese Typisierung wird vor allem bei den Lymphozyten eingesetzt, die durch Färbungen nur schlecht oder überhaupt nicht voneinander zu unterscheiden sind.

Bei der serologischen Typisierung werden monoklonale Antikörper gegen bestimmte Membranmarker von Lymphozyten zur Identifizierung dieser Zellen benutzt. Nachdem die Antikörper zunächst unterschiedliche Namen hatten, scheinen sich durch eine Initiative der Weltgesundheitsorganisation hier einheitliche Bezeichnungen durchzusetzen. In Tab. **40** sind die gebräuchlichsten Antikörper und die Zelltypen, die von ihnen erkannt werden, zusammengestellt.

Durch diese Typisierung ist es, besonders bei bösartigen Tumoren des lymphatischen Systems (Lymphomen), gelungen, den Reifegrad der malignen Zellen relativ genau zu bestimmen. Hierdurch wird eine effektivere Behandlung dieser Tumore möglich.

Serologische Untersuchungen

Die Membranantigene der Lymphozyten werden fast immer mit Hilfe der direkten Immunfluoreszenz bestimmt. Man verwendet entweder eine manuelle Methode oder läßt die Zellen von einem als FACS (fluoreszenzaktivierte Zellsortierung) bezeichneten Gerät untersuchen.

Tabelle **40**   Membranmarker von Lymphozyten

Antigen (Cluster)	Antikörpernamen	Erkannte Zellen/Strukturen
T-Lymphozyten		
CD 2	T11, Leu5B,	T-Lymphozyten (Rosettenrezeptor)
CD 1	T6, Leu6	Thymuszellen, Langerhans-Zellen der Haut
CD 3	T3, Leu4	reife T-Lymphozyten
CD 4	T4, Leu3	Helfer-T-Lymphozyten
CD 8	T8, Leu2	Suppressor-zytotoxische-T-Zellen
B-Lymphozyten		
CD 10	cALLA, J5	Prä-B-Lymphozyten (-blasten)
CD 20	Leu16, B1	B-Lymphozyten
Membranimmunglobuline		B-Lymphozyten
CD 21	B2, CR2	B-Lymphozyten, C3d-Rezeptor
Proliferationsmarker		
Ia-Antigen	HLA-DR	B-Lymphozyten, aktivierte T-Lymphozyten
Transferrin-Rezeptor		aktivierte Zellen

Bei der manuellen Methode müssen die Lymphozyten zunächst aus der Blutprobe isoliert werden. Hierzu benutzt man einen Dichtegradienten, der die Zellen aufgrund ihres Gewichts in der Zentrifuge trennt. Anschließend werden die Lymphozyten mit jeweils einem monoklonalen Antikörper, der mit FITC markiert ist, angefärbt und die fluoreszierenden Zellen im Vergleich zur Gesamtzellzahl unter dem Mikroskop bestimmt.

Der FACS-Analysator trennt die Leukozyten des Blutes nach ihrer Lichstreuung und mißt zusätzlich die Fluoreszenz der einzelnen Leukozytengruppen.

Im Gegensatz zur manuellen Methode kann ein Gerät mehr Zellen erfassen und genauer zählen. Bislang sind jedoch FACS-Analysengeräte, die auch andere serologische Untersuchungen an Zellen durchführen können, sehr teuer.

Normwerte

(mit FACS erstellt; bei manueller Auswertung ergeben sich andere Werte !)

Zellart	Gesamtzahl/μl	Prozent
Lymphozyten	1300−2400	28−40
davon:		
T-Lymphozyten	600−2000	60−85
Helferzellen	400−1100	35−55
Suppressorzellen	225− 850	14−40
B-Lymphozyten	100− 300	7−15

Funktionelle Untersuchungsmethoden

Bei den oben beschriebenen Untersuchungsmethoden einzelner Komponenten des Immunsystems erfaßt man die Anzahl der einzelnen Subpopulation der Zellen, die Menge der Immunglobuline oder die Menge des Komplements. Darüber hinaus ist es aber bei vielen Krankheiten notwendig, auch die Funktion der untersuchten Zellen zu prüfen, die zwar in ausreichender Menge vorhanden sein können, funktionell aber defekt sind. Zu diesem Zweck sind eine fast unübersehbare Anzahl verschiedener Methoden für die einzelnen Zellen des Immunsystems beschrieben worden. Leider hat sich bisher keine In-vitro-Methode gefunden, die für die Routinediagnostik ideal wäre, so daß Funktionstests für die Zellen des Immunsystems meist nur in speziellen Labors durchgeführt werden.

Hauttests zur verzögerten Überempfindlichkeit

Bei einem relativ leicht durchführbaren Funktionstest für die T-Lymphozyten und Teile des Makrophagensystems sticht man den Patienten bestimmte, überall vorkommende Antigene mit einem kleinen Stempel in die Haut. Nach 1−2 Tagen wird untersucht, ob es an der Injektionsstelle durch das Einwandern der Lymphozyten und Makrophagen zu einer Rötung und Schwellung gekommen ist. Als Antigene werden Pilzprodukte (z. B. von Candida albicans), übliche Impfstoffe, wie Tetanustoxoid oder Diphtherietoxoid, häufig vorkommende Bakterien, wie Staphylokokken, und weit verbreitete Viren, wie Mumpsvirus, benutzt. Diese Tests können wichtige Hinweise zur zellulären Immunreaktion besonders bei abwehrgeschwächten Patienten geben. Ein solcher Stempel ist konfektioniert erhältlich.

NBT-Test

Der Name des Tests kommt von dem verwendeten Farbstoffkomplex Nitro-Blau-Tetrazolium. Mit diesem wird die Fähigkeit von neutrophilen Granulozyten zur Phagozytose untersucht.

Zu einer Blutprobe oder zu gereinigten Leukozyten gibt man den gelblichen Farbstoffkomplex entweder allein oder mit Partikeln, wie Pilzzellen, hinzu. Wird der Farbstoff und die Partikel phagozytiert und anschließend durch O_2-Radikale in der Zelle reduziert, entsteht ein unlöslicher dunkelvioletter Farbkomplex (Formazan). Die formazanpositiven Zellen können anschließend ausgezählt werden.

Ohne Zusatz von Partikeln sind allerdings nur wenige Granulozyten formazanpositiv (2-15%). Um die Aussagefähigkeit des Tests zu erhöhen, können die Zellen auch zuerst mit einem Lipopolysaccharid inkubiert werden, das die Zellen aktiviert.

Der NBT-Test kann zur Diagnose der selten vorkommenden angeborenen Funktionsstörungen der Granulozyten und bei chronischen Entzündungen eingesetzt werden. Als Routinemethode zur Beurteilung der meisten erworbenen Störungen der Phagozytose ist er nicht geeignet.

Weitere funktionelle Tests für phagozytierende Zellen

Bei den *Phagozytosetests* wird die Fähigkeit der Zellen zur Aufnahme und Abtötung von Bakterien oder anderen Mikroorganismen (Pilzen) untersucht. Nach bestimmten Zeiten wird die Menge der in den Zellen vorhandenen vermehrungsfähigen Bakterien gezählt. Der Test ist unter standardisierten Bedingungen relativ aussagefähig, in der Laborroutine ist er allerdings wegen der großen Schwankungsbreite nur eingeschränkt zu verwenden.

Zwei weitere Tests, *Migrationshemmung* und *Leukozytenadhärenz*, messen jeweils von anderen Leukozyten gebildete Substanzen, die Interleukine.

Ein Interleukin, MIF (Makrophagen-Migrations-Inhibitions-Faktor) reduziert die Fähigkeit von Monozyten und Makrophagen, in halbfesten Medien (Agarose) zu wandern.

Ein anderes Interleukin reduziert die Fähigkeit von Leukozyten, an Oberflächen zu haften.

Alle drei Methoden werden zur Diagnose bei bestimmten Abwehrschwächen, bei Tumorkranken und bei angeborenen Störungen des Immunsystems angewandt.

Proliferationstests

Diese Methode beruht darauf, daß Lymphozyten, wenn sie durch bestimmte Substanzen (Mitogene) stimuliert werden, sich zu teilen beginnen und zu Lymphoblasten werden. Diese Proliferation kann durch die Messung der DNA-Synthese bestimmt werden.

Bei der Durchführung der Methode müssen zunächst die Lymphozyten aus einer Blutprobe des Patienten isoliert werden. Anschließend
werden sie für einige Tage mit den verschiedenen Mitogenen zusammen im Reagenzglas kultiviert. Als Mitogene sind vor allem pflanzliche Gifte, wie Phythämagglutinin A (PHA), Concanavalin A
(ConA), Pokeweed mitogen (PWM) oder mikrobielle Antigene wie
Tetanustoxoid oder Tuberkulin gebräuchlich. Nach einigen Tagen wird
der Kultur eine radioaktiv markierte Nukleinbase (meist H^3-Thymi-
din) zugegeben, die dann je nach Stärke der Proliferation mehr oder
weniger intensiv in die Lymphozyten-DNA eingebaut wird. Die
Menge der eingebauten radioaktiven Nukleinbase wird anschließend
gemessen.

Die Methodik eignet sich zur Feststellung verschiedener angeborener und erworbener Defekte der Lymphozyten und zur Überwachung
einer immunsuppressiven Behandlung oder einer Stimulation des Immunsystems.

Rheumatische Erkrankungen und Autoimmunerkrankungen

Die Labordiagnostik des sog. rheumatischen Formenkreises, zu denen so häufige Erkrankungen wie die rheumatoide Arthritis (primär chronische Polyarthritis) und andere Gelenkentzündungen gehören, ist eine Domäne serologischer Methoden. Bei den diagnostischen Tests können hierbei grob schematisch mehrere Gruppen unterschieden werden.

Besteht der Verdacht, daß es sich bei der rheumatischen Erkrankung um eine Nachkrankheit nach einem Infekt durch Streptokokken oder andere Bakterien handeln könnte, werden die entsprechenden Antikörper die Diagnose klären (s. Streptokokken).

Die zweite Gruppe diagnostischer Methoden betrifft die Messung sog. „Akute-Phase-Proteine". Mit diesem Begriff bezeichnet man Eiweiße, die sich im Serum bei Entzündungsreaktionen vermehrt finden (Tab. **41**). Die Summe der Akute-Phase-Proteine ist wahrscheinlich für die Veränderung der Blutsenkungsgeschwindigkeit verantwortlich.

Im Rahmen der Differentialdiagnostik rheumatischer und anderer entzündlicher Erkrankungen spielt vor allem das *C-reaktive Protein* (CRP, s. Nephelometrie) eine wichtige Rolle. Der Name des CRP rührt daher, daß dieses Protein dadurch entdeckt wurde, daß es mit einem C-Polysaccharid von Pneumokokken Präzipitate bildete. Während das CRP im Normalserum nur in geringer Konzentration vorkommt, wird es im Verlauf einer Vielzahl von Entzündungsreaktionen in großer Menge synthetisiert. Der Nachweis einer erhöhten Konzen-

Tabelle **41** Sogenannte „Akute-Phase-Proteine"

Protein	Veränderung
C-reaktives Protein	Erhöhung (10- bis 1000fach)
Saures α_1-Glykoprotein	Erhöhung
α_1-Antitrypsin	Erhöhung
Haptoglobin	Erhöhung
Coeruloplasmin	Erhöhung
Präalbumin	Erniedrigung
Albumin	Erniedrigung
Transferrin	Erniedrigung

Tabelle **42**   Antikörper gegen Zellkernantigene (antinukleäre Faktoren, ANF)

Antikörper gegen	Fluoreszenzmuster	Vorkommen vielfach bei
Doppelsträngige DNA	ringförmig, diffus	Erythematodes
Desoxyribonukleopro-tein	diffus, ringförmig	Erythematodes, arznei-mittelinduzierter Erythe-matodes
Histone	diffus, ringförmig	Erythematodes, rheuma-tische Erkrankungen
Histon H3	gekörnt	Mischkollagenosen
Ribonukleoproteine	gekörnt	Mischkollagenosen (Sharp-Syndrom)
Nukleolen	nukleolär	Sklerodermie

tration des CRP im Serum läßt also nur den Schluß auf eine aktive Entzündungsreaktion zu, ohne einen Hinweis auf den Grund dieser Entzündung zu geben.

Eine andere Gruppe diagnostisch benutzter Tests mißt Antikörper
gegen körpereigene Antigene. Diese körpereigenen Antigene können
entweder im ganzen Organismus verbreitet sein oder aber nur in einem
einzigen Organ vorkommen. Gegen eigene Antigene gerichtete Antikörper nennt man konsequenterweise *Autoantikörper* (griech.: autos
= selbst). Der bekannteste dieser Autoantikörper ist der sog. *Rheumafaktor* (s. Latexagglutination). Hierbei handelt es sich meist um einen Autoantikörper der Klasse IgM gegen körpereigenes Immunglobulin G. Diese Antikörper werden vor allem bei der rheumatoiden
Arthritis gefunden, können aber auch in geringerer Konzentration bei
anderen Autoimmunerkrankungen, wie Erythematodes, beobachtet
werden. Obwohl die meisten Rheumafaktoren der Klasse IgM angehören, sind auch Rheumfaktoren der Immunglobulinklassen IgG, IgA
und IgE beschrieben worden.

Ein weiterer Autoantikörper, der gegen ein im ganzen Organismus
vorkommendes Antigen gerichtet ist, wird als *antinukleärer Faktor*
(ANF) bezeichnet.

ANF-Autoantikörper sind gegen Antigene des Zellkerns gerichtet,
die teilweise in Tab. **42** aufgeführt sind. Antinukleäre Faktoren gehören meist zur Antikörperklasse IgG, es kommen aber auch ANF der
Klassen IgM und IgA vor. Der Nachweis dieser Autoantikörper ist vor
allem bei Erythematodes wichtig. Diese Erkrankung, die auch systemi-
scher Lupus erythematodes (SLE) genannt wird, kommt häufig bei
jungen Frauen vor und zeichnet sich durch Hautveränderungen, Gelenkentzündungen und Nierenschäden aus.

Tabelle **43**   Antikörper gegen körpereigene Antigene

Antigen	Antikörpernachweis bei
Schilddrüsengewebe	chronischer Thyreoiditis (Hashimoto) Basedowscher Erkrankung
Quergestreifte Muskulatur	Myasthenia gravis
Mitochondrien	biliärer Zirrhose
Glatte Muskulatur	chronischen Lebererkrankungen
Basalmembran von Glomerula und Alveolen	Goodpasture-Syndrom
Parietalzellen des Magens	atrophischer Magenschleimhautentzündung
Epidermis (Basalmembran oder Stachelzelldesmosomen)	Pemphigus Pemphigoid
Speicheldrüsen-Ausführungsgänge	Sjögren-Syndrom

ANF können aber auch bei einer Vielzahl anderer Autoimmunerkrankungen, wie Panarteriitis nodosa (eine Gefäßerkrankung), Sklerodermie (eine Hauterkrankung), lupoider Hepatitis (eine Form der chronischen Leberentzündung) und anderen ähnlichen Krankheiten vorkommen.

Eine weitere Gruppe von Autoantikörpern kann meist ausschließlich bei ganz bestimmten, für einzelne Organe typischen Erkrankungen nachgewiesen werden.

– Autoantikörper gegen *Schilddrüsengewebe* sind typisch für bestimmte Schilddrüsenentzündungen (Hashimoto-Thyreoiditis).

– Antikörper gegen *Mitochondrien* (AMA, antimitochondriale Antikörper) werden fast ausschließlich bei einer einzigen Form der Leberzirrhose beobachtet (primär biliäre Zirrhose).

– Autoantikörper gegen *glatte Muskulatur* (SMA von engl.: smooth muscle antibodies) werden vorwiegend bei chronischer Hepatitis gefunden.

– Autoantikörper gegen *doppelsträngige DNA* sind bei dem schon weiter oben beschriebenen Erythematodes zu finden.

– Autoantikörper gegen die *Ausführungsgänge von Speicheldrüsen* sind typisch für das sog. Sjögren-Syndrom.

– Bei bestimmten Formen der Zuckerkrankheit kann man Autoantikörper gegen die insulinproduzierenden Zellen des Pankreas finden.

– Autoantikörper gegen die *Basalmembranen* von Niere und Lungengewebe findet man beim Goodpasture-Syndrom, einem durch Nierenversagen und Lungenerkrankungen gekennzeichneten Krankheitsbild.

Die häufig bestimmten Antikörper gegen einzelne Organe oder Organteile sind mit ihrer diagnostischen Bedeutung in Tab. **43** aufgeführt.

Serologische Methodik

1. Nachweis des C-reaktiven Proteins

Für den Nachweis des CRP stehen eine Reihe von Methoden zur Verfügung, die entweder qualitativ oder quantitativ messen.

Ein weit geläufiges Meßverfahren ist die *passive Agglutination* mit Latexpartikeln. Hierbei kann das CRP entweder in bezug auf einen Grenzwert bestimmt oder durch Serumverdünnungen auch halbquantitativ gemessen werden.

Ein weiterer halbquantitativer Test beruht auf der *Präzipitation* des CRP mit dem C-Polysaccharid von Pneumokokken, das dem CRP seinen Namen gab. Hierbei wird in einer Kapillare eine Präzipitationsreaktion durchgeführt. Die Größe des Präzipitats gibt einen ungefähren Anhalt für die Konzentration des CRP.

In der modernen serologischen Diagnostik finden Methoden zur quantitativen Bestimmung des CRP zunehmend Bedeutung. Als Eiweiß ist CRP mit der *radialen Immundiffusion* nach Mancini meßbar. Die Methode hat den Nachteil, daß das Ergebnis erst nach 1−2 Tagen vorliegt.

Eine weitere Bestimmungsmethode ist die *Nephelometrie* (s. Kapitel „Präzipitationsreaktionen") und die *Turbidimetrie*, die den Vorteil haben, CRP quantitativ in etwa 30 min messen zu können. Die Quantifizierung von CRP erlaubt auch Verlaufskontrollen bei Entzündungen. CRP kann ferner nicht nur im Serum, sondern auch im Liquor und in anderen Körperflüssigkeiten, wie Punktaten, Exsudaten usw., bestimmt werden.

2. Nachweis des Rheumafaktors

Die Bestimmung des als Rheumafaktor bezeichneten Autoantikörpers gegen menschliches IgG wird als Screening-Methode fast immer mit dem passiven *Latexagglutinationstest* (s. Kapitel „Passive Agglutination") durchgeführt.

Dieser Nachweis kann nicht nur qualitativ (nachweisbar/nicht nachweisbar) erfolgen, sondern auch durch Serumverdünnungen halbquantitativ durchgeführt werden.

Eine weitere Methode zum halbquantitativen Nachweis des Rheumafaktors ist eine als *Waaler-Rose-Test* bezeichnete Form der passiven Hämagglutination. Das Prinzip dieses Tests beruht darauf, daß Seren, in denen Rheumafaktor enthalten ist, sensibilisierte Schaferythrozyten, die eigentlich als hämolysierendes System der KBR gebräuchlich

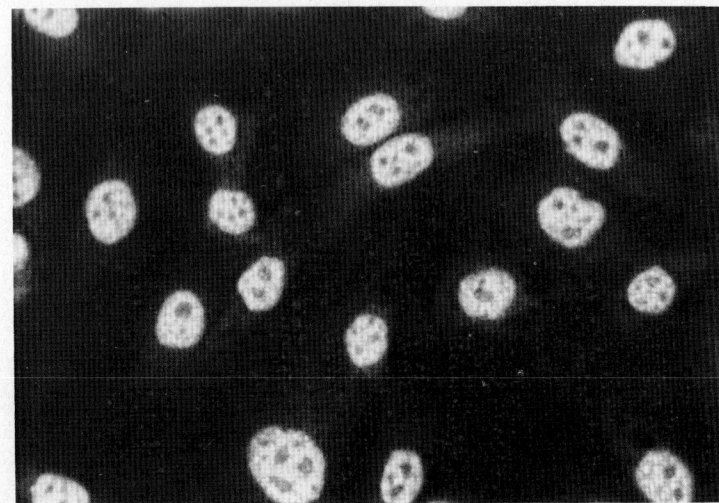

Abb. **36** Nachweis von Antikörpern gegen Zellkernantigene mit der indirekten Immunfluoreszenz. Deutliche Fluoreszenz der Zellkerne, keine Fluoreszenz des Zellplasmas oder anderer Bestandteile.
×400, FITC-Markierung, Zellen: Hep-2-Zellen.

sind, verklumpen. Beim Waaler-Rose-Test werden zwei Serumverdünnungsreihen angelegt. Eine Reihe wird mit unsensibilisierten (nicht mit Antikörper beladenen), die andere mit sensibilisierten Erythrozyten inkubiert. Die Menge des als Rheumafaktor bezeichneten Autoantikörpers wird durch die Differenz zwischen beiden Agglutinationstitern bestimmt.

Neben diesen „klassischen" Verfahren kann der Rheumafaktor gleichfalls mit nephelometrischen und turbidimetrischen Methoden gemessen werden, die den Vorteil hoher Geschwindigkeit und einfacher Testdurchführung bieten.

3. Bestimmung der antinukleären Faktoren

Antinukleäre Faktoren werden mit der *indirekten Immunfluoreszenz* nachgewiesen. Hierbei können verschiedene Arten von Fluoreszenzmustern beobachtet werden. Diese unterschiedlichen Muster sind darauf zurückzuführen, daß es eine Vielzahl verschiedener Autoantikörper gegen Zellkernantigene gibt, die mit unterschiedlichen Epitopen des Kerns reagieren (Abb. **36**) (s. Tab. **43**).

Auch die anderen organspezifischen oder krankheitsspezifischen Autoantikörper werden mit Hilfe der indirekten Immunfluoreszenz nachgewiesen. Man benutzt hierzu Organschnitte von Tieren. Bei der Untersuchung bestimmter Antikörper, z. B. Antikörper gegen Basalmembranen, sollte Gewebe von Primaten verwendet werden, während sich beispielswiese antimitochondriale Antikörper am einfachsten an Rattennieren nachweisen lassen.

Der Nachweis der Antikörper gegen glatte Muskulatur erfolgt meist an Rattenmagen.

Autoantikörper gegen doppelsträngige DNA können gleichfalls mit der indirekten Immunfluoreszenz bestimmt werden. Als Antigen verwendet man hierbei einen Einzeller, Crithidia lucilliae. Dieser Einzeller besitzt ein Riesenmitochondrium, den Kinetoplasten, der große Mengen an doppelsträngiger DNA enthält.

Neben der indirekten Immunfluoreszenz können Autoantikörper gegen doppelsträngige DNA aber auch mit radio- und enzymimmunologischen Tests nachgewiesen werden.

Allergien

Allergische Reaktionen oder Überempfindlichkeitsreaktionen vom Soforttyp entstehen, wenn ein als *Allergen* bezeichnetes Antigen zur Bildung von Antikörpern der Klasse IgE führt.

Kommt der Organismus ein zweites Mal mit dem Allergen in Kontakt, binden sich die IgE-Allergen-Komplexe sehr fest an Mastzellen und basophile Granulozyten. Als Reaktion hierauf werden von der Mastzelle Substanzen freigesetzt, die die klinischen Erscheinungen der Allergie hervorrufen. Die Substanzen, die die Allergie auslösen, sind im wesentlichen Histamin, Heparin und verschiedene hydrolytische Enzyme.

In einem zweiten Schritt werden dann von den Zellen andere entzündungsfördernde Stoffe ausgeschieden, die man als Leukotriene und Prostaglandine bezeichnet (Abkürzungen: LTC_4, LTD_4, LTE_4 oder PG).

Zu den klinischen Erscheinungen gehören Heuschnupfen, Augentränen, Asthmaanfälle, Hautausschlag und im schlimmsten Fall ein sog. anaphylaktischer Schock, der unbehandelt zum Tode führen kann.

Die Labormedizin kann zur der Diagnose von allergischen Erkrankungen durch die Bestimmung des IgE im Serum und durch die Messung des allergenspezifischen IgE beitragen.

Eine weitere Hilfe zur Allergiediagnostik ist die Messung der Histaminausschüttung durch basophile Granulozyten.

Serologische Methoden

1. Bestimmung des IgE

Im Vergleich zu den anderen Immunglobulinen findet sich IgE im Normalserum nur in sehr geringen Mengen. Daher muß zur Bestimmung des IgE ein möglichst empfindliches Verfahren eingesetzt werden. Als Methoden der Wahl benutzt man enzym- und radioimmunologische Tests. Als Bezugsgröße gilt international ein Referenzpräparat der WHO (No.68/341) mit verschiedenen Substandards. Die Angabe der Menge des im Serum befindlichen IgE erfolgt daher in IE/ml.

2. Messung von allergenspezifischem IgE

Sie erfolgt mit einem als *Radioallergosorbent-Test* (RAST) bezeichneten Verfahren. Hierbei werden allergenbeschichtete Partikel, meist Filterpapierscheibchen, mit einer Serumverdünnung inkubiert. Nach der Inkubation werden die Scheibchen gewaschen und in einer zweiten Inkubation mit radioaktiv oder enzymatisch markiertem Anti-IgE versetzt. Nach der zweiten Inkubation werden die Scheibchen erneut gewaschen und anschließend die gebundene Radioaktivität oder Enzymaktivität bestimmt.

Allergenspezifisches IgE wird nicht quantitativ, sondern in sog. Klassen angegeben. Klasse 0 zeigt ein negatives, Klasse 4 ein stark positives Ergebnis an. Eine Zusammenstellung der gebräuchlichsten Allergene zeigt Tab. **44**.

3. Messung der Histaminfreisetzung

Durch basophile Granulozyten wird nach der Zugabe von Allergen Histamin freigesetzt. Man kann so den biologischen Weg der Entstehung von Allergien nachvollziehen.

Trotz methodischer Probleme findet dieser Test immer weiter Verbreitung. Seit einiger Zeit sind kommerziell erhältliche Testsätze für diese Bestimmung im Handel.

Ein Vorteil dieses Tests liegt darin, daß hiermit neben IgE auch blockierende IgG-Antikörper gegen das Allergen gemessen werden können. Solche blockierenden Antikörper entstehen bei der Hyposensibilisierung von Patienten und sind ein Ausdruck des Behandlungserfolgs.

Die Hyposensibilisierung (Desensibilisierung) beruht darauf, daß dem Patienten das Antigen, gegen das er allergisch ist, in immer höheren Konzentrationen injiziert wird, um IgG-Antikörper gegen das Allergen zu erzeugen. Kommt es nun erneut zum Allergenkontakt, konkurrieren IgG- und IgE-Antikörper um die Bindung am Allergen (Antigen). Da nur die gebundenen IgE-Antikörper die Symptome der Allergie auslösen, ist durch die Hyposensibilisierung eine Besserung oder eine fast völlige Beschwerdefreiheit zu erreichen.

4. Hauttest

Die nach wie vor „klassische" Methode der Allergietestung ist der Hauttest. Hierbei werden dem Patienten die Allergene auf die Haut geklebt. Zeigt sich bei einem oder mehreren Allergenen eine Rötung, ist eine Überempfindlichkeit gegen dieses Allergen gesichert. Hauttests und Laboruntersuchungen schließen sich gegenseitig nicht aus, sondern ergänzen sich in ihren Aussagemöglichkeiten bei der schwierigen Diagnostik der Allergien, die in vielen Fällen der Kriminalistik ähnlich ist.

Tabelle **44**   Auswahl von Allergenen zum Nachweis von spezifischem IgE

Allergenklasse	Beispiele	Klinische Erscheinungen
Gräser und Getreidepollen	Ruchgras Lolch Weizen	Heuschnupfen Asthma
Kräuter und Blumenpollen	Margerite Löwenzahn Sauerampfer	Heuschnupfen Asthma
Baumpollen	Ahorn Haselnuß Kiefer	Heuschnupfen Asthma
Hausstaub/Milben	Greer-Labs-Staub Milben	Heuschnupfen Asthma
Nahrungsmittel	Milcheiweiß Fischeiweiß Erdbeeren	Asthma Urtikaria (Hautausschlag)
Medikamente	Penicillin Insulin	Asthma Urtikaria anaphylaktischer Schock
Insektengifte	Wespengift Bienengift	lokale Reaktion anaphylaktischer Schock
Berufsallergene	Isocyanat Baumwolle Hopfen	Kontaktallergie Urtikaria
Tierallergene	Hundehaare Katzenhaare Vogelkot	Asthma Urtikaria Lungenentzündung

Tumormarker, Hormone, Substrate, Medikamente

Die Methodik der Immunoassays – Radioimmunoassay, Enzymimmunoassay, Lumineszensimmunoassay und Fluoreszenzimmunoassay –
hat durch ihre hohe Spezifität und Sensitivität die Untersuchung vieler
Substanzen möglich gemacht, die mit herkömmlichen Methoden nicht
zu messen waren.

Im folgenden werden daher Stoffe kurz beschrieben, deren Bestimmung im Plasma, im Serum oder in anderen Körperflüssigkeiten in der
Routinediagnostik nur durch Immunoassays möglich ist.

Tumormarker

Als „Tumormarker" werden solche Stoffe bezeichnet, deren Konzentration im Serum oder in anderen Körperflüssigkeiten sich durch einen
bösartigen Tumor verändert.

Tumormarker können vom Tumor gebildet und sezerniert werden,
wie CEA, CA 19-9, CA 125, α-Fetoprotein, CA 50 und andere.

Mitunter bildet der Tumor auch Hormone, wie HCG. Die meisten
dieser Stoffe sind auch während der Fetalentwicklung zu finden,
ebenso sind viele bei Entzündungsreaktionen im Serum vermehrt.

Andere zur Diagnostik von Tumoren benutzte Stoffe werden in ihrer Konzentration durch den Tumorstoffwechsel oder durch die Reaktion des Organismus auf den Tumor verändert. Hierzu gehören die
„klassische" Blutkörperchensenkungsgeschwindigkeit (BSG), LDH,
saure Phosphatase, Phosphohexoseisomerase (PHI), Kupfer, Eisen,
Coeruloplasmin, CRP, Antichymotrypsin usw.

Die heutige Bedeutung der tumorassoziierten Marker liegt weniger
in der Diagnose als in der Therapiekontrolle. Ein erhöhter Wert, der
nach einer Therapie (Operation, Bestrahlung, Medikamente) abfällt,
ist ein prognostisch gutes Zeichen, während gleichbleibende oder stei-
gende Werte anzeigen, daß die Behandlung nicht erfolgreich war. Eine
einzelne Bestimmung der Tumormarker ist daher von wesentlich geringerer Bedeutung als eine Verlaufskontrolle, von der auch eine Änderung der Behandlung abhängig gemacht werden kann.

Eine tabellarische Übersicht über die Einsatzmöglichkeiten der heute meist benutzten Tumormarker geben die Tab. **45** und **46**.

Tabelle **45**   Übersicht sogenannter Tumormarker

Tumorlokalisation	Mögliche Untersuchungen
Bronchialkarzinom	TPA, CEA, NSE
Mammakarzinom	CA 15-3, CEA, CA 125
Kolorektale Karzinome	CEA, CA 19-9
Magenkarzinom	CEA, CA 19-9
Pankreaskarzinom	CA 19-9, CEA, CA 125
Prostatakarzinom	PSA, PAP
Ovarialkarzinom	CA 125, β-HCG, CA 15-3
Harnblasenkarzinom	CEA, TPA
Nierenkarzinom	Ferritin, CA 125, TPA
Leberzellkarzinom	AFP
Hodenkarzinom	β-HCG, AFP

Erklärung der Abkürzungen:
AFP = α_1-Fetoprotein; CA 125 = Cancer Antigen 125; CA 15-3 = Cancer Antigen 15-3; CA 19-9 = Carbohydrate Antigen 19-9; CEA = karzinoembryonales Antigen; β-HCG = β-Kette des humanen Choriongonadotropins; PAP = saure Prostataphosphatase; PSA = prostataspezifisches Antigen; TPA = Tissuepolypeptideantigen; NSE = neuronspezifische Enolase

Tabelle **46**   Erkrankungen mit erhöhten Serumkonzentrationen von „Tumormarkern"

Untersuchung	Erhöhte Serumkonzentrationen bei	
	Malignomen	anderen Erkrankungen
CEA	kolorektale Karzinome Magenkarzinom Mammakarzinom Bronchialkarzinom	Leber-, Lungen- und gastrointestinale Erkrankungen Raucher, chronische Entzündungsreaktionen
AFP	primäres Leberzellkarzinom, Hodentumoren	chronische Lebererkrankungen, Schwangerschaft
CA 19-9	Pankreaskarzinom, Gastrointestinalkarzinom	Lebererkrankungen, chronische Pankreatitis, gastrointestinale Erkrankungen
β-HCG	trophoblastischen Tumoren	Schwangerschaft
CA 125	serösem Zystadenokarzinom des Ovars. Nierenkarzinom, Mammakarzinom	chronische Nierenerkrankungen, Adnexitis

Das *CEA* wird, wie der Name sagt, während der Embryonalentwicklung gefunden und ist beim Erwachsenen Bestandteil der Darmschleimhaut.

Erhöhte Werte findet man bei Tumoren des Magen-Darm-Trakts, insbesondere bei Rektumkarzinomen. Der CEA-Spiegel im Serum kann auch bei Pankreas-, Bronchial-, Mamma- und Eierstocktumoren erhöht sein. Die Höhe des CEA scheint bei gewissen Tumoren mit der Tumormasse in Beziehung zu stehen.

Bei nichtmalignen Erkrankungen ist CEA vor allem bei entzündlichen Darmerkrankungen, bei Pankreasentzündungen, bei Zirrhosepatienten, bei Dialysepatienten und mit Einschränkungen auch bei Rauchern erhöht.

Das *Tissue-polypeptide-Antigen* (TPA) ist ein Marker für proliferierende Zellen und wird bei Entzündungsreaktionen und bei Tumoren vermehrt im Serum gefunden.

Das von dem monoklonalen Antikörper 19-9 erkannte Kohlenhydratantigen *(Carbohydrate-Antigen 19-9)(CA 19-9)* ist nah mit den Lewis-Blutgruppenantigenen verwandt (s. Kapitel „Immunhämatologie"). Eine praktische Konsequenz hieraus ist, daß erhöhte CA 19-9-Konzentrationen bei Patienten mit der Blutgruppe Le^{a-}, Le^{b-} nicht gefunden werden. Erhöhte Konzentrationen von CA 19-9 im Serum werden vor allem bei Patienten mit Pankreaskarzinomen beobachtet. Erhöhungen kommen aber auch bei Patienten mit Magen- und Darmtumoren vor.

Bei gutartigen Erkrankungen ist CA 19-9 vor allem bei Pankreasentzündungen vermehrt. Geringe bis mäßige Erhöhungen werden aber auch bei Darmentzündungen, chronischer Bronchitis, Zirrhose und anderen chronischen Entzündungen gefunden.

Das von dem monoklonalen Antikörper OC 125 erkannte Antigen (von engl.: ovarian carcinoma) kommt auf Zellen eines serösen Zystadenokarzinoms des Eierstocks vor. Die Bestimmung des *CA 125* im Serum eignet sich daher auch vorwiegend zur Therapiekontrolle von Ovarialkarzinomen. Erhöhungen sind aber auch bei Mammakarzinomen, bei Bronchialkarzinomen, bei Nierenkarzinomen und bei anderen Tumoren beschrieben worden.

Bei gutartigen Erkrankungen ist CA 125 im Serum vorwiegend bei Nierenkranken und bei Adnexitis erhöht.

Das bereits seit langem bekannte, in der Elektrophorese im α-Globulin-Bereich auftauchende α_1-*Fetoprotein (AFP)* kann als Marker für primäre Leberzellkarzinome benutzt werden. Daneben gibt es bei Zirrhosepatienten einen Hinweis, daß sich aus der Zirrhose ein Karzinom entwickelt. Da das Leberzellkarzinom häufig bei Trägern des HBs-Ag vorkommt, ist das α-Fetoprotein bei HBs-Ag-Trägern als Screening-Test für die Entwicklung eines Leberzellkarzinoms geeignet.

Weitere maligne Erkrankungen, die von erhöhten Konzentrationen des AFP begleitet sein können, sind selten Pankreas-, Magen- und Bronchialkarzinom.

AFP ist auch, wie der Name andeutet, während der Fetalentwicklung nachweisbar und in relativ hoher Konzentration während der Schwangerschaft im mütterlichen Serum vorhanden. Stark erhöhte AFP-Spiegel während der Schwangerschaft können als Screening-Test auf eine Fehlbildung des Rückenmarks, eine sogenannte Spina bifida und andere Mißbildungen benutzt werden. Nach der Geburt sinkt bei Mutter und Kind die Konzentration schnell ab, wobei gleichbleibend hohe AFP-Werte bei Kindern einen Hinweis auf einen angeborenen Gallengangsverschluß (Gallengangsatresie) geben.

Das Hormon *HCG* (humanes Choriongonadotropin) wird üblicherweise von der befruchteten Eizelle gebildet. Es wird mit dem Urin der Schwangeren ausgeschieden und erlaubt beim Nachweis im Serum die Diagnose einer Schwangerschaft schon etwa 4−7 Tage nach der Befruchtung, bei Bestimmung im Urin mit modernen Methoden (EIA) etwa zwei Wochen nach Befruchtung.

Meist wird versucht, von dem Hormon nur die β-Kette zu messen (β-HCG), da die α-Kette des Hormons gleich wie andere Eiweißhormone (LH, FSH usw.) aufgebaut ist.

Als Tumormarker wird das β-HCG bei Hodentumoren benutzt, die HCG in relativ großen Mengen produzieren, so daß bereits eine Zellzahl von etwa 10^6 Zellen zu einer Erhöhung der Konzentration führt. Der Tumor ist dann etwa 2−3 mm groß.

Erhöhungen des HCG bei Männern bei gutartigen Erkrankungen sind vergleichsweise selten, sie können mitunter bei Marihuana-Rauchern gefunden werden.

Die Suche nach Stoffen, die sich zur Diagnose und/oder zur Therapiekontrolle von Tumoren eignen, hat in den vergangenen Jahren, besonders auch durch die Möglichkeiten der monoklonalen Antikörper, stark zugenommen.

In den kommenden Jahren ist zu erwarten, daß sich die Liste der monoklonalen Antikörper, die Epitope von Tumorzellen erkennen, weiter vergößern wird, wobei im Einzelfall nur nach langen und intensiven klinischen Prüfungen an einem großen Patientengut eine Aussage über die Einsatzmöglichkeiten dieser Tests gemacht werden kann.

Neben der Verunsicherung der Patienten durch eine erhöhte Tumormarkerkonzentration im Serum sind hierbei auch die Kosten der Untersuchungen zu bedenken. Für die diagnostische Routine ergibt sich daraus, die Bestimmung der Tumormarker möglichst nur zur Therapiekontrolle zu benutzen und die Anforderungen durch eine klinische Information des Labors zu vermindern. Hinweise für einen selektiven Einsatz dieser Bestimmungen sind in Tab. **45** gegeben.

Hormone, Substrate und Medikamente

Die möglichen Bestimmungen von Hormonen, Substraten und Medikamenten mittels Radio- und Enzymimmunoassay sind derart vielfäl-
tig, daß sie den Rahmen dieser kurzen Übersicht sprengen würden.
Eine tabellarische Aufstellung einiger Bestimmungen ist bereits auf
S. 116 wiedergegeben, wobei die Tabelle keinen Anspruch auf Voll-
ständigkeit erhebt.

Immunhämatologie

Die Immunhämatologie beschäftigt sich vorwiegend mit drei Problemstellungen:

1. Typisierung von Antigenen auf Erythrozyten, der Blutgruppenbestimmung. Diese Antigentypisierung wird heute auch auf andere Blutzellen, wie Leukozyten und Thrombozyten, ausgedehnt.

2. Bestimmung von üblicherweise (regulären) und nicht üblicherweise (irregulären) vorkommenden Antikörpern gegen Erythrozytenantigene. Auch hier können Antikörper gegen andere Blutzellen, wie Leukozyten oder Thrombozyten, erfaßt werden.

   Im Rahmen dieser Diagnostik werden auch Krankheiten festgestellt, die durch Autoantikörper gegen eigene Erythrozytenantigene verursacht werden (autoimmunhämolytische Anämien).

3. Verträglichkeitsprüfungen von Blut und Blutbestandteilen, die zur Transfusion bei Patienten vorgesehen sind (Kreuzprobe). Obwohl bei der Kreuzprobe meist nur Erythrozyteneigenschaften geprüft werden, ist auch hier eine Ausweitung der Verträglichkeitsprüfungen auf Leukozyten und Thrombozyten möglich.

Tabelle **47**   Blutgruppensysteme

System	Antigene	Entdeckungsjahr
AB0	A, B, H,	1900
Rh	D, C, E, c, e,	1940
Lewis	Le^a, Le^b,	1946
Duffy	Fy^a, Fy^b,	1950
Kell	K, k, Kp^a, Kp^b	
	Is^a, Is^b, u. a.	1946
Lutheran	Lu^a, Lu^b	1945
MNS	M, N, S, s, u. a.	1926
P	P, P_1	1926
Kidd	Jk^a, Jk^b	1951
Cartwright	Yt^a, Yt^b	1956
Diego	Di^a, Di^b	1955
Xg	Xg	1962
und andere wie Domvrock, Solton, Scianna etc.		

Mit dem Wort „Blutgruppenbestimmung" ist eigentlich die Typisierung aller auf Erythrozyten, Leukozyten, Thrombozyten, Plasmaproteinen usw. vorkommenden individuellen Marker gemeint. Meist wird der Begriff jedoch auf die Erythrozytenantigene reduziert. Bei diesen Antigenen auf den roten Blutkörperchen gibt es mittlerweile mehr als 200 verschiedene, mit Agglutinationsreaktionen unterscheidbare Antigene. Diese Antigene können grob in 15 Blutgruppensysteme unterteilt werden, von denen die wichtigsten zusammen mit ihren zugehörigen Antigenen in Tab. **47** dargestellt sind.

Im folgenden werden die einzelnen Blutgruppensysteme und ihre Antikörper sowie die praktische Durchführung beschrieben.

AB0-System

Antigene

Das AB0-System der Blutgruppen ist am längsten bekannt und klinisch am wichtigsten. Die Antigene dieses Systems sind gut charakterisierte Moleküle, die als A und B bezeichnet werden. Auf den Erythrozyten können in diesem System daher die Antigene A, B oder A und B auftreten. Das Fehlen von nachweisbaren Antigenen in diesem System bezeichnet man als Blutgruppe 0. Demnach kann man insgesamt 4 Blutgruppen unterscheiden: A, B, AB und 0.

Alle Blutgruppenantigene des AB0-Systems und auch anderer Blutgruppensysteme entstammen einer gemeinsamen Substanz, die man als „H" bezeichnet und die konsequenterweise auch auf den Erythrozyten der Blutgruppe 0 zu finden ist.

Die Blutgruppeneigenschaften des AB0-Systems werden nach den Mendelschen Gesetzen vererbt. Man kann bei jedem Menschen innerhalb des AB0-Systems einen Genotyp (die Summe der Erbinformationen) und einen Phänotyp (das ausgebildete Merkmal) unterscheiden. Menschen mit der Blutgruppe A können den Genotyp AA oder A0 haben, weil das Merkmal A gegenüber dem Merkmal 0 dominant ist. Menschen mit der Blutgruppe B haben entsprechend den Genotyp BB oder B0. Bei der Blutgruppe AB ist nur der Genotyp AB möglich, wie auch bei der Blutgruppe 0 als Genotyp nur 00 in Frage kommt.

Die Häufigkeit der einzelnen Blutgruppen in Deutschland beträgt etwa 45% A, 40% 0, 10% B und 5% AB.

Beim Blutgruppenantigen A ist eine unterschiedlich starke Ausprägung des Antigens auf der Erythrozytenmembran zu finden, so daß man diese Blutgruppe weiter in A1 und A2 unterteilen kann. Neben diesen beiden Untergruppen, die etwa 99% aller Blute mit den Blutgruppen A oder AB ausmachen, gibt es noch weitere A-Untergruppen, die als A3, A4, oder Ax bezeichnet werden. Bei der Vererbung der Blutgruppe A1 (Phänotyp) sind also die Genotypen A1/A1, A1/A2

Tabelle **48** Schematische Struktur der Blutgruppenantigene H, A und B

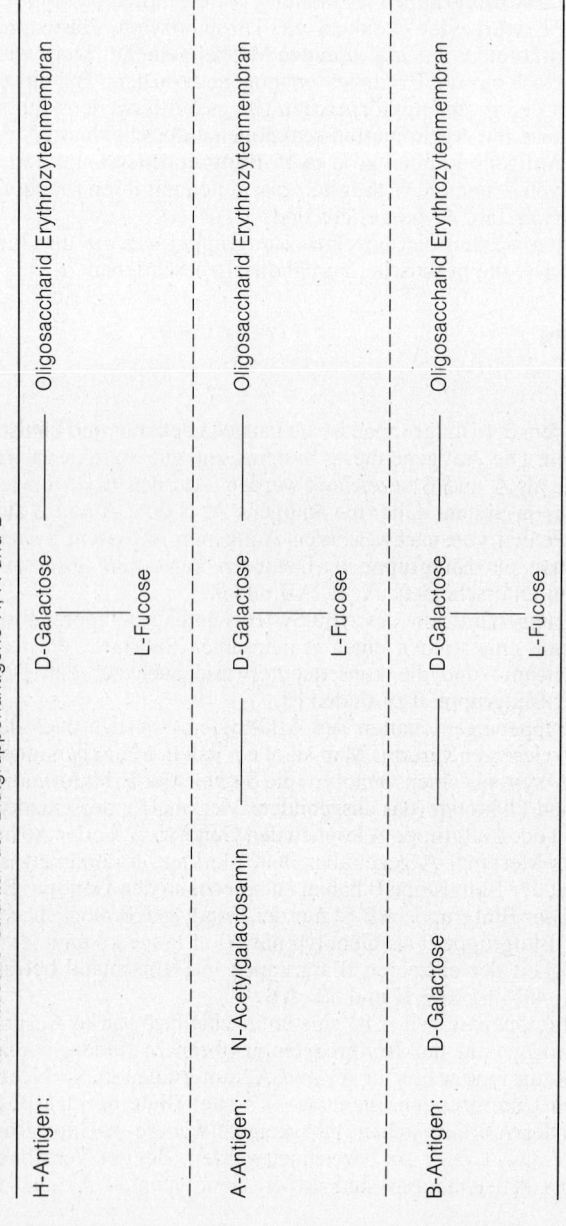

Tabelle **49**   Menge der ABH-Antigene auf Erythrozyten

Blutgruppe	Menge der Antigensubstanz
0	sehr viel H-Antigen
A_2	viel H-Antigen etwas A-Antigen
B	weniger H-Antigen mäßig viel B-Antigen
A_2B	weniger H-Antigen wenig A-Antigen mäßig viel B-Antigen
A_1	sehr wenig H-Antigen viel A-Antigen
A_1B	sehr wenig H-Antigen viel A-Antigen mäßig viel B-Antigen
Bombay	kein H-Antigen kein A- oder B-Antigen

oder A1/0 denkbar. Entsprechend können bei der Blutgruppe A2 die Genotypen A2/A2 oder A2/0 vorhanden sein.

Die chemische Gemeinsamkeit der Blutgruppenantigene H, A und B ist in Tab. **48** erläutert.

Die für die Blutgruppen A, B, AB und 0 verantwortlichen Gene H, A und B codieren jeweils Enzyme, die am Ende einer Kette von Kohlenhydratmolekülen verschiedene Zucker anhängen. Im Fall der Blutgruppe 0 codiert das Gen H eine L-Fucosyltransferase, so daß ein Molekül Fucose an die Kohlenhydratkette gehängt wird. Das einzige Antigen, das exprimiert wird, ist H.

Bei der Blutgruppe A hängt ein weiteres Enzym ein Molekül N-Acetylglucosamin an die Kette, nachdem das H-Enzym die L-Fucose angehängt hat.

Im Falle des B-Gens hängt ein anderes Enzym, wieder nach der Tätigkeit des H-Gens, noch ein Molekül Galaktose an die Kette. Das H-Gen ist bei fast allen Mitteleuropäern vorhanden. Die Menge des H-Antigens unterscheidet sich aber je nach Blutgruppe, wie in Tab. **49** dargestellt.

Die Blutgruppe „Bombay" gehört auch zum AB0-System, unterscheidet sich aber von allen mitteleuropäischen Bluten durch das völlige Fehlen von H-Antigen.

Je mehr H-Substanz also durch die verschiedenen Enzyme in andere Antigene (A oder B) umgewandelt wurde, desto weniger H-Substanz ist auf den Erythrozyten zu finden.

Tabelle **50**   Erwartete Ergebnisse bei der Bestimmung von Blutgruppen im AB0-System

Reaktion der Erythrozyten mit			Reaktion des Serums mit Erythrozyten				Ergebnis
Anti-A	Anti-B	Anti-AB	A_1	A_2	B	0	Blutgruppe
0	0	0	+++	+++	+++	0	0
+++	0	+++	0	0	+++	0	A
0	+++	+++	+++	++	0	0	B
+++	+++	+++	0	0	0	0	AB
Nicht reguläre Ergebnisse							Vorkommen:
++	0	+++	++	0	+++	0	Irreguläres Anti-A_1
0	0	0	+++	+++	+++	+++	Irreguläre Antikörper
0	0	0	0	0	0	0	Säuglinge
+	0	++	+−	0	++	0	schwache A-Varianten

Antikörper im AB0-System

Nach der Geburt wird der Darm mit Bakterien besiedelt, die, wie *Escherichia coli*, gemeinsame Antigene mit den Blutgruppen des AB0-Systems besitzen. Es gibt Darmbakterien, die das Blutgruppenantigen A tragen, andere tragen das Antigen B. Der Organismus erkennt alle die Antigene auf den Darmbakterien als „fremd", die er nicht selbst auf den Erythrozyten besitzt. Gegen diese Antigene werden Antikörper produziert, die, weil die erkannten Immunogene Zuckermoleküle sind, meistens der Immunglobulinklasse IgM angehören. Ein kleiner Teil der Antikörper gehört aber auch zur Klasse IgG.

Diese Antikörper gegen Blutgruppensubstanzen des AB0-Systems nennt man *„Isoagglutinine"*, weil sie andere menschliche Erythrozyten agglutinieren können. Bei der Bestimmung der Blutgruppen im AB0-System macht man sich diese Isoagglutinine, die sich im Serum der meisten Menschen befinden, zunutze. Lediglich Säuglinge, manche sehr alte Menschen und Patienten mit einer Störung des Immunsystems besitzen keine Isoagglutinine. Man bestimmt daher bei der Typisierung im AB0-System sowohl die Eigenschaften der Erythrozyten als auch die zugehörigen Antikörper im Serum des Patienten. Hierbei ergibt sich das in Tab. **50** dargestellte Bild.

Finden sich Abweichungen vom erwarteten Reaktionsausfall, müssen diese abgeklärt werden, bevor die Blutgruppe endgültig bestimmt werden kann. Im unteren Teil der Tab. **50** sind einige unerwartete Reaktionsausfälle mit ihren möglichen Interpretationen angegeben.

Eine Transfusion von Blut darf im AB0-System nur blutgruppengleich erfolgen, das heißt, eine Blutkonserve der Blutgruppe A kann nur einem Empfänger der Blutgruppe A transfundiert werden, eine Konserve der Blutgruppe AB ist ausschließlich für Empfänger der Blutgruppe AB und so weiter. In besonderen Notsituationen sind Ausnahmen erlaubt, die jedoch ein in der Transfusionsmedizin erfahrener Arzt im Einzelfall anordnen muß.

Rhesusblutgruppen

Antigene

Dieses Blutgruppensystem besteht aus fünf unterschiedlichen Antigenen, die C, c, D, E und e genannt werden. Obwohl ein Antigen „d" bisher nicht gefunden wurde, wird das Fehlen des Antigens D mit dem kleinen Buchstaben d gekennzeichnet, so daß insgesamt sechs Determinanten des Rhesussystems (Rh) entstehen.

Neben diesen Hauptdeterminanten existieren weitere Epitope im Rhesussystem, die mit D^u (ein schwaches D-Antigen), C^w, C^x, V oder VS bezeichnet werden. Mit Ausnahme von D^u sind jedoch diese Determinanten von geringer klinischer Bedeutung, so daß sie nicht weiter besprochen werden.

Im Rhesussystem werden die Erythrozyten eines Patienten als Rhesus-positiv bezeichnet, wenn er das Antigen „D" besitzt. Dies ist bei 85% der Bevölkerung Mitteleuropas der Fall. Rhesus-negativ bedeutet somit das Fehlen des Antigens „D". Durch die Kombination der Antigene CcD.Ee kann man eine Vielzahl weiterer Blutgruppen innerhalb dieses Systems voneinander trennen, die jeweils mit Angabe der Häufigkeit in Tab. **51** aufgelistet sind.

Genau wie beim AB0-System folgt auch die Vererbung der Blutgruppen des Rh-Systems den Mendelschen Gesetzen.

Das auf den Erythrozyten nachweisbare Antigen „D" kann daher vom Genotyp „D/d" oder „D/D" sein, so daß aus der Bestimmung der Blutgruppe nicht sicher auf den Genotyp zurückgeschlossen werden kann. Bei der Unterscheidung der Genotypen des Rh-Systems gibt es unterschiedliche Schreibweisen: die bei uns übliche Schreibart ist die nach Fisher-Race mit C, c, D, d, E und e.

D^u entsteht zum Teil durch Besonderheiten bei der Vererbung der Blutgruppen des Rh-Systems. Findet sich zum Beispiel der Genkomplex, der das Antigen „C" vererbt, auf dem Chromosom gegenüber dem Genkomplex für „D", kann durch diese trans-Position genannte

Tabelle **51**   Häufige Antigenkombinationen im Rhesus-System

Rh-Formel	Reaktion der Erythrozyten					Häufigkeit	Bewertung
	→C	→D	→E	→c	→e		
CcD.ee	+	+	0	+	+	34,9%	Rh-positiv
CCD.ee	+	+	0	0	+	18,5%	Rh-positiv
CcD.Ee	+	+	+	+	+	13,3%	Rh-positiv
ccD.Ee	0	+	+	+	+	11,7%	Rh-positiv
ccD.EE	0	+	+	+	0	2,1%	Rh-positiv
ccddee	0	0	0	+	+	15,0%	Rh-negativ
Ccddee	+	0	0	+	+	0,8%	Rh-negativ
						als Spender	Rh-positiv
ccddEe	0	0	+	+	+	0,9%	Rh-negativ
						als Spender	Rh-positiv

Abkürzungen: → = Antikörper gegen

Stellung ein D^u auf den Erythrozyten gebildet werden. Weiter sind richtiggehende Defekte des Antigens „D" denkbar, die serologisch dann als D^u imponieren.

Antikörper im Rh-System

Alle Antikörper im Rh-System sind erworben, es gibt also keine „natürlichen" oder regulären Antikörper wie im AB0-System.

Es gibt verschiedene Möglichkeiten, mit Erythrozyten in Kontakt zu kommen, die im Rh-System andere Antigene besitzen als die eigenen.

Neben der Transfusion von Rhesus-ungleichem Blut kann es bei Schwangerschaften zur Bildung von Antikörpern im Rh-System kommen. Ist die Mutter Rh-negativ, besitzt sie also das Antigen D nicht, ist es aber möglich, daß der Embryo auf seinen Erythrozyten das Antigen „D" exprimiert. Während des Geburtsvorgangs, während einer Fehlgeburt oder auch durch eine Störung der Plazentafunktion kann es zu einer Einschwemmung von kindlichen Erythrozyten in den mütterlichen Kreislauf kommen.

Gegen das Merkmal „D" auf diesen Erythrozyten bildet nun der mütterliche Organismus Antikörper. Diese Antikörper sind für den Verlauf der Schwangerschaft, die zur Immunisierung führt, meist ohne Bedeutung, weil es erst unter der Geburt oder während einer Fehlgeburt zur Blutübertragung (fetomaternale Transfusion) kommt.

Bei einer weiteren Schwangerschaft kann durch kleinste Mengen kindlichen Blutes eine Booster-Reaktion ausgelöst werden. Die gebildeten Antikörper gehören zur Klasse IgG und können also in den kindlichen Organismus gelangen. Die Antikörper, die durch die Plazenta in den kindlichen Organismus übertreten, lösen den *Morbus haemolyticus neonatorum (Mhn)* (lat.: morbus = Krankheit, haemolyticus = blutauflösend, neonatus = Neugeborenes), aus.

Die Erkrankung zeigt sich durch eine intensive Gelbfärbung des Neugeborenen.

Die Gefahr des Mhn liegt vor allem in einer Schädigung des Zentralnervensystems durch das freigesetzte Bilirubin, ein Vorgang, den man als Kernikterus bezeichnet.

Die Antigene des Rh-Systems besitzen unterschiedliche Fähigkeiten zur Immunisierung, so daß Rhesus-Antikörper in unterschiedlicher Häufigkeit auftreten. Am häufigsten ist das Anti-D, gefolgt von Anti-c. Auch Anti-CDE oder Anti-CD wird beobachtet. Selten ist das isolierte Auftreten eines Anti-e.

Lewis-System

Antigene

Die Antigene des Lewis-Systems heißen Le^a und Le^b. Beide sind chemisch mit den Antigenen des AB0-Systems verwandt. Die Lewis-Antigene kommen als freie Glykoproteine im Plasma vor, die sich anschließend an die Erythrozyten binden. Die relative Häufigkeit beider Antigene in Mitteleuropa ist in Tab. **52** dargestellt.

Tabelle **52**   Antigene des Lewis-Blutgruppensystems

Antigene	Reaktion der Erythrozyten		Häufigkeit
	$\rightarrow Le^a$	$\rightarrow Le^b$	
Le^{a+}, Le^{b-}	positiv	negativ	22%
Le^{a+}, Le^{b+}	positiv	positiv	72%
Le^{a-}, Le^{b-}	negativ	negativ	6%

Abkürzungen: $\rightarrow$ = Antikörper gegen

Antikörper

Gegen beide Lewis-Antigene können häufig bei Patienten Antikörper gefunden werden, die jedoch nur selten zu Transfusionsreaktionen führen. In der Schwangerschaft spielen Lewis-Antigene keine Rolle, da sie beim Embryo noch nicht vorhanden sind.

Duffy-System

Antigene

Die beiden Antigene des Duffy-Systems bezeichnet man als Fy^a (Duffy a) und als Fy^b (Duffy b). Die Häufigkeit beider Antigene ist in Tab. 53 angegeben.

Tabelle 53   Antigene des Duffy-Blutgruppensystems

Antigene	Reaktion der Erythrozyten $\rightarrow Fy^a$	$\rightarrow Fy^b$	Häufigkeit	Mögliche Antikörper
Fy^a	positiv	negativ	20%	Anti-Fy^b
Fy^b	negativ	positiv	30%	Anti-Fy^a
Fy^a, Fy^b	positiv	positiv	50%	keine

Abkürzungen: $\rightarrow$ = Antikörper gegen

Antikörper

Antikörper gegen Fy^a und Fy^b spielen in der Transfusionsmedizin und bei Schwangerschaften eine relativ große Rolle. Sie sind immer erworben, gehören also zur Klasse IgG. Die Antikörper lösen bei Fehltransfusionen sehr heftige Reaktionen aus. Sie können wie Rhesus-Antikörper Hämolyse beim Fetus hervorrufen, weil die Antigene des Duffy-Systems beim Neugeborenen voll ausgeprägt sind.

Kell-System

Antigene

Das Kell-System besteht vorwiegend aus drei Genpaaren, die als K/k, Kp^a/Kp^b und Is^a/Is^b bezeichnet werden. Is^a-Antigen (auch Sutter-Antigen genannt) kommt fast ausschließlich bei Farbigen vor. Desgleichen haben für die Transfusionsmedizin die Antigene Kp^a (Penney-Antigen) und Kp^b (Rautenberg-Antigen) nur geringe Bedeutung. In Tab. 54 sind daher nur die Häufigkeiten des Systems aus K (Kell-Antigen) und k (Cellano-Antigen) aufgelistet. Neben diesen beschriebenen Antigenen besitzt das Kell-System noch viele selten vorkommende Genpaare, die zum Teil erst unvollständig definiert sind.

Antikörper

Antikörper gegen Kell spielen in der Transfusionsmedizin eine große Rolle, weil das Antigen K stark immunisierend wirkt. Alle Antikörper in diesem System sind erworben, gehören also fast immer zur Klasse IgG.

Tabelle **54** Antigene des Kell-Blutgruppensystems

Antigene	Reaktion der Erythrozyten →Kell	→Cellano	Häufigkeit	Mögliche Antikörper
kk (Cellano)	negativ	positiv	90%	Anti-Kell
Kk	positiv	positiv	10%	keine
KK (Kell)	positiv	negativ	0,2%	Anti-Cellano

Abkürzungen: → = Antikörper gegen

Wird einem Patienten mit Anti-Kell eine Kell-positive Blutkonserve übertragen, kann es zu tödlichen Transfusionsreaktionen kommen. Wie beim Rhesus- oder beim Duffy-System sind auch die Antigene des Kell-Systems zum Zeitpunkt der Geburt voll ausgebildet, so daß ein Anti-Kell zu einem Morbus haemolyticus neonatorum führen kann.

Im Gegensatz zum relativ häufigen Anti-Kell können nur 0,2% der Bevölkerung theoretisch ein Anti-Cellano bilden. Wird es jedoch gefunden, kann dieser Antikörper die gleichen Probleme wie Anti-Kell verursachen.

MNSs-System

Antigene

Die Merkmale des MNS-Systems werden mit den Buchstaben M, N, S und s bezeichnet.

Die Erbinformationen für diese Erythrozytenantigene liegen eng gekoppelt zusammen, wodurch auch andere, seltene Antigene auftreten können. Die Eigenschaften des MNSs-Systems finden sich nur auf den Erythrozyten und werden nicht in Körperflüssigkeiten sezerniert.

Das Verhältnis der Antigene M, N, S und s untereinander ist möglicherweise ähnlich wie das der Antigene im AB0-System, d. h., aus einer Grundstruktur, in diesem Fall N, entwickeln sich durch enzymatische Einwirkung die anderen Antigene.

Antikörper

Antikörper gegen Antigene im MNSs-System kommen relativ häufig vor, gehören vielfach zur Klasse IgM und stören meist eine Transfusion nicht.

Anti-M ist der mit Abstand häufigste Antikörper dieses Systems, gefolgt von Anti-N und Anti-S. In seltenen Fällen können diese Antikörper zu Transfusionsreaktionen führen. Ein Morbus haemolyticus neonatorum durch Anti-M ist extrem selten.

Blutgruppenbestimmung

Die Bestimmung der Blutgruppen, d. h. der verschiedenen Erythrozytenantigene, erfolgt ausschließlich durch eine einzige serologische Reaktion, die *Agglutination*.
Meßgröße für den Reaktionsausfall ist die makroskopisch mit dem Auge abgelesene Verklumpung von Erythrozyten. Die Bedingungen für die Agglutinationsreaktion sind jedoch verschieden, je nachdem welche Blutgruppeneigenschaft bestimmt werden soll. Dieser unterschiedliche Ansatz ist durch die verschiedenen Antikörper bedingt, die zur Agglutination der Erythrozyten benutzt werden.

Im Fall des AB0-Systems stehen IgM-Antikörper zur Verfügung, die im isotonen *Kochsalzmilieu* die Erythrozyten verklumpen können. Gleichfalls im Kochsalzmilieu ist die Untersuchung der A-Untergruppen (A_1 und A_2) möglich, die nicht mit Antikörpern durchgeführt wird. Zur Differenzierung von A_1 und A_2 werden pflanzliche *Lektine* benutzt. Lektine sind Stoffe, die sich mit bestimmten Zuckermolekülen auf der Zellmembran verbinden und so die Erythrozyten agglutinieren (Abb. **37**).

Will man die Antigene des Rh-Systems untersuchen, muß man fast immer Antikörper der Klasse IgG verwenden, die durch Immunisierung mit den Antigenen des Rhesus-Systems entstanden sind. Diese IgG-Antikörper, die in der Blutgruppenserologie auch *inkomplette Antikörper* genannt werden, sind im NaCl-Milieu meist nicht in der Lage, die roten Blutkörperchen zu agglutinieren. Der Grund hierfür liegt im sog. ζ-Potential (s. Agglutination), einer gegenseitigen Abstoßung der Erythrozyten durch negative Ladung. Das ζ-Potential, das im NaCl-Milieu etwa 18 mV beträgt, kann durch Zugabe von Eiweiß, meist *Albumin*, auf etwa ein Drittel reduziert werden. Den gleichen Effekt kann man durch eine Verminderung der Ionenstärke der Lösung erreichen. Die dafür benutzte Lösung wird daher auch als *LISS* (engl.: low ionic strength supplement = Supplement mit niedriger Ionenstärke) bezeichnet.

In manchen Fällen reicht auch die Herabsetzung der gegenseitigen Abstoßung der Erythrozyten nicht aus, um eine sichtbare Agglutination zu erzeugen, obwohl es zu einer Bindung von IgG-Antikörpern an die Antigene der Erythrozytenoberfläche gekommen ist. Um auch diese Möglichkeit auszuschließen, verwendet man den Antihumanglobulintest, der nach seinem Erstbeschreiber *Coombs-Test* genannt wird.

Hierbei gibt man zu den gewaschenen, mit Antikörper beladenen Erythrozyten ein zweites tierisches Antiserum, das gegen menschliches Immunglobulin gerichtet ist. Dieses zweite Antiserum, konsequenterweise auch Coombs-Serum oder Antihumanglobulin genannt, führt nun zu einer Agglutination wie in Abb. **38** dargestellt.

Die meisten Coombs-Seren sind gegen alle Immunglobuline des menschlichen Serums gerichtet. Es gibt jedoch auch monospezifische

Positive Reaktion

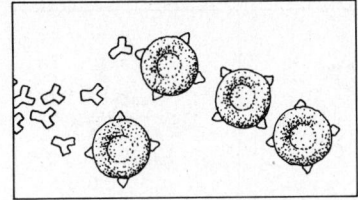 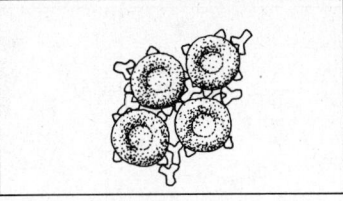

Antikörper   + Erythrozyten   = sichtbare Agglutination
gegen Blutgruppen-   mit Blutgruppensubstanz
antigene

Negative Reaktion

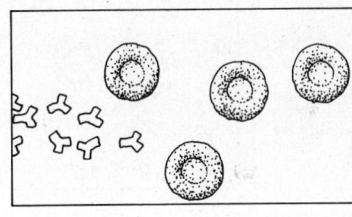 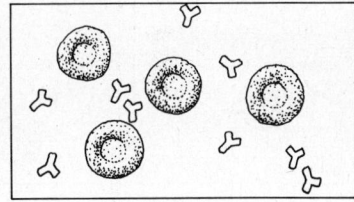

Antikörper   + Erythrozyten ohne   = keine Agglutination
gegen Blutgruppen-   gesuchte Blutgruppen-
antigene   substanz

Abb. **37** Blutgruppenbestimmung.

Antihumanseren für den Coombs-Test, mit deren Hilfe unterschieden werden kann, ob sich IgG, IgA, IgM oder auch C3 oder C4 an die Erythrozytenmembran gebunden hat.

Aus technischen Gründen unterscheidet man den *direkten Coombs-Test*, mit dem festgestellt wird, ob sich an die Erythrozyten eines Patienten bereits in vivo Autoantikörper gebunden haben, und den *indirekten Coombs-Test*, mit dem untersucht wird, ob sich im Serum eines Patienten Antikörper befinden, die mit den zugesetzten Erythrozyten reagieren.

Die Techniken der Blutgruppenbestimmung und der Verträglichkeitsprobe *(Kreuzprobe)* sind in verschiedenen Richtlinien klar definiert, damit sie in jedem Labor nach der gleichen Technik durchgeführt werden. Hierdurch sollen Fehlbestimmungen, die für den Patienten tödliche Folgen haben könnten, ausgeschlossen werden. (Richtlinien der Bundesärztekammer, Deutscher Ärzteverlag, Köln)

Positive Reaktion

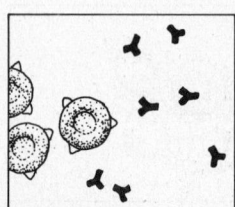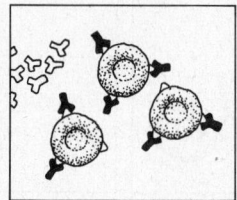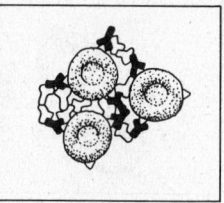

Erythrozyten mit + IgG-Antikörper + Antihumanglobulin = Agglutination
Oberflächenmarker

Negative Reaktion

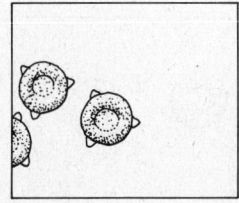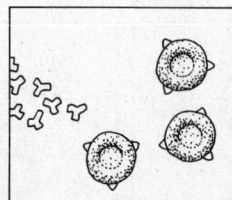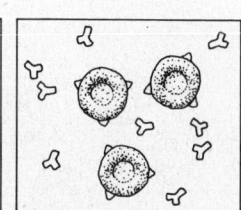

Erythrozyten + keine Antikörper + Antihumanglobulin = keine Agglutination
mit Oberflächenmarker

Abb. **38** Schema des Antihumanglobulintests nach Coombs.

Immunhämatologische Techniken

1. Blutgruppenbestimmung im AB0-System

Reagenzien und Geräte

Tüpfelplatte (Porzellanplatte mit Vertiefungen, auf denen die
Agglutinationen besser abgelesen werden können)
Glasröhrchen
Kapillaren zum Aufsaugen der Erythrozyten
0,85%ige NaCl-Lösung
sterile Rührstäbchen
Anti-A (blau gefärbt)
Anti-B (gelb gefärbt)
Anti-AB (farblos)

Zur weiteren Differenzierung bei Blutgruppe A:
Lectin-Anti-A_1
Lectin-Anti-A_2
Erythrozytensuspension der Blutgruppe A1
Erythrozytensuspension der Blutgruppe A2
Erythrozytensuspension der Blutgruppe B
Erythrozytensuspension der Blutgruppe 0

Durchführung

1. Die Blutprobe zentrifugieren, Serum und Blutkuchen trennen, Röhrchen beschriften, auf Hämolyse des Serums achten.
2. Aus dem Blutkuchen eine Erythrozytensuspension in einem Glasröhrchen herstellen:
   einen dicken Tropfen Erythrozytensediment mit der Kapillare in etwa 1,0 ml physiologische NaCl-Lösung eintropfen. Die Suspension sollte himbeerfarben sein.
3. Auf die Tüpfelplatte in drei nebeneinanderliegende Vertiefungen je einen Tropfen Anti-A, Anti-B und Anti-AB geben.
4. Zu jedem Antiserum je einen Tropfen der Erythrozytensuspension hinzugeben.
5. Mit Rührstäbchen (für jede Vertiefung ein neues!) verrühren.
6. In die darunter liegende Reihe der Tüpfelplatte pro Vertiefung je einen Tropfen A_1-Erythrozyten, A_2-Erythrozyten, B-Erythrozyten und 0-Erythrozyten geben.
7. Zu jeder dieser Vertiefungen je zwei Tropfen Patientenserum hinzufügen.
8. Mit Rührstäbchen (jedesmal ein neues!) verrühren.
9. Die Platte mit einer zweiten Tüpfelplatte abdecken, 30 min bei Zimmertemperatur stehen lassen, anschließend auf Agglutination ablesen.

Die Agglutinationsstärke wird wie folgt bewertet

0	= keine Agglutination;
1 oder +	= nur sehr schwach sichtbare Agglutinate, der größere Teil (90%) der Erythrozyten sind nicht agglutiniert;
2 oder ++	= etwa die Hälfte der Erythrozyten bilden kleine, aber gut sichtbare Agglutinate;
3 oder +++	= die meisten (etwa 90%) der Erythrozyten bilden einige große, voneinander getrennte Agglutinate;
4 oder ++++	= Bildung eines großen zusammenhängenden Agglutinats.

Die Ergebnisse der Blutgruppenbestimmung sollten unabhängig voneinander von zwei Personen abgelesen werden.

Statt einer Agglutination kann es bei manchen Proben bei der Bestimmung der Isoagglutinie zu einer Hämolyse kommen. Eine nachweisbare Hämolyse wird hierbei wie eine positive Agglutination bewertet.

Gehören die untersuchten Erythrozyten zur Blutgruppe A, kann eine weitere Differenzierung in A_1 und A_2 vorgenommen werden:

1. In eine weitere Tüpfelplatte in je eine Vertiefung einen Tropfen Lectin-Anti-A_1 und Lectin-Anti-A_2 geben.
2. Einen Tropfen Erythrozytensuspension zugeben, mit Rührstäbchen mischen, 30 min bei Raumtemperatur stehen lassen, wie oben auf Agglutination ablesen.

Erwartete Ergebnisse

In Tab. **50** sind die bei den einzelnen Blutgruppen des AB0-Systems erwarteten Kombinationen von Erythrozyten- und Serumeigenschaften zusammengestellt.

Die Ergebnisse der Blutgruppenbestimmung des AB0-Systems werden in einem Protokollbuch zusammen mit dem Reaktionsausfall der einzelnen Felder festgehalten.

Fehlermöglichkeiten

1. *Probenbedingte Fehler*: Zeigt das Serum des Patienten eine deutliche Hämolyse, sollte die Probe nicht untersucht werden und um Abnahme einer neuen Probe gebeten werden.
   Ergeben sich bei der Beschriftung des Blutes (Name, Vorname, Geburtsdatum) Unstimmigkeiten bzw. fehlen Angaben, sollte die Probe nicht untersucht werden.
2. *Nabelblut*: Bei der Untersuchung von Neugeborenen muß die Erythrozytensuspension vor der Feststellung der Erythrozyteneigenschaften dreimal mit physiologischer NaCl-Lösung gewaschen werden.
   Die Differenzierung zwischen den A-Untergruppen A_1 und A_2 ist bei Blut von Neugeborenen nicht möglich, da die Menge des A-Antigens noch keine großen Unterschiede aufweist.
3. *Untersuchungstechnik*: Bei zu „dünner" oder zu „dicker" Suspension können insbesondere bei schwachen A-Varianten Fehlbestimmungen vorkommen.
   Ist die Zeit zwischen Ansatz der Probe und Ablesung zu kurz, können schwache Agglutinate übersehen werden.
   Wird die Tüpfelplatte im Winter in die Nähe eines offenen Fensters gestellt, können durch Kälteagglutinine abweichende Ergebnisse beobachtet werden.
5. *Ablesung*: Ergeben sich bei Ablesung Differenzen zwischen den beiden Ablesenden, muß die Blutgruppenbestimmung wiederholt werden. Bis zur endgültigen Klärung wird kein Befund abgegeben.

6. *Diskrepante Ergebnisse*: Bei Ergebnissen, die von den oben angegebenen Reaktionstypen abweichen, darf kein Ergebnis der Blutgruppenbestimmung festgestellt werden. Die gefundenen Abweichungen müssen zunächst geklärt und anschließend die Blutgruppe neu bestimmt werden. Bei der Untersuchung von Blutproben von Neugeborenen und Säuglingen, die noch keine Isoagglutinine haben, muß dies entsprechend berücksichtigt werden.

Bestimmung des Rhesusfaktors „D"

Reagenzien und Geräte

Tüpfelplatte (zweckmäßig mit etwas kleineren Vertiefungen als
zur Bestimmung der AB0-Eigenschaften)
Rührstäbchen
Brutschrank 37°C
Antiserum Anti-D (inkomplett = IgG-Antiserum)
Antiserum Anti-CDE (inkomplett)
Serum Rh-Control (enthält Albumin und Stabilisatoren, aber kein
Anti-D)
Kontrollblut Rh-positiv
Kontrollblut Rh-negativ

Durchführung

1. Für jede Blutprobe und für beide Kontrollblute auf eine Tüpfelplatte in nebeneinanderliegende Vertiefungen je einen Tropfen
   Anti-D, Anti-CDE und Rh-Control geben.
2. Zu jeder Vertiefung einen Tropfen Vollblut (Erythrozytensuspension und Serum, wegen des Eiweißgehalts) zufügen.
3. 30 min bei 37°C im Wärmeschrank inkubieren.
4. Agglutinationsstärke wie oben beschrieben ablesen.
5. Ergebnisse protokollieren.

Die Ergebnisse sollten, wie bei der Bestimmung der Blutgruppen des
AB0-Systems, von zwei Personen unabhängig voneinander abgelesen
werden.

Erwartete Ergebnisse

Das Kontrollblut „Rh-positiv" muß eine deutliche Agglutination (3
oder 4) mit Anti-D und anti-CDE zeigen. Das Kontrollblut „Rh-negativ" darf keine Agglutination zeigen.

Die Ergebnisse bei den üblicherweise vorkommenden Blutgruppen
sind in Tab. **51** aufgeführt.

Erythrozyten, die das Antigen „D" besitzen, werden in der Befun-
dung als Rh-positiv (ausgeschrieben!) bezeichnet.

Erythrozyten, die weder das Merkmal „D" besitzen noch mit dem
Anti-CDE-Serum reagieren, werden als Rh-negativ (ausgeschrieben!)
bezeichnet.

Fehlermöglichkeiten und Probleme

1. Neben den oben beschriebenen Fehlern bei der Probenidentifikation kann es bei der Rh-Bestimmung durch Medikamente (z. B. Dextrane) zu Pseudoagglutinationen kommen, die nur schwer interpretierbar sind. Unter Umständen müssen die Bestimmungen mit kompletten (IgM) Antiseren im NaCl-Milieu wiederholt werden, nachdem die Erythrozyten gewaschen wurden. Bei bestimmten Erkrankungen (Makroglobulinämie Waldenström) kann es auch zu derartigen Pseudoagglutinationen kommen.

2. Findet sich in der Rh-Kontrolle eine Agglutination, kann das Ergebnis der Bestimmung nicht verwertet werden. Neben der erwähnten Pseudoagglutination können auch auf den Erythrozyten sitzende Antikörper (positiver direkter Coombs-Test!) hierfür verantwortlich sein.

3. Reagieren die Erythrozyten nicht mit Anti-D, aber mit Anti-CDE, muß eine komplette Untersuchung der Rh-Antigene angeschlossen werden.
   Nach der oben beschriebenen Methode werden die Erythrozyten auch mit Anti-C, Anti-E, Anti-c und Anti-e untersucht. Als Ergebnis wird die gesamte Rh-Formel angegeben, wobei definitionsgemäß die Erythrozyten als Rh-negativ bezeichnet werden müssen. Es ist jedoch im Befund zu vermerken, daß die Patienten als Empfänger von Blut als Rh-negativ behandelt werden, als Spender von Blut aber Rh-positiv sind.

4. Findet sich bei positiver Reaktion mit Anti-CDE nur eine schwache (1 = + oder 2 = + +) Reaktion mit Anti-D, muß eine Untersuchung auf D^u angeschlossen werden.
   Hierzu werden die Erythrozyten zunächst mit einem kompletten (IgM-)Anti-D in NaCl-Milieu untersucht. Anschließend wird mit den Erythrozyten ein indirekter Coombs-Test (Durchführung s. unten) mit Anti-D (inkomplett = IgG) durchgeführt.
   Definitionsgemäß werden Erythrozyten, die mit komplettem Anti-D reagieren, als Rh-positiv bezeichnet. Ist die Reaktion mit komplettem Anti-D negativ, die Reaktion im Coombs-Test aber positiv, sind die Erythrozyten Rhesus D^u.
   Bei dieser Definition muß man sich darüber klar sein, daß das Antigen D^u keine Einheit darstellt, sondern in sehr unterschiedlicher Stärke auftreten kann.

Untersuchung auf irreguläre Antikörper

Reagenzien und Geräte

Glasröhrchen
Laborzentrifuge mit Ausschwingrotor und zwei Geschwindigkeiten

Spritzflasche zum Zugeben von NaCl
Albuminlösung 20%
3 Erythrozytensuspensionen mit bekanntem Antigenmuster (sog.
   Testerythrozyten)
0,9%ige NaCl-Lösung
Antihumanglobulin-Serum
Anti-Human-IgG
Anti-Human-C3
Anti-Human-C4
Erythrozytensuspension „Coombs-Control" (dies ist eine mit
menschlichen Antikörpern beladene Erythrozytensuspension.)

Durchführung

1. Patientenprobe zentrifugieren, Serum und Blutkuchen voneinander trennen, eine 5%ige Erythrozytensuspension herstellen.
2. Die Testerythrozyten (jeweils zwei Tropfen pro Röhrchen) einmal waschen und mit zwei Tropfen NaCl-Lösung auffüllen.
3. Vier Glasröhrchen aufstellen, mit I, II, III und E beschriften.
4. In Röhrchen I, II und III je einen Tropfen der Testerythrozytensuspension einfüllen.
5. In Röhrchen E einen Tropfen der Suspension der Patientenerythrozyten einfüllen.
6. Zu allen Röhrchen zwei Tropfen Serum hinzufügen.
7. Röhrchen mischen, 1 min bei etwa 1000×g zentrifugieren, durch leichtes Schütteln des Röhrchens über einer Lichtquelle auf Agglutination und Hämolyse prüfen.
8. Zu allen Röhrchen 2 Tropfen 20%ige Albuminlösung zugeben, 30 min bei 37°C im Wasserbad inkubieren, erneut aufschütteln, 1 min bei 1000×g zentrifugieren und auf Agglutination und Hämolyse prüfen.
9. Die Röhrchen mit Kochsalzlösung (etwa 5,0 ml pro Röhrchen) auffüllen und jeweils 1−2 min bei 2000×g zentrifugieren (waschen).
10. Kochsalzlösung abgießen, Waschen noch zweimal wiederholen.
11. Nach dem letzten Waschvorgang Kochsalz erneut abgießen und zu jedem Röhrchen 2 Tropfen Antihumanglobulin (Coombs-Serum) zugeben.
12. Sediment aufschütteln, 1 min bei 1000×g zentrifugieren.
13. Röhrchen vorsichtig über einer Lichtquelle auf Agglutination prüfen. (Die Erythrozyten müssen sich ohne Verklumpung aufschütteln lassen. Die Ablesung von Antihumanglobulin-Tests sollte häufiger geübt werden, da sie eine gewisse Erfahrung voraussetzt.)
14. Ergebnisse protokollieren.
15. Bei negativem Ausfall der Reaktion zu jedem Röhrchen jeweils ei-

nen Tropfen „Coombs-Control" zugeben, 1 min bei 1000×g zentrifugieren und auf Agglutination prüfen. Kommt es zu einer deutlichen Agglutination, ist das Ergebnis der Untersuchung verwertbar.

Erwartete Werte

Keine Agglutination in irgendeiner der Proben.

Interpretation bei positivem Ergebnis

1. Ist die mit „E" bezeichnete Eigenkontrolle positiv, sind Autoantikörper bzw. andere mit Membranantigenen reagierende Proteine auf den Erythrozyten des Patienten vorhanden. Dieser sog. direkte Coombs-Test wird meist nur nach dreimaligem Waschen einer Erythrozytensuspension durchgeführt.
Zur weiteren Klärung wird der Ansatz mit den eigenen Erythrozyten des Patienten wiederholt. Insgesamt 4 Röhrchen mit je einem Tropfen Erythrozytensuspension werden dreimal mit NaCl gewaschen und anschließend mit je zwei Tropfen Antihumanglobulin (Röhrchen 1), Anti-IgG (Röhrchen 2), Anti-C3 (Röhrchen 3) und Anti-C4 (Röhrchen 4) versetzt. Nach dem Zentrifugieren werden alle Röhrchen auf Agglutination geprüft.
Finden sich positive Reaktionen bei Antihumanglobulin, Anti-IgG, Anti-C3 und/oder Anti-C4, hat der Patient Autoantikörper gegen eigene Erythrozyten und damit eine Krankheit, die als *autoimmunhämolytische Anämie* bezeichnet wird.
Die auf den Erythrozyten haftenden Antikörper können mit einem speziellen Verfahren *(Elution)* charakterisiert werden. Diese Untersuchung ist meist Speziallabors vorbehalten.
Findet sich auf den Erythrozyten nur C3 und/oder C4 (Röhrchen 1, 3 und/oder 4 positiv, Röhrchen 2 negativ), ist eine durch Medikamente verursachte Bindung von Komplementfaktoren an die Erythrozyten wahrscheinlich.

2. Findet sich bei einem, zweien oder allen drei Testerythrozytensuspensionen eine Agglutination und ist die Eigenkontrolle negativ, ist dies ein Hinweis auf das Vorliegen irregulärer Antikörper gegen Erythrozytenantigene im Serum des Patienten.
Nach dem positiven Ausfall der Suchreaktion muß sich eine Identifizierung der Antikörper anschließen. Die Antikörper werden mit der gleichen, oben beschriebenen Methode identifiziert. Der Unterschied zum Suchtest liegt darin, daß ein ganzes Sortiment von Erythrozytensuspensionen (meist 10−12) mit verschiedenen Blutgruppenantigenen benutzt wird. Einen ersten Hinweis erhält man bereits aus dem Verhalten der für den Suchtest benutzten Testerythrozyten, weil selbstverständlich auch ihre verschiedenen

Blutgruppenantigene bekannt sind. Testerythrozyten haben immer die Blutgruppe 0 im AB0-System, weil sie sonst mit den Isoagglutininen reagieren würden.

Neben der Information, welche der drei eingesetzten Testerythrozyten eine Agglutination zeigt, ist es auch wichtig zu wissen, ob eine positive Reaktion nur in der NaCl-Phase (I. Phase), nach dem Zusatz von Albumin (II. Phase) oder nur mit dem Antihumanglobulin-Test (III. Phase) zu beobachten war. Nach diesem Muster und den Informationen, die Tab. **55** enthält, kann die Spezifität des gefundenen Antikörpers bereits eingegrenzt werden.

Identifizierung irregulärer Antikörper

Reagenzien und Geräte

Glasröhrchen
Zentrifuge mit mindestens zwei Geschwindigkeiten
Testerythrozytenpanel mit verschiedenen Antigenmustern
0,9%ige NaCl-Lösung
5%ige Erythrozytensuspension des Patienten
Patientenserum (möglichst frisch, um auch komplementabhängige Antikörper identifizieren zu können)
Antihumanglobulin
Antihuman-IgG
Antihuman-IgM
Erythrozytensuspension „Coombs-Control"

Durchführung

1. Für jede Testerythrozytensuspension ein Röhrchen aufstellen.
2. Ein Röhrchen für die Eigenkontrolle aufstellen.
3. In jedes Röhrchen (einschließlich Eigenkontrolle) einen Tropfen der entsprechenden Erythrozytensuspension geben.
4. In jedes Röhrchen zwei Tropfen Serum geben, mischen, 1 min bei 1 000×g zentrifugieren, auf Agglutination und Hämolyse ablesen, protokollieren.
5. In jedes Röhrchen 2 Tropfen 20%ige Albuminlösung geben, mischen, 60 min bei 37°C inkubieren.
7. 1 min bei 1 000×g zentrifugieren, auf Agglutination und Hämolyse prüfen, Ergebnisse protokollieren.
8. Mit jeweils 5,0 ml NaCl-Lösung auffüllen, dreimal waschen, wie oben beschrieben.
9. Röhrchen abgießen, auf das Erythrozytensediment jeweils 2 Tropfen Antihumanglobulin geben, aufschütteln.
10. 1 min bei 1 000×g zentrifugieren.
11. Röhrchen auf Agglutination und Hämolyse prüfen,
12. Ergebnisse protokollieren.

Tabelle **55** Häufiger vorkommende irreguläre Erythrozytenantikörper

System	Antikörper	Reaktion in NaCl	Albumin	Coombs-Test	% verträgliche Blute	Bemerkungen
Rhesus	Anti-D	0	+	+++	15%	abnehmende Häufigkeit
	Anti-CDE	0	+	+++	15%	
	Anti-C	0	+	+++	30%	häufig mit Anti-E zusammen
	Anti-E	0	+	+++	70%	häufig mit Anti-C zusammen
	Anti-e	0	+	+++	3%	manchmal Auto-Anti-e
Lewis	Anti-Le[a]	+++	+	+	78%	
	Anti-Le[b]	+++	+	+	28%	
Duffy	Anti-Fy[a]	0	0	+++	33%	
	Anti-Fy[b]	0	0	+++	20%	
Kell	Anti-K	0	++	+++	90%	
	Anti-k	0	++	+++	0,2%	
MNS	Anti-M	+++	+	+	22%	mitunter pH-anhängig
	Anti-S	0	0	++	45%	

13. Bei durchgehend negativem Ergebnis in die Röhrchen 1 Tropfen „Coombs-Control" geben, erneut zentrifugieren und auf Agglutination ablesen, um das Antihumanglobulin zu überprüfen.
14. Die Ergebnisse mit den vom Hersteller des Erythrozytenpanels angegebenen Blutgruppenantigenen vergleichen.
15. Spezifität des gefundenen Antikörpers feststellen.

In Abb. **39** u. **40** wird ein Beispiel für den Ausfall einer derartigen Identifizierung gegeben. Bei Patient „A" handelt es sich um ein Anti-D, bei Patient „B" um ein Anti-Le^a.

Fehlermöglichkeiten und Probleme

1. Beim Vorliegen einer autoimmunhämolytischen Anämie ist der Nachweis von frei im Serum zirkulierenden Antikörper mit dem indirekten Coombs-Test selten.
2. Das zur Untersuchung benutzte Erythrozytenpanel sollte nicht nach dem angegebenen Verfallsdatum benutzt werden.
3. Bestimmte Antigene kommen auf den Erythrozyten in unterschiedlicher Dichte vor (z. B. Le^a), so daß bei schwachen Antikörpern positive und negative Reaktionen denkbar sind.
4. Bei bestimmten Antikörpern kann es wichtig sein, die Immunglobulinklasse zu bestimmen. Der Versuchsansatz muß dann in Doppelbestimmung wiederholt werden, wobei statt Antihumanglobulin Antihuman-IgG bzw. Antihuman-IgM benutzt wird.
5. Bei Mischantikörpern (z. B. Anti-D und Anti-Kell) kann eine Identifizierung nicht immer eindeutig durchgeführt werden. Ist ein Antikörper mit dem zur Verfügung stehenden Material *nicht eindeutig* identifizierbar, sollte das Blut (Erythrozyten und Serum) zu einem Speziallabor geschickt werden.

Serologische Veträglichkeitsprobe

Bei der *Kreuzprobe* wird vor einer Bluttransfusion untersucht, ob die Erythrozyten des Blutspenders, die in der Konserve enthalten sind, mit dem Serum des vorgesehenen Empfängers verträglich sind.

Aus historischen Gründen bezeichnet man diesen Test als *„Major-Test"* der Kreuzprobe, weil man früher mit einem *„Minor-Test"* auch untersuchte, ob das Serum des Blutspenders mit den Erythrozyten des Empfängers verträglich war. Der Minor-Test braucht in der serologischen Routine nicht mehr durchgeführt werden, da die Blutspendedienste, die die Blutkonserve produzieren, für die Antikörperfreiheit des gelieferten Blutes verantwortlich sind.

Das praktische Vorgehen bei einer Kreuzprobe ist weitgehend gleich wie bei den oben beschriebenen Techniken, unterscheidet sich jedoch häufig durch die Eile, mit der der Test durchgeführt werden muß.

		Vial-No.	1	2	3	4	5	6	7	8	9	10	11
	Agglutination im Coombs-Test		|	|	|	|	|	|	∓	∓	∓	∓	∓	∓
	Agglutination mit Albumin		|	|	|	|	|	+	∓	∓	+	+	∓
	Agglutination im NaCl-Milieu		|	|	|	|	|	|	|	|	|	|	|
Kidd Nr.	Jk^b		+	+	+	+	+	+	+	+	o	o	o
Kidd Nr.	Jk^a		+	o	o	o	+	+	+	o	+	+	+
Duffy	Fy^b		+	+	+	+	+	o	+	+	o	+	o
Duffy	Fy^a		o	+	+	+	o	o	o	o	+	+	o
Kell	Js^a		o	o	o	o	o	+	o	o	o	o	o
Kell	Kp^a		o	o	o	o	o	o	o	o	o	o	o
Kell	k		+	+	+	+	+	+	+	+	+	+	+
Kell	K		o	+	o	o	o	o	o	+	+	o	o
Lutheran	Lu^b		+	+	+	+	+	+	+	+	+	+	+
Lutheran	Lu^a		+	o	o	o	o	o	o	o	o	o	o
Lewis	Le^b		+	o	+	+	+	o	o	+	+	+	o
Lewis	Le^a		o	+	o	o	o	o	+	o	o	o	o
P	P_1		+	+	o	+	o	+	o	o	+	o	+
MNS	s		o	+	+	o	+	+	+	+	+	+	+
MNS	S		+	o	+	+	+	+	o	o	+	o	+
MNS	N		o	o	o	o	+	+	+	+	o	+	o
MNS	M		+	+	+	+	+	+	o	+	+	o	+
Rh	V		o	o	o	o	o	o	o	o	o	o	+
Rh	C^w		o	o	o	o	o	o	o	o	o	+	o
Rh	f		+	+	+	+	+	+	o	o	o	o	+
Rh	e		+	+	+	+	+	+	+	+	+	o	+
Rh	c		+	+	+	+	+	+	o	o	o	+	+
Rh	E		o	o	o	+	o	o	o	o	o	+	o
Rh	C		o	o	+	o	o	o	o	+	+	+	o
Rh	D		o	o	o	o	o	+	+	+	+	+	+

Eigenkontrolle: negativ

Ergebnis: Im untersuchten Serum konnten irreguläre Erythrozytenantikörper der Spezifität "Anti-D" nachgewiesen werden.

Abb. **39** Patient „A". Ergebnis einer Differenzierung von irregulären Erythrozytenantikörpern mit einem „Panel" von Testerythrozyten.

	Vial-No. →	1	2	3	4	5	6	7	8	9	10	11
Agglutination im Coombs-Test		−	−	−	−	−	−	−	−	−	−	−
Agglutination mit Albumin		−	+	−	−	−	−	+	−	−	−	−
Agglutination im NaCl-Milieu		−	≢	−	−	−	−	≢	−	−	−	−
Kidd Nr.	Jkᵇ	+	+	+	+	+	+	+	+	o	o	o
Kidd Nr.	Jkᵃ	+	o	o	o	+	+	+	o	+	+	+
Duffy	Fyᵇ	+	+	+	+	+	o	+	+	o	+	o
Duffy	Fyᵃ	o	+	+	+	o	o	o	o	+	+	o
Kell	Jsᵃ	o	o	o	o	o	o	+	o	o	o	o
Kell	Kpᵃ	o	o	o	o	o	o	o	o	o	o	o
Kell	k	+	+	+	+	+	+	+	+	+	+	+
Kell	K	o	+	o	o	o	o	o	+	+	o	o
Lutheran	Luᵇ	+	+	+	+	+	+	+	+	+	+	+
Lutheran	Luᵃ	+	o	o	o	o	o	o	o	o	o	o
Lewis	Leᵇ	+	o	+	+	+	o	o	+	+	+	o
Lewis	Leᵃ	o	+	o	o	o	o	+	o	o	o	o
P	P₁	+	+	o	+	o	+	o	o	+	o	+
MNS	s	o	+	+	o	+	+	+	+	+	+	+
MNS	S	+	o	+	+	+	+	o	o	+	o	+
MNS	N	o	o	o	o	+	+	+	+	o	+	o
MNS	M	+	+	+	+	+	+	o	+	+	o	+
Rh	V	o	o	o	o	o	o	o	o	o	o	+
Rh	Cᵂ	o	o	o	o	o	o	o	o	+	o	o
Rh	f	+	+	+	+	+	+	o	o	o	o	+
Rh	e	+	+	+	+	+	+	+	+	+	o	+
Rh	c	+	+	+	+	+	+	o	o	o	+	+
Rh	E	o	o	o	+	o	o	o	o	o	+	o
Rh	C	o	o	+	o	o	o	o	+	+	o	o
Rh	D	o	o	o	o	o	+	+	+	+	+	+

Eigenkontrolle: negativ

Ergebnis: Im untersuchten Serum konnten irreguläre Erythrozytenantikörper der Spezifität „Anti-Leᵃ" nachgewiesen werden.

Abb. 40 Patient „B". Ergebnis einer Differenzierung von irregulären Erythrozytenantikörpern mit einem „Panel" von Testerythrozyten.

Reagenzien und Geräte

Glasröhrchen
Rührstäbchen
Objektträger
Rhesusbox
Tüpfelplatten
Zentrifuge mit zwei Geschwindigkeiten
Kapillaren
Wasserbad 37°C
0,9%ige NaCl-Lösung
20%ige Albuminlösung
Anti-A
Anti-B
Anti-AB
Anti-D von zwei Herstellern (Anti-D1, Anti-D2)
Anti-CDE
Erythrozytensuspension Blutgruppe A_1
Erythrozytensuspension Blutgruppe A_2
Erythrozytensuspension Blutgruppe B
Erythrozytensuspension Blutgruppe 0
Testerythrozyten zum Antikörpernachweis (2−3)
Kontrollblut Rh-positiv
Kontrollblut Rh-negativ
Erythrozytensuspension „Coombs-Control"

Durchführung

1. Zunächst aus dem Patientenblut mit einem „Schnelltest" die wahrscheinliche Blutgruppe im AB0-System und den Rhesusfaktor feststellen, damit Blutkonserven der gleichen Blutgruppe bereitgestellt werden können:
Auf eine Tüpfelplatte je einen Tropfen Anti-A, Anti-B und Anti-AB geben, einen Tropfen Vollblut hinzufügen und vermischen. Nach 1−2 min auf Agglutination prüfen.
Auf einen Objektträger einen Tropfen Anti-D (Anti-D1) geben, einen Tropfen Vollblut hinzufügen, maximal zwei Minuten auf der Rhesusbox schaukeln, auf Agglutination prüfen.

2. Blutkonserven der übereinstimmenden Blutgruppe bereitstellen lassen, aus dem Pilotröhrchen der Konserven jeweils 1 ml Blut entnehmen, Erythrozyten 3mal mit 0,9%iger NaCl-Lösung waschen, anschließend eine 5%ige Erythrozytensuspension von jeder zur Transfusion vorgesehenen Konserve anlegen.

3. Patientenblutprobe in Blutkuchen und Serum trennen, vom Blutkuchen eine 5%ige Erythrozytensuspension herstellen.

4. Von der Patientenprobe eine Blutgruppenbestimmung im AB0-

System und im Rhesussystem ansetzen wie bei „Blutgruppenbestimmung" beschrieben.

5. Für jede Blutkonserve ein Röhrchen aufstellen, beschriften.
6. Ein Röhrchen „E" zur Eigenkontrolle aufstellen.
7. 3 Röhrchen für die Testerythrozytensuspension aufstellen.
8. In jedes Röhrchen einen Tropfen der jeweiligen Erythrozytensuspension einfüllen.
9. Zu jedem Röhrchen zwei Tropfen Empfängerserum hinzufügen.
10. Röhrchen mischen, 1 min bei $1000\times g$ zentrifugieren, auf Agglutination und Hämolyse prüfen.
11. Ergebnisse protokollieren.
12. Zu jedem Röhrchen 2 Tropfen 20%ige Albuminlösung zufügen, mischen und mindestens 15 min bei 37°C im Wasserbad inkubieren.
13. Alle Röhrchen 1 min bei $1000\times g$ zentrifugieren, auf Agglutination und Hämolyse prüfen.
14. Ergebnisse protokollieren.
15. Alle Röhrchen 3mal mit je 5,0 ml 0,9%iger NaCl-Lösung waschen.
16. Abgießen und zu allen Röhrchen 2 Tropfen Antihumanglobulin zugeben.
17. 1 min bei $1000\times g$ zentrifugieren, auf Agglutination und Hämolyse prüfen.
18. Ergebnisse protokollieren.
19. Im negativen Fall zu den Röhrchen je einen Tropfen „Coombs-Control" hinzugeben, erneut zentrifugieren und ablesen. Bei negativem Ergebnis muß die gesamte Kreuzprobe mit einem anderen Antihumanglobulin wiederholt werden.
20. Das Ergebnis der Blutgruppenbestimmung (AB0 und Rh) mit dem Ergebnis des Schnelltests vergleichen. Bei diskrepanten Ergebnissen müssen Konserven einer anderen Blutgruppe bereitgestellt und die Kreuzprobe wiederholt werden.
21. Alle Ergebnisse von dem für die Transfusion verantwortlichen Arzt oder dem zuständigen Laborarzt gegenlesen lassen.

Erwartete Ergebnisse

In mehr als 99% aller untersuchten Proben finden sich keine makroskopisch sichtbaren Agglutinate oder sichtbare Hämolyse in den untersuchten Röhrchen.

Die zur Transfusion vorgesehenen Konserven dürfen erst nach vollständigem Abschluß der Verträglichkeitsprüfung freigegeben werden.

Der transfundierende Arzt muß ferner am Bett des Patienten die Identität der Blutgruppen zwischen Konserve, die mit der Blutgruppe bezeichnet ist, und Empfänger mit einem sog. *Bedside-Test* (Blutgruppenbestimmung auf einer Papierkarte mit Antiseren Anti-A, Anti-B und Anti-D) feststellen.

Fehlermöglichkeiten und Probleme

1. Die Patientenprobe muß mit Namen, Vornamen und Geburtsdatum gekennzeichnet sein. Die auf dem Begleitzettel angegebenen Daten müssen mit den Daten auf dem Röhrchen übereinstimmen.

2. Findet sich in irgendeiner Phase der Kreuzprobe in irgendeinem Röhrchen eine sichtbare Hämolyse oder ein sichtbares Agglutinat, können die Konserven so lange nicht zur Transfusion freigegeben werden, bis die Reaktion eindeutig geklärt ist.

   Unter einer lebensbedrohlichen Situation kann *ausschließlich* ein in der Transfusionsmedizin erfahrener Arzt entscheiden, ob die Konserven vor der unbedingt notwendigen Klärung der Agglutination oder Hämolyse freigegeben werden können.

HLA-Antigene

Die Antigene des HLA-Systems (Histokompatibilitäts-Leukozyten-Antigene) werden auf dem MHC-Komplex des Menschen vererbt (s. auch Lymphozyten). Man unterscheidet HLA-Antigene der Klassen I und II.

Klasse-I-Antigene sind Oberflächen-Glykoproteine vieler Zellen und können weiter in HLA-A-, HLA-B- und HLA-C-Antigene unterteilt werden.

Klasse-II-Antigene haben mit der Regulation der Immunantwort zu tun und finden sich vor allem auf B-Lymphozyten sowie aktivierten Zellen des Immunsystems. Diese Antigene gehören zu den Gruppen HLA-DP, HLA-DQ und HLA-DR.

Die Bestimmung der HLA-Antigene wird vor allem bei vier Fragestellungen durchgeführt:

1. Vor der Transplantation von Organen, besonders von Nieren und Knochenmark, muß geprüft werden, ob Empfänger und Spender des Organs im HLA-System zusammenpassen.

2. Bei der Transfusion von Leukozyten und Thrombozyten sollte gleichfalls auf eine weitgehende Verträglichkeit im HLA-System geachtet werden.

3. Bei verschiedenen Krankheiten wurden bei den betroffenen Patienten häufig die gleichen HLA-Muster gefunden. Man hat sich daher bemüht, Zusammenhänge zwischen dem HLA-System und Krankheiten herzustellen. Dies ist bei einigen rheumatischen Erkrankungen gelungen, so daß HLA-Bestimmungen hier ein wichtiger Bestandteil der Diagnostik sind. Eine kurze Übersicht von HLA-Antigenen und Krankheiten gibt Tab. **56**.

4. HLA-Antigene sind neben den Erythrozyteneigenschaften und den Plasmaproteinen ein wichtiger Bestandteil von Vaterschaftsuntersuchungen.

Tabelle **56**   HLA-System und Krankheitshäufigkeit

HLA-Antigen	Erkrankung	% Erkrankte positiv	% Normal-bevölkerung positiv
B 27	Spondylitis, Morbus Bechterew	90,0%	9,4%
B 27	Reitersche Erkrankung	79,0%	9,4%
B 5	Morbus Behçet	41,0%	10,1%
DR 3	Zöliakie	79,0%	26,3%
DR 3	Myasthenia gravis	47,0%	26,3%
DR 5	perniziöse Anämie	25,0%	5,8%
DR 5	Hashimoto-Thyreoiditis	19,0%	5,8%

Serologische Methodik

HLA-Antigene werden mit dem *Lymphozyten-Toxizitätstest* bestimmt. Hierbei werden zunächst die Lymphozyten des Patienten aus der Blutprobe präpariert. Anschließend werden sie zusammen mit Antikörpern gegen die verschiedenen HLA-Antigene in einer Art Mikrotiterplatte inkubiert (Terasaki-Platte). Durch Zugabe von Komplement werden die antikörpertragenden Lymphozyten abgetötet.

Mit einem Farbstoff (Trypan-Blau oder Eosin) werden lebende und abgetötete Lymphozyten unterschiedlich angefärbt und können in einem sog. umgekehrten Mikroskop gezählt werden.

Mit einem ähnlichen Test können auch Antikörper gegen HLA-Antigene im Patientenserum gemessen werden.

Historischer Rückblick

Übertragbare Krankheiten haben die Menschheit seit jeher bedroht. Schon der griechische Historiker Thukydides beschreibt eine große Epidemie (wahrscheinlich Typhus oder Pest), während der die Menschen aus Furcht vor Übertragung die Erkrankten mieden.

Zur gleichen Zeit, also weit vor Christi Geburt, begann man in China und Indien damit, gegen eine andere große Seuche, die Pocken oder Blattern, zu impfen. Hierzu benutzte man besonders „schöne" Pockenpusteln von Erkrankten, deren Inhalt dann auf Kinder übertragen wurde. Dieses Verfahren war jedoch gefährlich, ein Teil der Kinder starb an Pocken.

In Europa dauerte es bis zum Ende des 18. Jahrhunderts, bis ein englischer Arzt, Edward Jenner, durch die schönen pockenfreien Hände von Melkerinnen auf den Gedanken kam, Kuhpocken auf Menschen als Impfstoff zu übertragen.

1798 erschien seine Abhandlung über die „Ursachen und Wirkungen der Variola vacciniae" (variola = Pocken, vaccinia von vacca = Kuh, die Kuhpocken). Etwa 80 Jahre später war diese Art der Impfung gegen Pocken in ganz Europa verbreitet und wurde vielfach gesetzlich vorgeschrieben.

Weitergehende Erkenntnisse zur Impfprophylaxe kamen dann von Louis Pasteur, einem französischen Mikrobiologen. Pasteur entwickkelte Impfstoffe gegen Hühnercholera und Milzbrand, indem er die Virulenz der Erreger herabsetzte. Zu Ehren von Jenner nannte er diese Art Impfung mit abgeschwächten Erregern „vaccination", ein Name der bis heute für Impfungen gebraucht wird. Auf welchem Mechanismus jedoch der Erfolg einer solchen Vakzination beruhte, war nicht zu erklären.

Kurze Zeit später wurde von Roux und Yersin entdeckt, daß Diphtheriebakterien ein Gift, das Diphtherietoxin, erzeugen. Für dieses Diphtherietoxin wie auch für das Tetanustoxin konnten dann Behring und Kitasato 1890 zeigen, daß der Körper gegen beide Gifte spezifische Gegengifte aufbauen kann. Diese Gegengifte wurden Antikörper genannt.

Kurzfristig später lernte man, daß diese Antikörper die Mikroorganismen verklumpen (Agglutination) oder die Gifte ausfällen können (Präzipitation). Der deutsche Chemiker Paul Ehrlich stellte dann als erster eine teilweise bis heute gültige Theorie der Antikörperbildung auf, die man abgekürzt als „Seitenkettentheorie" bezeichnet.

Neben den Antikörpern wurde in der gleichen Zeit von Buchner, Pfeiffer und Bordet ein Abwehrsystem im Blut beschrieben, das im Unterschied zu den Antikörpern hitzeempfindlich war und das man heute Komplement nennt.

Schon 1883 hatte aber ein russischer Biologie, Elias Metschnikow, betont, daß bei der Abwehrreaktion auch Zellen, Freßzellen, die er Phagozyten nannte, eine große Rolle spielten. Einige Jahre lang stritten sich dann die Gelehrten, ob die im Serum vorhandenen Faktoren, wie Antikörper und Komplement, oder aber die Freßzellen für die Abwehr wichtiger seien. Eine Verbindung zwischen beiden Lagern fand der Engländer A. Wright, der zeigen konnte, daß für die Phagozytose auch Antikörper wichtig sind, die als Opsonine bezeichnet wurden.

In der gleichen Zeit entdeckte Landsteiner die menschlichen Blutgruppen A, B und 0. Die Anwendung von Antikörperreaktionen in verschiedenen Bereichen der Medizin wurde vor allem von Wassermann und Uhlenhut vorangetrieben, die eine Vielzahl neuer Anwendungen serologischer Methoden beschrieben.

Gleichzeitig wurde jedoch beobachtet, daß die Abwehrreaktion nicht immer nur positive Effekte haben muß. Richet und Portier beschrieben 1902 die Überempfindlichkeitsreaktion vom Soforttyp, die sie im Gegensatz zur Prophylaxe „Anaphylaxie" nannten. 1903 fand Arthus ein ähnliches Phänomen, und schon 1905 wurde von Pirquet und Schick die Serumkrankheit als eine unerwünschte Abwehrreaktion dargestellt.

Die stürmische Entwicklung der Immunologie ging weiter, wobei besonderes Augenmerk auf die Entwicklung neuer Impfstoffe gelegt wurde. Ramon und Glenny entwickelten 1923 unabhängig voneinander den Impfstoff gegen Tetanus, indem sie das Tetanustoxin mit Formalin behandelten. Auch gegen die Tuberkulose wurde von Calmette und Guérin ein Impfstoff hergestellt, der heute noch ihren Namen trägt (BCG = Bacille Calmette-Guérin).

Neben der Entwicklung von Impfstoffen wurden serologische und immunologische Techniken aber auch benutzt, um die Funktion des Abwehrsystems besser zu verstehen und um Mikroorganismen zu charakterisieren. So wurden die Streptokokken durch Lancefield in verschiedene Gruppen unterteilt, Kauffmann und White schufen mit einer Vielzahl von Experimenten eine Möglichkeit zur Typbestimmung von Salmonellen, Heidelberger und Avery legten mit Untersuchungen an Pneumokokken wichtige Grundlagen zu unserem heutigen Verständnis von Antigen-Antikörper-Reaktionen.

Neben den Antikörperreaktionen wurden besonders von Rich, Zinsser, Dienes und Chase andere Abwehrreaktionen des Organismus beschrieben, die durch ganze lebende Zellen vermittelt wurden und zu einer besonders bei Tuberkulosekranken vorkommenden sog. Überempfindlichkeit vom verzögerten Typ führten.

In den 50er Jahren wurde die Theorie Ehrlichs über die Antikörperbildung durch die Klon-Selektions-Theorie von Burnet und Lederberg weitgehend bestätigt, nachdem vorher zeitweise andere Vorstellungen vorherrschten.

Zur Charakterisierung von Antikörpern beschrieben Oudin, Elek und Ouchterlony Präzipitationsreaktionen im Agargel. Kurze Zeit später wurde von Grabar und Williams die Immunelektrophorese entwickelt.

In der Immunhämatologie führte Coombs den Antihumanglobulin-Test ein. Coons beschrieb als erster die Methode der Immunfluoreszenz. Die Rolle der T-Lymphozyten als spezielles Zellsystem wurde von R. Good chrakterisiert; Mackaness stellte die Bedeutung der T-Zellen und Makrophagen bei der Überwindung bestimmter Infektionskrankheiten dar.

Die wichtige Regelung der Antikörpersynthese wurde von Jerne in seiner Netzwerktheorie dargestellt, während zur Regelung der Leukozytenfunktion eine Vielzahl unterschiedlicher Stoffe, die Interleukine, beschrieben wurden (und noch werden).

Viele Untersuchungen befaßten sich auch mit der für das Abwehrsystem lebensnotwendigen Entscheidung zwischen „selbst" und „nichtselbst", die schon von Ehrlich als „Horror autotoxicus" beschrieben wurde (sinngemäß: die Angst vor der Selbstzerstörung).

Ein wichtiger Schritt zum Verständnis dieses Problems ergab sich durch Versuche mit Transplantaten und die Entdeckung des HLA-Systems (Gewebsverträglichkeitsantigene).

Witebsky und viele andere zeigten, daß der Körper unter bestimmten Bedingungen auch Antikörper gegen körpereigene Stoffe bilden kann.

Yalow und Berson erreichten mit dem Radioimmunoassay eine vorher nicht für möglich gehaltene Empfindlichkeit serologischer Methoden. Vor etwas mehr als 10 Jahren beschrieben Köhler und Milstein ein Verfahren zur Herstellung monoklonaler Antikörper.

Durch neue Methoden der Molekulargenetik konnten Probleme der Vielfalt des Immunsystems gelöst werden. So entschlüsselte Tonegawa das genetische Rearrangement bei der Synthese von Immunglobulinen, das die Vielzahl der Antikörperspezifitäten erklären half.

Die seit 100 Jahren anhaltende Entwicklung immer neuer immunologischer Methoden wird auch in den nächsten Jahren weitergehen.

Dadurch werden neben der Klärung grundlegender Probleme des Abwehrsystems aber auch viele der hier beschriebenen Methoden von empfindlicheren, spezifischeren und einfacheren Tests ersetzt.

Glossar

Stichwort	Erklärung
Agglutination	Serologische Technik, die auf der Verklumpung von Partikeln durch Antikörper beruht.
Akute-Phase-Proteine	Zusammenfassender Begriff für Eiweiße, die bei Entzündungsreaktionen ihre Konzentration sehr stark verändern. Das bekannteste A. ist das C-reaktive Protein.
Allotyp	Auch innerhalb einer Spezies (z. B. Mensch) unterschiedlicher Teil von Immunglobulinen.
Alternative Aktivierung	Neben dem „klassischen" Weg eine andere Möglichkeit der Komplementaktivierung, die vor allem von Bakterienmembranen ausgelöst wird.
Alveolarmakrophagen	In den Alveolen der Lunge befindliche professionelle Phagozyten. Gehören zum mononukleär-phagozytierenden System.
Ambozeptor	Antikörper gegen Schaferythrozyten. Als Teil des hämolysierenden Systems Reagenz bei der Komplementbindungsreaktion.
Antigen	Körperfremde Substanzen, die den Organismus zu einer Abwehrreaktion = Immunreaktion veranlassen. Antigene müssen als körperfremd = nicht eigen erkannt werden.
Antigengemeinschaft	Auftreten gemeinsamer Epitope bei sonst nicht verwandten Mikroorganismen oder Zellen.
Antinukleärer Faktor	Autoantikörper gegen Zellkernantigene.
Autoantikörper	Gegen körpereigenes Gewebe gerichtete Antikörper.
BCG	Abkürzung von Bacille Calmette-Guérin, einem Stamm von Tuberkelbakterien, der nach Kultur nicht mehr virulent ist und als Impfstoff gegen Tuberkulose benutzt wird.

Beads	Englisches Wort für die bei vielen serologischen Reaktionen benutzten Träger (Latex, Holzkohle, Polystyrol usw.)
Biotin	Markermolekül bei nichtkompetitiven Immunoassays.
Bursa fabricii	Bei Vögeln vorkommendes primäres lymphatisches Organ zur Bildung von B-Lymphozyten. Beim Menschen wahrscheinlich dem Knochenmark entsprechend.
B-Lymphozyten	Lymphozyten, die nach Antigenstimulation Antikörper bilden können. Teilweise Träger des immunologischen Gedächtnisses.
CH-50	Serologische Methode, bei der die Aktivität des Komplementsystems nach der 50%-Hämolyse-Methode bestimmt wird.
Chemotaxis	Durch lösliche Faktoren hervorgerufene gerichtete Bewegung der Leukozyten.
Coombs-Test	Eine mit einem Antihumanglobulin durchgeführte serologische Methode (Agglutinationsreaktion) (daher auch Antihumanglobulin-Test genannt). Dient zum Nachweis von irregulären Antikörpern gegen Erythrozytenantigene.
C-reaktives Protein	Mit einem C-Polysaccharid von Pneumokokken reagierendes Akute-Phase-Protein.
Dalton	Einheit des Molekulargewichts (Wasserstoff ~ 1 Dalton)
Diapedese	Fähigkeit der Granulozyten, die Blutbahn zu verlassen.
Direkte Immunfluoreszenz	Serologische Technik zum direkten Nachweis von Bakterien, Viren und Parasiten durch einen fluorochrommarkierten Antikörper.
Doppeldiffusion	Präzipitationsreaktion im Gel, bei der Antigen und Antikörper in einem Gel aufeinander zu diffundieren und eine Präzipitationslinie bilden.
EIA	Abkürzung von Enzymimmunoassay.
Eiter	Aus Granulozyten, Bakterien und abgestorbenen Granulozyten bestehendes Wundsekret.
Elek-Test	Nachweis von Diphtherietoxin mit einem Präzipitationstest.

ELISA	Abkürzung von enzyme linked immunosorbent assay = Enzymimmunoassay.
Endozytose	Oberbegriff von Pinozytose und Phagozytose für die Aufnahme von Fremdsubstanzen in die Zelle.
Enzymimmuno-assay	Serologische Methode nichtkompetitiver Immunoassays, bei denen einer der Reaktionspartner mit einem Enzym markiert ist.
Epitop	Kleinste als „fremd" erkannte Einheit eines Immunogens.
Exotoxin	Von Bakterien produzierte und abgegebene Giftstoffe (Tetanus, Diphtherie, Pertussis).
FITC	Häufig gebrauchtes Fluorochrom bei der Immunfluoreszenz. Abkürzung von Fluoresceinisothiocyanat.
Forssmann-Antigen	Ein auf tierischen und pflanzlichen Zellen vorkommendes Antigen, das zur Bildung heterophiler Antikörper führen kann.
FTA-Abs.-Test	Serologischer Test zum Nachweis von Antikörpern gegen Treponema pallidum mit der Immunfluoreszenz. Abkürzung von Fluoreszenz-Treponemen-Absorptions-Test.
Granulozyten	Zellen des Abwehrsystems, die je nach Enzymausstattung (neutrophil, eosinophil oder basophil) unterschiedliche Funktionen (Phagozytose, Allergien, Abwehr von Parasiten) haben.
Gruber-Reaktion	Agglutinationsreaktion zum Nachweis von Bakterienantigenen mit bekannten Antikörpen.
Hämagglutination	Serologische Technik, bei der Antigene an Erythrozyten gebunden werden und anschließend eine Agglutinationsreaktion durchgeführt wird.
Hämagglutinations-hemmung	Serologische Technik, bei der die Eigenschaft vieler Viren, Erythrozyten zu verklumpen, als Indikator benutzt wird. Die im Serum enthaltenen Antikörper hemmen diese Agglutination und können dadurch gemessen werden.
Hapten	Kleine Moleküle, die erst nach Koppelung an Trägermoleküle (z. B. Albumin) immunogen werden.

Heidelberger-Kurve	Nach ihrem Erstbeschreiber benannte parabelförmige Kurve, die die Menge des gebildeten Präzipitats bei Antigen-Antikörper-Reaktionen beschreibt.
Heterophile Antikörper	Antikörper, die gegen Erythrozytenantigene einer anderen Spezies (z. B. Schaferythrozyten) gerichtet sind. Kommen vielfach bei Pfeifferschem Drüsenfieber (infektiöser Mononukleose) vor.
Histamin	Ein von Mastzellen und basophilen Granulozyten ausgeschütteter Stoff, der zu Krämpfen der glatten Muskulatur führt.
Idiotyp	"Privates" Kennzeichen eines einzelnen Immunglobulins, typisch für das von ihm erkannte Antigen.
IgA	Schleimhautimmunglobulin, als Monomer und Dimer vorkommend. Bei der dimeren Form ist es mit dem „secretory piece" verbunden.
IgD	Meist nur auf der Membran von B-Lymphozyten vorkommendes Immunglobulin mit einem MG von 185 000 Dalton.
IgE	Immunglobulin der Allergie vom Soforttyp, MG etwa 190 000 Dalton. Die Mastzellen und basophilen Granulozyten haben einen Rezeptor für IgE.
IgG	Auch als 7S-Immunglobulin bezeichnete Klasse von Antikörpern mit einem MG von 146 000−170 000 Dalton, die wiederum in vier Subklassen (IgG1, IgG2, IgG3, IgG4) unterteilt werden kann. Mit Serumkonzentrationen zwischen 7−15 g/l quantitativ die bedeutendste Immunglobulinklasse.
IgM	900 000 Dalton großes Immunglobulin, auch als 19S-Immunglobulin bezeichnet. IgM wird bei den meisten Immunantworten als erste Antikörperklasse gebildet und kann daher zur Diagnostik frischer Infektionen benutzt werden.
Immundiffusion, radiale	Präzipitationsreaktion in einem antikörperhaltigen Gel, bei der um das eingefüllte Antigen herum kreisförmige (radiale) Präzipitate entstehen.

Immun-elektrophorese	Verbindung einer Elektrophorese mit einer Präzipitationsreaktion zum Nachweis von monoklonalen Paraproteinen.
Immunfixation	Präzipitationsreaktion nach der elektrophoretischen Trennung der Serumproteine. Dient ähnlich wie die Immunelektrophorese zum Nachweis von monoklonalen Paraproteinen.
Immunfluoreszenz	Serologische Methoden, bei denen einer der Reaktionspartner mit einem Fluoreszenzfarbstoff (Fluorochrom) markiert ist. Man unterscheidet direkte und indirekte Immunfluoreszenz.
Immunglobulin	Synonym für Antikörper.
Immunglobuline	Die Gesamtzahl der Antikörper, die wegen ihrer Wanderung in der Elektrophorese auch vereinfachend als γ-Globuline bezeichnet werden.
Immunhistologie	Markierung von Oberflächenstrukturen in einem histologischen Präparat mit Hilfe von Antikörpern, die meist enzymmarkiert sind.
Immunoassay	Sammelbegriff für serologische Methoden, bei denen einer der Teilnehmer mit einer leicht zu messenden Substanz markiert ist. Man unterscheidet kompetitive und nichtkompetitive Immunoassays. Als Markersubstanzen kommen Enzyme, Fluorochrome, Luminol, radioaktive Nuklide, Biotin und andere in Frage.
Indirekte Immunfluoreszenz	Serologische Methode zum Nachweis von Antikörpern gegen Bakterien, Viren, Parasiten und Gewebsantigene. Die im Serum enthaltenen Antikörper werden nach Bindung an das Antigen mit einem zweiten, fluorochrommarkierten Antikörper sichtbar gemacht.
Interferone	Gruppe von Interleukinen, die von verschiedenen Zellen gebildet werden und eine Vielzahl von Regelfunktionen bei anderen Leukozyten ausführen. Man unterscheidet Interferon α, β und γ.
Interleukine	Gruppe von Substanzen, die, von Leukozyten gebildet, zur Kontrolle und zur Steuerung der Aktivität anderer Leukozyten dienen.

IRMA	Abkürzung von „immunoradiometrischer Assay". Nichtkompetitiver Immunoassay mit radioaktivem Nuklid als Markierung.
Irreguläre Antikörper	Im Gegensatz zu den Isoagglutininen nicht normalerweise vorkommende Antikörper gegen menschliche Erythrozytenantigene. Werden durch Transfusionen, Schwangerschaften oder auch durch Infektionen erworben.
Isoagglutinine	"Natürlicherweise" vorkommende Antikörper gegen Blutgruppenantigene. Sie entstehen durch Antigengemeinschaft zwischen Erythrozyten und Darmbakterien. Isoagglutinine werden nur gegen Blutgruppenantigene gebildet, die der Körper selbst nicht besitzt.
Isotyp	Speziesabhängiger Teil (z. B. Mensch) bei den Immunglobulinmolekülen.
Kauffmann-White-Schema	Aufstellung der O- und H-Antigene der Salmonellen zur serologischen Typisierung mit Hilfe von Agglutinationsreaktionen.
KBR	Abkürzung von Komplementbindungsreaktion.
Komplement-bindungsreaktion	Serologische Technik, bei der der Komplementverbrauch, der während einer Antigen-Antikörper-Reaktion auftritt, als Maß für die Menge der im Serum vorhandenen Antikörper benutzt wird.
Komplementsystem	Kaskadenförmig aufgebautes System von Eiweißen (Komplementfaktoren) mit Enzymwirkung. Eine Aktivierung ist auf zwei unterschiedlichen Wegen möglich, die als „klassisch" oder „alternativ" bezeichnet werden. Das aktivierte Komplementsystem kann Bakterienzellen zerstören, die Phagozytose erleichtern und Zellen des Abwehrsystems anlocken.
Kreuzprobe	Serologische Verträglichkeitsprobe, die vor der Transfusion von Blutkonserven durchgeführt werden muß. Mit Agglutinationsreaktionen wird ausgeschlossen, daß sich im Empfängerserum Antikörper gegen das Spenderblut befinden.
Kreuzreaktion	Reaktion eines Antikörpers mit gleichen Epitopen auf verschiedenen Immunogenen, die Antigengemeinschaft haben.

Latexagglutination	Passive Agglutinationsreaktion, bei der gelöste Antigene an Kunststoff-(Latex-)Partikel gebunden werden.
Leichte Ketten	214 Aminosäuren langer Baustein der Immunglobuline. Man unterscheidet bei den leichten Ketten die Typen ϰ (kappa) und λ (lambda), wobei ein Molekül immer nur eine Klasse von leichten Ketten besitzt.
Lipopolysaccharide (LPS)	Bei gramnegativen Bakterien vorkommende, auch als Endotoxin bezeichnete Strukturen. LPS stimulieren B-Lymphozyten zur Proliferation und haben so eine wichtige Funktion bei der Ausreifung des Immunsystems.
Metabolic burst	Von engl.: burst = Ausbruch. Beschreibt die während und nach der Phagozytose auftretende Stoffwechselsteigerung der Phagozyten.
MHC-Komplex	Abkürzung von engl.: major histocompatibility complex = Haupt-Gewebsverträglichkeitskomplex. Die Moleküle des MHC-Komplex sind auf einer Vielzahl von Zellen zu finden und dienen dazu, daß diese Zellen vom Körper als „eigen" erkannt werden können.
Monoklonale Antikörper (MAK)	Von einem einzelnen Zellklon gebildete Antikörper. MAK werden normalerweise nur von Plasmozytomen gebildet. MAK können künstlich durch Verschmelzung von Plasmozytomzellen und anderen Lymphozyten hergestellt werden.
Natural-killer-Zellen	Auch als NK-Zellen bezeichnete, weiße Blutkörperchen, die wahrscheinlich zu den Lymphozyten gehören. NK-Zellen können andere Zellen (virusbeladene Zellen, Tumorzellen) direkt abtöten.
NBT-Test	Farbstofftest mit Tetrazolium-Blau (auch Nitroblau-Test), mit dem die Funktionsfähigkeit der Granulozyten beurteilt werden kann.
Nelson-Test	Auf der Immobilisation von Treponemen beruhender Test zum Nachweis von Antikörpern gegen den Erreger der Syphilis.
Nephelometrie	Präzipitationsreaktion, bei der die Bildung der Präzipitate photometrisch ausgewertet wird.

Neutralisations-reaktion	Serologische Technik, bei der ein Antikörper eine Eigenschaft des Antigens neutralisiert. Bekanntestes Beispiel: Messung des Antistreptolysin O.
Paraprotein	Von Plasmozytomen gebildete, aber auch bei anderen Krankheiten vorkommende Immunglobuline, die im Gegensatz zu normalen Antikörpern meist nur von einem Lymphozytenklon abstammen, also monoklonal sind.
Paul-Bunnell-Test	Nachweisverfahren für heterophile Antikörper.
Phagosom	Von der Zelle aufgenommenes Teilchen, das von einer zelleigenen Membran umhüllt ist.
Phagozytose	Aufnahme von Stoffen in die Zellen (Endozytose)
Pinozytose	Aufnahme gelöster Fremdstoffe in die Zelle.
Plasmazellen	Antigenstimulierte B-Lymphozyten, die Antikörper produzieren.
Plasmozytom	Bösartiger Tumor von Plasmazellen, der im allgemeinen ein monoklonales Paraprotein produziert.
Präzipitation	Sichtbarer Niederschlag, der bei der Reaktion von gelösten Antikörpern mit gelösten Antigenen in Flüssigkeiten und halbfesten Gelen entsteht.
Protein A	Ein Protein auf der Membran von Staphylokokken, das selektiv IgG-Moleküle bindet.
Prozonenphänomen	Ausbleiben einer sichtbaren Antigen-Antikörper-Reaktion durch exzessiven Antigen- oder Antikörperüberschuß.
Radioimmunoassay	Kompetitiver Immunoassay, bei dem einer der Reaktionsteilnehmer (der sogenannte Tracer) radioaktiv markiert ist.
RAST	Abkürzung von Radioallergosorbent-Test. Serologische Methode zum Nachweis von IgE-Antikörpern gegen einzelne Allergene (z. B. Pollen). Wird als nichtkompetitiver Immunoassay durchgeführt (Enzymimmunoassay oder IRMA)
RES	Abkürzung von retikuloendotheliales System.

Faßt eine Vielzahl phagozytierender Zellen in verschiedenen Organen zusammen und wird auch als retikulohistiozytäres System (RHS) oder besser nach seiner Funktion als mononukleär-phagozytierendes System bezeichnet.

Rheumafaktor   Gegen körpereigenes IgG gerichteter Antikörper meist der Klasse IgM.

RHS   s. auch RES.

RIA   Abkürzung von Radioimmunoassay.

Schick-Test   Nachweis von Diphtherieantitoxin durch eine Injektion kleiner Toxinmengen in die Haut mit nachfolgender zellulärer Reaktion.

Schwere Ketten   440 Aminosäuren langer Baustein der Immunglobuline. Man unterscheidet nach Immunglobulinklasse: α-Ketten bei IgA, γ-Ketten bei IgG, δ-Ketten bei IgD, ε-Ketten bei IgE und μ-Ketten bei IgM.

Secretory piece   Polypeptidkette mit 71 000 Dalton, die je zwei IgA-Moleküle zu einem Dimer verbindet. Es schützt das IgA vor dem Abbau durch eiweißspaltende Enzyme und erlaubt den Durchtritt durch Epithelzellen.

Serumkrankheit   Schwere allergische Erkrankung, die durch Antikörper gegen Serumeiweiße fremder Spezies hervorgerufen wird. Früher häufiger nach mehrmaliger Injektion von z. B. Pferdeserum beobachtet, heute sehr selten.

Thymus   Neben der Schilddrüse liegendes primäres lymphatisches Organ, das die Thymuslymphozyten für ihre Aufgabe prägt.

Titer   Halbquantitative Angabe über die Menge der bei einer serologischen Reaktion gefundenen Antikörper oder Antigene.

TPHA   Serologischer Test zum Nachweis von Antikörpern gegen Treponema pallidum. Abkürzung von Treponema-pallidum-Hämagglutinationstest.

Tuberkulin   Extrakt aus Tuberkelbakterien, der zur Untersuchung der Immunität gegen Mykobakterien den Patienten in die Haut gespritzt wird.

Waaler-Rose-Test	Serologische Methode (passive Hämagglutination) zum Nachweis des Rheumafaktors.
Wassermannsche Reaktion	Heute nicht mehr üblicher, „klassisch" serologischer Nachweis einer Infektion mit Treponema pallidum (Syphilis).
Western Blot	Serologische Methode, bei der mit einem nicht-kompetitiven Immunoassay (meist analog zum Enzymimmunoassay) Antikörper gegen mikrobielle und andere Antigene nachgewiesen werden. Die Antigene wurden vorher durch Elektrophorese getrennt, so daß eine genaue Zuordnung von Antikörper und erkanntem Antigen möglich ist.
Widal-Reaktion	Agglutinationsreaktion zum Nachweis von Antikörpern gegen Bakterien.

Weiterführende Literatur

Friemel, H.: Immunologische Arbeitsmethoden. Fischer, Stuttgart 1984

Gsell, O., U. Krech, W. Mohr: Klinische Virologie. Urban & Schwarzenberg, München 1985

Hallmann, L., F. Burkhardt: Klinische Mikrobiologie, Thieme, Stuttgart 1988, (5. Auflage)

Krueger, G.: Klinische Immunpathologie. Kohlhammer, Stuttgart 1985

Metaxas-Bühler, M.: Blutgruppen und Transfusion. Huber, Bern 1986

Roitt, I. M., J. Brostoff, D. K. Male: Kurzes Lehrbuch der Immunologie. Thieme, Stuttgart 1987

Vorländer, K-O.: Diagnostik unter Verwendung immunologischer Methoden. Thieme, Stuttgart 1980

Wiesmann, E.: Medizinische Mikrobiologie. Thieme, Stuttgart 1985

Englische Titel

Issitt, P. D., C. H. Issitt: Applied Blood Group Serology. Spectra Biologicals, Oxnard, 1981

Rose, N. R., H. Friedman, J. L. Fahey: Manual of Clinical Laboratory Immunology. American Society for Microbiology, 3rd ed. Washington, D. C. 1986

Samter, M.: Immunological Diseases, 3rd ed. Little Brown Boston, 1978

Weir, D. M. et al.: Handbook of experimental Immunology. Blackwell, Oxford, 1986

Sachverzeichnis